André Green

Geheime Verrücktheit

Das Anliegen der Buchreihe Bibliothek der Psychoanalyse besteht darin, ein Forum der Auseinandersetzung zu schaffen, das der Psychoanalyse als Grundlagenwissenschaft, als Human- und Kulturwissenschaft und als klinische Theorie und Praxis neue Impulse verleiht. Die verschiedenen Strömungen innerhalb der Psychoanalyse sollen zu Wort kommen, und der kritische Dialog mit den Nachbarwissenschaften soll intensiviert werden. Bislang haben sich folgende Themenschwerpunkte herauskristallisiert:

Die Wiederentdeckung lange vergriffener Klassiker der Psychoanalyse – wie beispielsweise der Werke von Otto Fenichel, Karl Abraham und Otto Rank – soll die gemeinsamen Wurzeln der von Zersplitterung bedrohten psychoanalytischen Bewegung stärken. Einen weiteren Baustein psychoanalytischer Identität bildet die Beschäftigung mit dem Werk und der Person Sigmund Freuds und den Diskussionen und Konflikten in der Frühgeschichte der psychoanalytischen Bewegung.

Im Zuge ihrer Etablierung als medizinisch-psychologisches Heilverfahren hat die Psychoanalyse ihre geisteswissenschaftlichen, kulturanalytischen und politischen Ansätze vernachlässigt. Indem der Dialog mit den Nachbarwissenschaften wiederaufgenommen wird, soll das kultur- und gesellschaftskritische Erbe der Psychoanalyse wiederbelebt und weiterentwickelt werden.

Stärker als früher steht die Psychoanalyse in Konkurrenz zu benachbarten Psychotherapieverfahren und der biologischen Psychiatrie. Als das anspruchsvollste unter den psychotherapeutischen Verfahren sollte sich die Psychoanalyse der Überprüfung ihrer Verfahrensweisen und ihrer Therapie-Erfolge durch die empirischen Wissenschaften stellen, eigene Kriterien und Konzepte zur Erfolgskontrolle entwickeln, sich aber auch selbstkritisch mit unbeabsichtigten Nebenwirkungen von psychoanalytischen Behandlungen und mit mißlungenen Psychoanalysen auseinandersetzen. In diesen größeren Zusammenhang der Selbstreflexion gehört auch die Wiederaufnahme der Diskussion über den besonderen wissenschaftstheoretischen Status der Psychoanalyse.

Hundert Jahre nach ihrer Schöpfung durch Sigmund Freud sieht sich die Psychoanalyse vor neue Herausforderungen gestellt, die sie nur bewältigen kann, wenn sie sich auf ihr kritisches Potential besinnt.

Bibliothek der Psychoanalyse

Herausgegeben von Hans-Jürgen Wirth

André Green

Geheime Verrücktheit

Grenzfälle der psychoanalytischen Praxis

übersetzt und herausgegeben
von Eike Wolff

Psychosozial-Verlag

Bibliografische Information der Deutschen Nationalbibliothek
Die Deutsche Nationalbibliothek verzeichnet diese Publikation in der Deutschen Nationalbibliografie; detaillierte bibliografische Daten sind unter http://dnb.d-nb.de abrufbar.

4. Auflage 2024

E-Mail:info@psychosozial-verlag.de
www.psychosozial-verlag.de

Umschlagabbildung: Gustave Moreau, *Ödipus und die Sphinx*, um 1864
ISBN 978-3-8379-3332-1

Inhalt

Einleitung von Eike Wolff:

André Green – Leben und Werk ... 9

Bibliographie ... 15

I. Warum Krieg – warum Krankheit?
Freuds Theoriewende der 20er Jahre ... 17

II. Passionen und Passionsschicksale
Zu den Beziehungen zwischen Verrücktheit und Psychose ... 47

Verrücktheit und Leidenschaft ... 47

Psychose oder Verrücktheit? ... 54

Fünf Psychoanalysen: Neurosen, Psychose, Grenzfall ... 64

Leidenschaft – Trieb ... 74

Verrücktheit in der Übertragung – psychotische Übertragung ... 81

Das Es und das Ich ... 86

Theoretische Rechtfertigung der Unterscheidung von Verrücktheit und Psychose ... 91

Varianten eines Entstehungsmythos ... 95

Passivierung ... 100

Die Leidenschaften und ihre Schicksale ... 103

III. Psychoanalytische Theorien über den Affekt

Vorbemerkungen ... 111

Der Affekt bei Freud ... 112

»Affekte« seit Freud ... 136

Persönliche Bemerkungen ... 160

Zusammenfassung ... 167

IV. Analytiker, Symbolisierung und Abwesenheit im Rahmen der psychoanalytischen Situation

Über Veränderungen der analytischen Praxis und Erfahrung ... 171

Veränderungen im psychoanalytischen Feld (Einschätzung der Veränderung aus objektiver und subjektiver Sicht) ... 173

Aktuelle Probleme aus der parallelen Entwicklung von Theorie und Praxis. Der psychische Funktionsablauf und der analytische Rahmen ... 191

Schlußbemerkungen ... 211

Zusammenfassung ... 212

V. Das Schweigen des Psychoanalytikers

Abstinenz und anderes Gold ... 215

Zur Metapsychologie des Schweigens ... 218

Von der Traumdeutung zur Traum-Sitzung ... 226

Unter dem Siegel ... 232

Übergänge ... 242

Schach den Sirenen ... 246

VI. Was zuviel ist, ist zuviel.
Zum Beitrag der Kleinianischen Schule 251

VII. Warum Böses? 263

Gut – böse: von Freud zu Melanie Klein 264

Vom Negativ der Perversion zur negativen therapeutischen Reaktion 271

Sexualität: Norm und Anormalität 277

Schuldgefühl und Liebe zum Bösen 280

Literarische Parenthese 283

Von der Transgression zur Triebentmischung 287

Das sichtbare Böse 291

Altes und Neues 295

Warum? 297

Literaturverzeichnis 301

Quellen und Übersetzer 311

Einleitung

André Green – Leben und Werk

André Green wurde am 12. März 1927 in Kairo als letztes von vier Kindern geboren und wuchs bis zum Alter von 19 Jahren in der kosmopolitisch orientierten, überwiegend frankophonen europäischen Gemeinschaft der ägyptischen Hauptstadt auf. Englisch war »die andere Sprache«, Arabisch die der Hausangestellten und »Einheimischen«. Sein Abitur machte er selbstverständlich auf dem *Lycée français*, wobei er als Text für eines der Prüfungsgespräche Freuds *Einführung in die Psychoanalyse* vorgeschlagen hatte: Bei einer jungen Philosophie-Lehrerin – Lydia Harari, die später Mitglied der *Société Psychanalytique de Paris* wurde – hatte er während der letzten Klassen Privatunterricht zu Texten von Bergson und Freud genommen und zunächst an ein Studium der Philosophie gedacht.

»Das Schulleben verhalf mir dazu, eine mythische Realität aufzubauen, die Frankreich hieß. Das war für mich das Land, aus dem die Lehrer kamen, es war die Quelle des Lehrstoffs, mit dem wir überhäuft wurden, ein idealisierter Ort von äußerst starker Anziehungskraft. Ich weiß nicht, wann genau ich die Entscheidung traf, mein Leben in Frankreich zu führen, aber es war schon sehr früh – verbunden mit einer Art Heimkehrphantasie«, berichtete er in seinen autobiographischen Gesprächen mit Manuel Macias (Green 1994, S. 20). Die Tränen der Mutter bei der Nachricht der Besetzung von Paris 1940 blieben ihm unvergessen. Erst 100 km vor Alexandria wurden die deutsch-italienischen Truppen zwei Jahre später von den Briten zunächst aufgehalten und dann zum Rückzug nach Libyen gezwungen. Der Exodus der Juden aus Ägypten begann mit der Zunahme der Spannungen um Palästina und wurde durch die Gründung des Staates Israel 1948 unvermeidlich, aber Greens Entscheidung hatte schon lange zuvor festgestanden: 1946 verließ er Ägypten mit dem zweiten Schiff, das nach Kriegsende Kurs auf Frankreich nahm.

Seinen Vater portugiesisch-jüdischer Herkunft, lange Jahre erfolgreicher Geschäftsmann, lernte er als toleranten und nachsichtigen Menschen kennen, der ihm auf schwierigere Fragen aber stets nur geantwortet habe: »Das wirst du später einmal verstehen«. Er starb 1941 nach einigen Jahren geschäftlichen Niedergangs, der wohl durch lange Abwesenheiten wegen Besuchen der kranken älteren Schwester verursacht worden war; letztere war mehrere Jahre zur Behandlung einer Knochentuberkulose in Frankreich gewesen, wo die gesamte Familie deshalb auch alle Sommerurlaube verbracht hatte. Der Mutter, einer sehr gefühlsbetonten Frau spanisch-jüdischer Abstammung, verdanke er, so Green, sein Interesse für den Affekt im allgemeinen und seine Berufung zum Psychiater im besonderen: Als er zwei Jahre alt war, verlor die Mutter eine jüngere Schwester, die bei einem Unfall bei lebendigem Leibe verbrannte, und geriet dadurch in eine längere depressive Phase: »Und – um die Dinge so zu sagen, wie sie sind: Ich glaube, daß einer meiner Texte, der allgemein mit Interesse aufgenommen wurde, »*Die tote Mutter*«,[1] eine seiner Wurzeln [...] zweifellos in der Erinnerung hat, die diese depressive Zeit meiner Mutter in mir hinterlassen hat. Mit 19 sah ich sie zum letzten Mal, sie begleitete mich bei meiner Abreise nach Frankreich zum Bahnhof. Drei Jahre später starb sie« (1994, S. 23).

In Paris, wo er erstmals mit – wenn auch in der Nachkriegszeit sehr gebremstem – Antisemitismus konfrontiert wurde, nahm er mit dem Ziel, später Psychiater zu werden, das Medizinstudium auf, verfolgte dabei aber auch die Entwicklung in Philosophie und Biologie: »Ich glaube, meine Neugier war stets auf das gerichtet, was ›im Kopf abläuft‹, um es einmal umgangssprachlich auszudrücken« (1994, S. 32). Sein großer Lehrer in der Psychiatrie war lange Zeit Henry Ey, der im Hôpital St. Anne eine Art Mittwochsgesellschaft leitete, die die Fortentwicklung der Psychiatrie in den

[1] In deutscher Übersetzung erschienen in der PSYCHE, 1993 (47), S. 205-240

Bereichen neuroleptische Behandlung, Sozialpsychiatrie und Psychoanalyse fortlaufend diskutierte. In diesem Kreis traf er Jacques Lacan, Pierre Mâle, Francis Pasche, Pierre Marty und Guy Rosolato.

Bereits 1956 hatte er bei Maurice Bouvet seine erste Analyse aufgenommen und sich damit gegen Lacan als Analytiker entschieden: »Green hat trotz der intellektuellen Faszination, die von Lacans Denken für ihn ausging, intuitiv wohl erfaßt, daß letzterer ein starkes Verlangen hatte, andere zu eigenen Zwecken einzuspannen und zu verführen« (Duparc 1996, S. 16). Green selbst sagt, Lacan habe vor allem mit dem »Versprechen besonderer Macht« verführt (1994, S. 59), die man bei ihm erwerben könne, während er selbst als »Kind von Emigranten, das selbst Migrant geworden ist«, stets eine »Haltung von Zurückweisung jeglicher Lehnsherrschaft« gehabt habe: »Gott sei Dank bin ich wohl kaum jemals jemandes Vasall gewesen, und später habe ich dann auch sehr darauf geachtet, niemandes Lehnsherr zu werden. Denn solche Beziehungen sind nicht gesund und – ganz anders, als man denken könnte – nicht einmal für den Lehnsherrn von wirklichem Vorteil. Das beste Beispiel dafür habe ich direkt vor Augen gehabt« (1994, S. 27), nämlich Lacan, mit dem er 1967 endgültig brach.

Bei der Spaltung der französischen Psychoanalyse bleibt Green auf Seiten der alteingesessenen, von Marie Bonaparte gegründeten analytischen Gesellschaft, nimmt aber weiterhin an Lacans Seminar teil und arbeitet in der Gruppe um die *Nouvelle Revue de Psychanalyse* mit Jean Laplanche und J.-B. Pontalis zusammen.

In seinen autobiographischen Gesprächen mit Manuel Macias berichtet Green (1994) von drei persönlichen Analysen: Die erste machte er bei Maurice Bouvet, der kurz nach dem Ende von Greens Analyse verstarb, die zweite bei Jean Mallet, in der die Trauer um Bouvet und den 1941 verstorbenen Vater im Mittelpunkt stand, und später dann eine dritte bei Catherine Parat, in der er stärker als zuvor die Beziehung zur Mutter seiner Kindheit bearbeitete. Daraus ging

1980 der Text *La mère morte* hervor, und zum ersten Mal nach fast 40 Jahren kehrte er nach Ägypten zurück.

Die theoretische Entwicklung Greens und die Vielfalt der von ihm bearbeiteten Fragestellungen kann hier nicht im einzelnen nachgezeichnet werden,[2] seine Bücher sind im Anschluß an diese Einleitung aufgeführt. Die hier in deutscher Übersetzung vorgelegten Texte entstammen mit Ausnahme der Kapitel III und VI dem 1990 erschienenen Buch *La folie privée. Psychanalyse des cas limites.*[3]

Seit den Spaltungen in der französischen Psychoanalyse hat sich Greens Grundposition nicht verändert: So hielt er an der Triebtheorie trotz der zunehmenden Einführung des Objektbeziehungsaspekts unter dem Einfluß von Winnicott (ab 1961) und Bion fest. Letzteren machte er ab 1970 in Frankreich bekannt, sie wurden später Freunde. Bion bekam für Green, wie dieser sagt, als spiritueller Vater eine größere Bedeutung als Lacan. Green sucht nach der Verbindung »zwischen Körper und reiner Psyche, zwischen Bion und Winnicott auf der einen Seite und Lacan auf der anderen, zwischen der Klinik frühester Zustände und höchst freudianischer Metapsychologie, zwischen der Mutter als dem Objekt der frühen Verrücktheit und dem Vater als Garanten der ödipalen Triangulierung« (Duparc 1996, S. 18) – und, so muß wohl hinzugefügt werden, zwischen der psychoanalytischen Theorie und der Praxis, die ihre Erfahrungsgrundlage ist und zu deren Verständnis und Strukturierung die Theorie dient: »Psychoanalytiker sind Handwerker, sie bearbeiten nur Einzelstücke« (1994, S. 34-35), leben von dieser Arbeit und betreiben zusätzlich noch Forschung – ganz im Gegensatz zu den nebenberuflichen Psychoanalytikern, über die Green gelegentlich spöttelt, sie verdienten

[2] Ich empfehle dazu das bereits zitierte Buch von François Duparc (1994), das auf 80 Seiten einen sehr guten Überblick gibt, an den sich eine vollständige Bibliographie und eine Auswahl repräsentativer Textstücke anschließen.

[3] Thierry Bokanowski (Société Psychanalytique de Paris) danke ich für seinen Rat bei der Auswahl der Texte. Näheren Aufschluß über die Herkunft der einzelnen Kapitel und ihre Übersetzer gibt das Quellenverzeichnis am Ende dieses Buchs.

tagsüber an der Universität oder in einer Klinik ihr Geld und betrieben frühmorgens unausgeschlafen oder spät abends müde noch ein bißchen Psychoanalyse.

André Green ist einer der produktivsten französischen Psychoanalytiker der letzten zwanzig Jahre. Das hier vorgelegte Buch mit Arbeiten zum Verständnis der »Grenzfälle« geht von dem Befund aus, daß Freud die psychoanalytische Theorie vom Studium der Hysterie her entwickelte und so zum »Neurosenmodell« kam, das er und seine Schüler dann auch auf die Untersuchung von Charakterpathologien, Perversionen und Psychosen anwandten: zu Unrecht, meint Green, und zum Schaden der analytischen Kuren, die so zu sehr unbefriedigenden Ergebnissen führten oder scheiterten. Green analysiert (im Kapitel I) die Versuche so unterschiedlicher Praktiker wie Ferenczi oder Melanie Klein, dem skizzierten Dilemma zu entkommen: Der erstere rückt das äußere Objekt ganz in den Mittelpunkt (im Guten wie im Bösen), bei letzterer ist nur vom inneren Objekt die Rede. Unter Bezug auf Winnicott, Bion und Rosenfeld untersucht Green demgegenüber die Grenzen und Übergänge zwischen Somatischem und Psychischem, Innen und Außen, dem Selbst und dem Anderen: Umwandlungsprozesse von Energie, Mischungen von Eros und Destruktivität, Agieren als In-Szene-Setzen. Er verläßt dabei das Neurosenmodell und rückt die »Grenzfälle«, die in mancher analytischen Praxis heute die Mehrzahl der Patienten stellen, in den Mittelpunkt seiner Theoriebildung – als neues Paradigma anstelle des alten der Hysterie (das Freud durch die Einführung des Todestriebes selbst bereits modifizert hatte): »Die Grenzfälle scheinen eine Position auf einer Kreuzung einzunehmen, auf einer Art Drehscheibe, von der aus sich sowohl Neurose wie Psychose, aber auch Perversion und Depression besser verstehen lassen«. Der Analytiker hat es dabei oft mit Phänomenen zu tun, die einer »Logik der Verzweiflung« folgen: Selbsthaß zum Schutz des Objekts, Derealisierung und Psychose als Versuche der Rettung des Ichs vor dem Objekt, vor der »Verrücktheit« des Objekts.

Für Green ist das Todestriebkonzept nicht das Ende der Psychoanalyse – wie viele Analytiker in den 20er Jahren befürchteten –, sondern Herausforderung, dem »inneren Krieg« zwischen Eros und Destruktivität in der analytischen Theorie und Praxis angemessen Rechnung zu tragen; nur so könnten analytische Auswege aus Masochismus und negativer therapeutischer Reaktion gefunden werden. Eros zielt auf Bindung und Sinn, die Destruktivität dagegen attackiert zunächst die Bindungen, dann den Sinn überhaupt und führt tendenziell zum Gedanken allgemeiner Sinnlosigkeit. Damit wird in der Analyse der Grenzfälle die Destruktivität zur Hauptgegnerin des analytischen Prozesses, der im Sinne von Eros in Richtung Triebmischung, Herausbildung psychischer Triebrepräsentanzen, Sinnkonstitution und Symbolisierung geht. Das Schicksal der unbewußten Leidenschaft, die das Subjekt an sein (ebenfalls unbewußtes) »Objekt der Leidenschaft« bindet, die sich innerhalb der Übertragung entfaltet und vielfach den Rahmen der Analyse zu sprengen droht, ist entscheidend: Überwiegt Eros – und damit Liebe, Sexualität, Bindung – führt der weitere Weg in Neurose bzw. weitere psychische Verarbeitung bis hin zu Symbolisierung und Sublimation; siegt dagegen die Destruktivität, geht der Weg in Perversion oder Psychose. Green zeigt auf, daß Leidenschaft und »geheime Verrücktheit« bei diesen Analysanden im abgeschirmten Raum der Übertragung oft zum ersten Mal überhaupt in Erscheinung treten, in der Folge dann aber auch zu »endloser Analyse«, destruktivem Abbruch oder steriler »Pseudoanalyse« führen können – in unablässiger Beschwörung des gefährlichen Objekts Analytiker, zu dem kein gangbarer Weg führt, von dem man sich aber auch nicht trennen kann.

Auch vor der umfassenden Frage »Warum Böses?« scheut Green nicht zurück. Wie der späte Freud sieht er gegen den Destruktionstrieb kein anderes Mittel als die Bindungsfähigkeit des Eros; die aufklärerische Kraft der Vernunft ist schwach, und auf einen Gott setzt er auch nicht: »Ich bin zwar nicht agnostisch geworden, aber vollkommen gottlos. Ich habe stets Freuds Mut bewundert, der bis zu seinem Tod areligiös geblieben ist. [...] Das Leben nach dem Tod ist reine Illusion. Nach dem Tod gibt es meiner Auffassung nach absolut nichts mehr. [...] Ich glaube also mehr an den Tod im Leben als an das Leben nach dem Tod« (1994, S. 36).

Um so stärker insistiert Green auf der Notwendigkeit einer Ethik in der Ausübung der Psychoanalyse. Unsterblichkeit und Allmacht bleiben nämlich die großen narzißtischen Versuchungen, sie stehen auch im Zentrum des Zerwürfnisses mit Lacan. Die Macht, die dem Analytiker durch die Übertragung zugewiesen wird, soll dieser nach Green »analysieren und nichts als analysieren. Sich ihrer zu bedienen, ist kriminell. Ich gehe sogar noch weiter: Es ist noch krimineller, sich ihrer ›mit guten Gründen und Absichten‹ zu bedienen. Die Respektierung des Patienten ist eine absolute Vorbedingung. Die analytische Neutralität in ihrem tiefsten Sinn ist ein wahrhaftes Gebot, und die Weigerung, von der Machtposition Gebrauch zu machen (der Analysand träumt ja nur davon!), ist ebenfalls eine Vorschrift, an der es nichts zu rütteln gibt« (1994, S. 37).

Eike Wolff
Brüssel, im Januar 2000

Bibliographie

Zitierte Literatur

Duparc, F.: *André Green*. P. U. F., Paris 1996

Green, A.: *Un psychanalyste engagé. Conversations avec* Manuel *Macias*. Calmann-Lévy, Paris 1994

Bücher von André Green

1969 *Un oeil en trop. Le complexe d'Oedipe dans la tragédie*. Editions du Minuit, 284 Seiten

1973 *Le discours vivant. La conception psychanalytique de l'affect*. P. U. F., Paris, 366 Seiten

1973 *L'enfant de ça. Psychanalyse d'un entretien; la psychose blanche*. Ed. du Minuit, 350 Seiten (mit J.-L. Donnet)

1982 *Hamlet et* Hamlet – *une interprétation psychanalytique de la représentation*. Balland, 270 Seiten

1983 *Narcissisme de vie, narcissisme de mort*. Ed. du Minuit, 280 Seiten

1984 *Le langage dans la psychanalyse*. In: Langages, mit R. Diatkine, E. Jabes, M. Fain, I. Fonagy. Les Belles Lettres, S. 19-250

1990 *La folie privée; psychanalyse des cas limites*. Gallimard, 410 Seiten
1990 *Le complexe de castration*. P. U. F., Paris, 128 Seiten
1992 *La déliaison*. Les Belles Lettres, 390 Seiten
1992 *Révélations de l'inachèvement. Léonardo da Vinci*. Flammarion, 126 Seiten
1993 *Le travail du négatif*. Ed. du Minuit, 400 Seiten
1994 *Un psychanalyste engagé*. Calmann-Levy, 232 Seiten
1995 *La causalité psychique; entre nature et culture*. Odile Jacob, 332 Seiten
1995 *Propédeutique (la métapsychologie revisitée)*. Champ Vallon, 320 Seiten

I. Warum Krieg – warum Krankheit?

Freuds Theoriewende der 20er Jahre

Etwa in der Mitte der vierzig Jahre des psychoanalytischen Wirkens Freuds liegt eine unübersehbare Zäsur. Man bezeichnet sie im allgemeinen mit dem Begriff der »Wende von 1920«, macht sich aber meist nicht wirklich klar, was Freud dazu veranlaßt haben mag, diese Wendung einzuschlagen. Wollte man die Ablehnung bestimmter Thesen, die diese Wende charakterisieren, zum Ausdruck bringen, buchte man die Theorieveränderungen Freuds auf das Konto persönlicher Gründe; so ließ man es sich etwa nicht entgehen, Beziehungen zwischen dem Ausbrechen seiner Krebserkrankung und seinen Hypothesen zum Todestrieb herzustellen. Ich werde ebenso vorgehen, allerdings in ganz entgegengesetzter Richtung. Ich glaube in der Tat, daß Freud eine lange Periode von Infragestellung seiner Theorie durchlaufen hat, die ihn unter dem Druck der Umstände dann dazu führte, sowohl seine Auffassung vom psychischen Apparat wie seine Konzepte zur Pathogenese umzuarbeiten. Zeitlich ordne ich dies den Jahren des Ersten Weltkriegs zu. Freud hat zu dieser Zeit wie alle anderen auch unter den Folgen des Kriegszustands zu leiden. Seine berufliche Aktivität ist dadurch natürlich verlangsamt, und auch er ist der weitverbreiteten Angst um das Schicksal von Angehörigen und Freunden ausgesetzt; seine Söhne sind an der Front, und auch er, der nie ein Fanatiker des Nationalgefühls gewesen war, wird unter dem Druck der Umstände fast chauvinistisch, auf jeden Fall aber parteiisch. Wir wissen zwar, daß er jeglicher Weltanschauung prinzipiell ablehnend gegenüberstand; zu *dieser* Zeit aber konnte er, wie mir unübersehbar scheint, die Gelassenheit und Distanz nicht wahren, die er ansonsten im allgemeinen an den Tag legte. So tief er in seiner analytischen Methode verankert war und stets bemüht, den Erscheinungsformen des Unbewußten Vorrang einzuräumen, so führte ihn seine Teilnahme als Zeuge dieses Krieges – dieses kollektiven Mord-Selbstmords der zivilisiertesten Nationen – trotz allen Widerstrebens doch dazu, seine Auffassungen über die seelischen Vorgänge zu modifizieren. Man sieht, daß es wohl schwierig wäre, diese Erfahrung als bloßen biographischen Sachverhalt abzuhandeln, denn es geht hier, obwohl es sich um eine subjektive Erfahrung handelt, um weit mehr als ein persönlich bedeutsames Ereignis. Auch ist hinzuzufügen, daß der Krieg nicht ein historisches Ereignis wie irgendein anderes ist. Das »Phänomen Krieg«, um es einmal mit den Worten Gaston Bouthouls zu fassen, gibt dem menschlichen Geist das grundlegendste Rätsel auf. Was veranlaßt die Menschen dazu, sich nicht nur gegenseitig zu töten, sondern sich Verletzungen zuzufügen, unter denen sie ihr ganzes Lebens zu leiden haben und durch die sie zu Invaliden werden?

Ich bin zutiefst davon überzeugt, daß die nachträglichen Wirkungen dieser Erfahrung mehr als jeder andere Faktor das erklären, was man Freuds zweite psychoanalytische Revolution der Zwanziger Jahre nennen könnte. Und doch steckt in dieser Wende, die seine Anhänger so überraschte, nichts Impulsives; die Kriegszeit, die Freud gezwungenermaßen freie Zeit auferlegt, widmet er der Rekapitulation, Überprüfung und Vertiefung seiner früheren Ideen. Die metapsychologischen Schriften und die *Vorlesungen zur Einführung in die Psychoanalyse* sind Werke, die in dieser Zeit relativen Nichtstuns entstehen. Die Arbeit über den Wolfsmann ebenfalls. Diese Studie ist für die Zukunft der psychoanalytischen Klinik – gänzlich unbeabsichtigt – von prophetischer Bedeutung. Von den fünf Psychoanalysen, die Freud eingehender dargestellt hat, ist dies zweifellos diejenige, die den heutigen Analytiker am meisten interessiert, zugleich aber auch – was hinzugefügt werden sollte – diejenige, in der Freuds Scharfsinn und analytische Klarheit in deutlichem Kontrast zur Magerkeit des Ergebnisses – um nicht zu sagen: zum Scheitern der Kur – stehen. Zur damaligen Zeit deuten etliche Zeichen darauf hin, daß etwas in Bewegung gekommen ist, ohne daß man allerdings genau hätte vorhersehen können, in welche Richtung dies gehen würde: in dem

Text *Das Unheimliche* beispielsweise, dessen Titel allein ja schon Programm ist.

Erst nach Kriegsende und Wiederaufnahme der vollen analytischen Aktivität gab also die lange Latenzperiode, die unterschwellig aber eine sehr aktive Zeit gewesen war, die Gedanken frei, die sie schweigend in sich getragen und auch das Unbewußte »beschäftigt« hatten. Es handelt sich um den Auftakt zu einer Erneuerung, deren erster Sproß *Jenseits des Lustprinzips* ist. Der Krieg fehlt darin keineswegs, denn eine der dort entwickelten Argumentationen bezieht sich gerade auf die traumatische Neurose. Wie aber immer bei Freud dient die Erfahrung lediglich als Anreiz zur Reflexion. Und wenn ihn, kaum daß die Kriegshandlungen beendet sind, der Frieden den Todestrieb zur Welt bringen läßt, so wahrscheinlich deshalb, weil er sich nach eingehender Überlegung darüber klargeworden war, daß ihm im Räderwerk seiner Theorie ein entscheidendes Zahnrad fehlte, das er bisher nicht so recht wahrgenommen oder nur unzureichend interpretiert hatte. Nicht viel anders war der Ablauf ja auch bei der Theorieinnovation gewesen, die der des Todestriebs vorausging: der des Narzißmus. Auch hier war sich Freud erst spät eines Triebschicksals bewußt geworden, dem er zuvor nicht die Bedeutung zugemessen hatte, die es verdiente.

Welchen anderen Zusammenhang als den einer oberflächlichen Analogie kann man zwischen dem Krieg als einer kollektiven Todesunternehmung und der klinischen Erfahrung herstellen, die sich an der Hartnäckigkeit stößt, am psychischen Konflikt festzuhalten, um die Todestrieb-Hypothese zu erklären? Wagen wir eine Hypothese – auch auf die Gefahr hin, sich oberflächliche Vergleiche vorhalten zu lassen! Erster Grund: Im Krieg gibt sich jeder Mensch – weil man ihn dazu autorisiert, oder es gar von ihm verlangt – den wildesten und tödlichsten Aggressionen auf andere Menschen hin, die zwar seinesgleichen, aber doch von ihm durch etwas getrennt sind, was man »kleine Differenzen« nennen könnte. Diese Unternehmung kann jeder mit der Notwendigkeit rechtfertigen, sein eigenes Leben bewahren (oder das Vaterland verteidigen) zu müssen – gegen die Aggression dessen, der unvermittelt *der Feind* wird: Selbst der Angreifer befindet sich in Selbstverteidigungsposition. Der zweite Grund ist natürlich die Eroberungslust, das Verlangen, die eigenen Reichtümer zu mehren, indem man sich der der anderen bemächtigt. Selbstverteidigung also, aber auch Lust auf Zugewinn. Es kann allerdings nicht bestätigt werden, der Krieg nütze dem Infanteristen, der viel eher Gefahr läuft, das wenige, das er hat, zu verlieren, als sich am Ende des Kampfes irgendwie bereichert zu sehen (was wohl eher für die zutrifft, die in der Etappe geblieben sind). Man stellt also verwundert fest, daß man weiterhin mit der »Infanteristen«-Gruppe, die zahlenmäßig ja die größte ist, Kriege führen kann, obwohl sie letztlich am meisten darunter zu leiden hat. Den Frieden, den Freud kennenlernte, nannte man später *Zwischenkriegszeit*; er währte kaum 21 Jahre und endete etwa zu gleicher Zeit wie Freuds Leben. Den Krieg, der dem ersten folgte, konnte man schon viele Jahre vorhersehen. Obwohl bereits der erste unvorstellbar mörderisch gewesen war und grauenvolle Erinnerungen hinterlassen hatte. Es muß also mit irrationalen Motiven erklärt werden, daß die Freuden und Genüsse des Friedens zugunsten der Greuel des Krieges aufgegeben werden.

Die Erfahrung der klinischen Psychoanalyse zeigt, daß die Ausbildung einer Neurose – und noch mehr das Festhalten an ihr gegen alle therapeutische Bemühung – darauf abzielt, einen psychischen Konflikt aufrechtzuerhalten, unter dem in erster Linie der Patient selbst leidet. Sekundärer oder gar primärer Krankheitsgewinn reichen nicht aus, dieses masochistische Gebilde zu erklären, das auf Kosten der Lebensfreude immer mehr Platz einnimmt. Aggressivität, Leidenslust, Rückzug auf sich selbst, Widerstand aller Art gegen die therapeutischen Bemühungen zeigen deutlich, daß hier dem inneren Kriegszustand der Vorzug gegenüber objektbezogener Befriedigung gegeben wird. Sicherlich gibt es etliche Zwischenstufen, wenn man vom Masochismus der negativen therapeutischen Reaktion des Individuums einerseits zum Einverständnis mit geplanter systematischer

Vernichtung andererseits springt, die bis zum drohenden Untergang der menschlichen Gattung überhaupt gehen kann. Es muß aber doch erlaubt sein, in Resonanz zu Einsteins »Warum Krieg?« die Frage »Warum Krankheit?« aufzuwerfen.

Zu Beginn des Freudschen Werkes wird für den Bereich der Neurosen dasjenige, was dem Aktuellen zugerechnet wird, dem gegenübergestellt, was auf eine übertragene psychische Beziehung zurückgeführt wird. Das Gebiet der Aktualneurosen hat Freud nur zu Abgrenzungszwecken abgehandelt. Er interessiert sich für sie im Grunde kaum, zumal die Aktualneurosen – von den tatsächlichen Abläufen her betrachtet – insgesamt wohl eher in den Bereich der Medizin gehören. Genau aus diesem Grund kommen schließlich viele Jahre später die Psychosomatiker bei ihren Überlegungen auf sie zurück. Es sind zwar Neurosen, aber eben keine *Psycho*-Neurosen, und eben dieses »Psycho« war es, was Freud interessierte. Desgleichen bei der Sexualität: Auch sie hatte ja die Aufmerksamkeit seiner Zeitgenossen auf sich gezogen, die deren Untersuchung dann weit vorangetrieben hatten, allerdings nicht im Sinne Freuds, denn eine Vorstellung von Psychosexualität hatte man nicht entwickeln können. Als Freud dann mit dem Aufbau seiner Theorie begann und alles auf die Psychosexualität setzte, war es für ihn alles andere als leicht, deren Feld anders als durch eine territoriale Grenze einzuschränken. Diesen Zweck erfüllte die erste Fassung der Triebtheorie, die die Triebe in Selbsterhaltungs- und Sexualtriebe aufteilt. Es sei darauf hingewiesen, daß diese Abgrenzung implizit mit der Unterteilung in Aktualneurose und (Übertragungs-)Psychoneurose parallelisiert werden kann. Anders ausgedrückt – ohne daß Freud selbst es jemals so gesagt hätte –, wären die Selbsterhaltungstriebe Gegenstand der Medizin. Und wenn sie mit den Sexualtrieben in Konflikt kommen, dann endet der Bereich der Selbsterhaltungstriebe dort, wo der der Psychosexualität beginnt (auch das Anlehnungs-Konzept bestätigt dies).

Der Umstand, daß die Sexualität durch die beiden Aspekte »Psycho« *und* Übertragung gekennzeichnet ist, begründet für Freud die Psychoanalyse und ist zugleich deren Ermöglichungsbedingung: Es kann nur analysiert werden, was übertragen wurde. Implizit wird dabei vorausgesetzt: Hat man es mit Übertragenem zu tun, wird es Übertragbares geben, d. h. weitere Übertragung. Geht man diesen Verschiebungs- und Ersetzungsvorgängen nach, wird die Analyse den Umweg aufzeigen können, zu dem der allgemeine Übertragungsprozeß gezwungen wurde, und ihn wieder auf den Weg bringen können (dies gilt sowohl für den Bereich der Normalität, in dem dann die Sublimation wieder möglich würde, wie für den Bereich der Krankheit, in der es mit dem Symptom weiterginge). Freud möchte ich derartige Überlegungen hier nicht unterstellen: Es ist allgemein bekannt, daß er die Übertragung anfangs als Analysehindernis betrachtete. Man muß allerdings einräumen, daß er die Übertragungsfunktion als solche erkannt hat; diese Erkenntnis war aber nur partiell – als habe er gedacht, die Übertragung sei nur ein durch die Analyse erzeugtes Symptom. Diesen Widerspruch löste er später auf, indem er einräumte, die Übertragung sei zweifellos das Kreuz des Psychoanalytikers, deswegen aber nicht minder auch der Motor der analytischen Kur, ihr wichtigster Hebel. Allerdings hinderte ihn dies nicht daran, die Gesamtheit dieser Phänomene in Anspielung auf das Konzept der Übertragungs-Psychoneurose als *Übertragungsneurose* zu bezeichnen.

Schritt um Schritt sich vorantastend, hatte Freud also das folgende Triptychon aufgebaut: Übertragungs-Psychoneurose, Übertragungsneurose, Kindheitsneurose. Um die Ausarbeitung der letzteren bemühte er sich in seiner Arbeit über den Wolfsmann: Die Kindheitsneurose wird klar herausgearbeitet – gegen die Einwände Jungs, der die Deutung der Vergangenheit als Rationalisierung des Psychoanalytikers betrachtete, zugleich aber der grandiosen These von den Archetypen den Vorzug vor der bescheidenen Hypothese der infantilen Komplexe gab.

Für Freud war wesentlich, das unendlich schöpferische Potential der Sexualität aufzuzeigen. Sie ist natürlich Schöpferin der Neurose, aber auch der Kultur, wobei allenfalls Unfälle sie von ihrem Weg abbringen können! Freud konnte sich wohl anfangs kaum vorstellen, daß etwas anderes als die Verdrängung dem Entwicklungspotential der Sexualität entgegenwirken könnte, woraus auch seine unerschütterliche Überzeugung verständlich wird, die Verdrängung sei rein psychischer Natur und also dem Wesen des Triebes selbst zutiefst fremd. Die dann folgende Entdeckung des Narzißmus trug die Vorzeichen der späteren, weit radikaleren und weitreichenderen Fortentwicklung der Theorie bereits in sich. Die Einführung des Narzißmus beinhaltete etwas, was im Vergleich mit den früheren Auffassungen Freuds vollkommen neu war: Von nun an wurden nämlich Schicksale, Verirrungen, Fixierungen und Blockaden der Libido auf eine dem Triebleben selbst inhärente Problematik zurückgeführt, die auch das Ich umfaßt. Die Neurose war bis dahin eine Form gestörter Sexualität gewesen, das Negativ einer Perversion, die nur eine Art rebellischer Verweigerung jeglicher Weiterentwicklung darstellte. Die Perversion sagte nein zu dem Nein, das die Verdrängung der Sexualität entgegenstellte; in diesem letzteren Fall hatte das Ich das elterliche Verbot übernommen und es introjiziert. Durch das Narzißmus-Konzept wird der Konflikt nun so gesehen, daß er der Libido selbst inhärent ist, da sie sich in Objekt- und Ich-Besetzung aufteilt.

Diese Phase des Freudschen Denkens wird allzu oft nur als Zwischenspiel in seiner Theorieentwicklung betrachtet, ist aber von grundsätzlicher Bedeutung, denn ihr kommt das Verdienst zu, jenes Zwischenstück eingefügt und klar herausgearbeitet zu haben, das in der impliziten Gleichung Psychisches=Übertragung bis dato gefehlt hatte. Lag Übertragung vor, vollzog sie sich nun gewissermaßen im Inneren einer Nomade, deren Zustandsveränderungen sie widerspiegelte. Man denke dazu lediglich an die Umformungen des Triebes, dessen Wurzel im Somatischen liegt, der sich aber erst auf der Wunschebene in dem ganzen Reichtum der dann gegebenen psychischen Ausdrucksmöglichkeiten wirklich entfaltet – und welcher Trieb lieferte zu seinem Verständnis eine so differenzierte somatische

Verankerung wie eben der Sexualtrieb? Zu Beginn seiner Theoriebildung schreibt Freud in den *Drei Abhandlungen zur Sexualtheorie* dem Objekt gewiß eine nicht zu unterschätzende Rolle zu; der Umstand aber, daß er dabei vom Modell der Perversion des Erwachsenen ausgeht, führt dazu, daß er die Bedeutung des Objekts minimiert: Die perverse Struktur impliziert nämlich nahezu notwendigerweise die Austauschbarkeit des Objekts, das als Ganzes zugunsten einer Lustbefriedigung geopfert wird, in der es seine Einzigartigkeit und Individualität einbüßen muß. Als sich Freud dazu entschied, die Perversion als ein Triebgeschehen zu definieren, bei dem Verdrängung keine Rolle spiele, meinte er damit im Grunde die narzißtische Struktur – ein Konzept, das damals so aber noch gar nicht formuliert war. Und die Tatsache der Existenz narzißtisch Perverser diente ihm dann übrigens als eines der Argumente, mit denen er später das Narzißmus-Konzept untermauerte. Als er sich mit der Liebe – dem Zustand der Verliebtheit – auseinandersetzt, macht er sich die allgemeine Auffassung zu eigen, die darin einen zeitlich begrenzten Ausnahmezustand sieht, hebt aber einen Punkt besonders hervor: die Überschätzung des Objekts.

Vor der Einführung des Narzißmus fand Freud letztlich keine Möglichkeit, das Objekt über dessen Phantasieanteil hinaus angemessen zu thematisieren; dem Narzißmus-Konzept kommt insofern auch das Verdienst zu, dieses Problem »mangels Berücksichtigung an anderer Stelle« ins Licht zu rücken. Freud sitzt zwischen seinen Konzepten der Unterschätzung des Objekts in der Perversion und dessen Überschätzung in der Verliebtheit fest. Die Rückkehr zum Objekt geht der Einführung des Narzißmus in die Theorie übrigens zeitlich voraus, sie steht allerdings unter den Vorzeichen einer narzißtischen Problematik: der Trauer und ihrer Bezüge zur Melancholie.

Selbst wenn Freud bei seinen Spekulationen nur kurz beim Narzißmus verweilt wäre, so hätte dies bereits den beachtlichen Vorteil gehabt, ihn zu einer Neubewertung seiner Vorstellungen vom Objekt gezwungen zu haben: Eben dies tat er meiner Auffassung nach in der für die Fortentwicklung der Theorie wesentlichen Zeit von 1914 bis 1920, der Latenzzeit vor der Einführung des Todestriebs. Freud nutzte diese Zeit, um die schicksalhaften Erfahrungen in der Beziehung zum Objekt stringenter in Beziehung zu den Triebschicksalen zu setzen. Trotz der zweifellos wertvollen Weiterentwicklungen der Theorie (narzißtische Natur der hypochondrischen Angst, narzißtische Ich-Regression in der Psychose, Identifizierung des Ichs mit dem verlorenen Objekt in der Melancholie, Einführung des Überichs und des Ichideals etc.) hat es doch den Anschein, als ob Freud immer wieder gezögert habe, den Akzent zu sehr auf das Objekt zu setzen. Vielleicht fürchtete er, sich erneut zwischen zwei Alternativen in die Enge gebracht zu sehen – wenn hier auch etwas anders als bei der zwischen Perversion und Liebe –, der Alternative nämlich zwischen Überschätzung und Unterschätzung des inneren Objekts (und, reziprok dazu, des äußeren Objekts). Melanie Klein und Anna Freud werden das Objekt später übrigens dementsprechend unter sich aufteilen, wobei letztere bei Hartmann Unterstützung finden wird – allerdings mit dem Unterschied, daß bei ihm die gesamte Theorie zum Ich hin abdriften wird. Freud hatte stets im Blick, sich niemals von jener Grundlage seiner Theorie zu entfernen, die er als gesichert betrachtete: der Vorherrschaft der Triebe.

Die Aufgabe des Narzißmus oder, genauer gesagt, die Rückkehr zu den grundlegenden Optionen Freuds erfolgte deshalb über das Konzept des Wiederholungszwangs. Von neuem bekräftigt werden durch Rückgriff auf dieses Konzept die Quasi-Autonomie des Triebgeschehens, das Aufbegehren der Triebe gegen ihre Einbindung unter die Vorherrschaft des Ichs und die pathogene Rolle des Triebes bei entsprechendem Entgegenkommen der Umstände. Wenn Freud in der Tat jeglicher Akzentverschiebung in Richtung Objekt sehr mißtrauisch gegenübersteht, so deshalb, weil er einen Rückschritt der psychoanalytischen Theorie hin zu einer Konzeption befürchtet, die den äußeren Umständen, dem Realen und Tatsachenbezogenen zuviel Bedeutung zumißt. Er sieht darin die Gefahr, daß der Anteil des Unbewußten reduziert werden könne – in der Absicht, den Vorrang des Bewußten wiederherzustellen. Freud liegt bei seiner ganzen Theorie des Unbewußten, die er mit der Wunscherfüllung verbindet, nicht so sehr das Verdrängte am Herzen – denn er vertritt zuletzt ja sogar die Getrenntheit von Verdrängtem und Unbewußtem –, sondern vielmehr die *schöpferische* Kraft des Unbewußten. Oder, um es einfacher auszudrücken, seine Fähigkeit, jede frustrierende Situation – von einfacher Unlust bis zu äußerstem Schmerz – positiv umzuformen. Der Wiederholungszwang, der, was man nicht aus dem Auge verlieren sollte, für Freud die Essenz *jeglichen* Triebgeschehens war, führte ihn *sekundär* zur Todestriebhypothese. Die analytische Gemeinschaft war durch diese neue Theoriegröße bekanntermaßen reichlich konsterniert und hätte gern auf sie verzichtet. Seit langem stieß sich die analytische Kur bereits an mächtigen, undurchschaubaren Faktoren, die sich der Heilung entgegenstellten. Mit dem Todestriebkonzept gab Freud eine Antwort auf die Frage nach den Ursachen des Steckenbleibens nicht eben weniger Analysen. Es ist aber darauf hinzuweisen, daß Freud seit 1914 über die psychoanalytische Technik nichts mehr geschrieben hatte und er diesen Faden auch erst 1937 in Schriften wieder aufnahm, die man nicht wirklich als technische betrachten kann, da sie über den Rahmen dieser Fragen weit hinausgehen. Der allgemeinen Enttäuschung fügte Freud lediglich eine weitere hinzu, indem er einen praktisch unbezwingbaren Gegner ausmachte; dabei gab er auch dem einen Namen, was in der klinischen Praxis die Macht des Analytikers mattsetzt: die Kombination von Wiederholungszwang und Destruktivität.

Um 1924 herum gab es verschiedene Versuche, die Faktoren klarer herauszuarbeiten, die der Leistungsfähigkeit der Psychoanalyse Grenzen setzten. Wir haben bis jetzt nur die innere Entwicklung von Freuds Denken berücksichtigt. Die Legitimität eines solchen Vorgehens steht außer Frage, schließt aber nicht aus, sich einer Untersuchung der Bedingungen zuzuwenden, die dieses Denken in der einen oder anderen Hinsicht beeinflußt haben mögen. Und will man den mit hineinwirkenden persönlichen Faktoren Rechnung tragen, ohne allerdings die Kohärenz der getroffenen theoretischen Optionen bestreiten oder beglaubigen zu wollen, muß man über einen rein biographischen Ansatz hinausgehen. Genauer gesagt: Die Bezugnahme auf äußere Faktoren, die die Entwicklung eines Denkgebäudes wie des Freudschen angeblich beeinflußt hätten, ist nur unter der Bedingung rechtfertigbar, daß man auch jene Bezüge überzeugend darlegt, die die Kohärenz des Gesamten begründen können, d. h. die Beziehungen zwischen theorieimmanenten Aspekten einerseits und äußeren Faktoren andererseits.

Wir haben uns bereits mit den Determinanten beschäftigt, die von innen heraus den Prozeß der Weiterentwicklung des Freudschen Denkens bestimmt haben, als wir Freuds unablässiges Bemühen hervorhoben, mittels seiner Triebtheorie die Grundlage des seelischen Geschehens zu fassen zu bekommen: jenes Urelement, von dem ausgehend die Übertragung dann das Psychische entstehen lassen würde. Je mehr man über diese Fragen nachdenkt, um so klarer wird, daß Freud, der am Beginn seines Werks vom Trieb als innerer, quasi organischer Erregungsquelle ausging (ich denke an die Organlust, von der in den ersten Fassungen des Triebbegriffs die Rede ist), am Ende seiner Laufbahn dazu kommt, dem Trieb eine *Richtung* zuzuschreiben, d. h. eine Zielgerichtetheit. Freud stand zeitlebens im Dialog mit ausgewählten Diskussionspartnern. Immer wenn er die von ihm gewünschte Fortsetzung des Austauschs mit den Partnern seiner Wahl schließlich doch opfern mußte, ließ ihn der darauf folgende Bruch, wenn er denn für die Bewahrung seines Denkens unvermeidlich wurde, nie ganz unbeschädigt. Angekommen an dem Punkt, an dem er sich in die Feststellung schicken mußte, daß es künftig nicht mehr möglich sein würde, den Dialog mit dem anderen und die Fortentwicklung der eigenen Gedanken miteinander in Einklang zu bringen, bedeutete die Beendigung des Austauschs keinesfalls die klare und einfache Zurückweisung der

Ideen seines Gesprächspartners. Die vom Dialogpartner vorgetragenen Konzeptionen beschäftigten ihn ganz im Gegenteil auch weiterhin. Natürlich stand es für ihn außer Frage, auch nur das kleinste Stück seines Terrains abzutreten und sich den Argumenten des nun zum Widersacher gewordenen Freundes zu beugen. Er suchte vielmehr nach Möglichkeiten, diese Argumente umzudeuten, indem er die Anordnung des eigenen Gedankenwerks so umgestaltete, daß er die Sachverhalte integrierte, die ihm zur Begründung einer von der seiner unterschiedenen Theorie entgegengehalten wurden, ohne dabei seinen grundlegenden Optionen untreu zu werden.

Dieser Vorgang wiederholte sich von Breuer zu Fliess, von Fliess zu Adler bis hin zu Jung und endete auch, wenn diese ihrerseits mit Freud brachen. Dieser untergründige Prozeß wirkte von innen her auf Freud ein, wie wenn er sorgsam darauf geachtet hätte, seine Theorie so fest wie nur möglich zu gründen, als sei sie trotz der Widerlegung der Kritik seiner Diskussionspartner nach wie vor bedroht. Die Geschichte des Freudschen Denkens zeigt zuweilen ganz augenfällig, wie in seinem Werk Positionen wieder auftauchen, die er zu einem früheren Zeitpunkt verworfen hatte. Das frappierendste Beispiel ist das Zerwürfnis mit Adler über den Begriff der Aggressivität. Gewiß hat das Adlersche Konzept der Aggressivität wenig mit dem gemein, was Freud später unter der Bezeichnung Todestrieb in die Theorie einführte. Es geht dabei doch darum, die Existenz einer von Vermischung mit der Libido freien Aggressivität anzuerkennen (im Fall des Sadismus), woran der Richtungswechsel in der Theorie deutlich sichtbar wird. Und in allem, was Freud über den Wolfsmann geschrieben hat, spürt man das Bemühen, Jung zu entgegnen. Der Rückgriff auf die Hypothese der *Urphantasien*, jener Herkunftsphantasien, die keine Produkte der individuellen Geschichte sind, sondern diese im Sinne philosophischer Kategorien eben erst strukturieren, zeigt, wie sehr Freud über die Einwände Jungs nachgedacht hat. Zuweilen ist die Spur diskreter, schwerer interpretierbar. Man erkennt sie dann nur am treuen Festhalten an einem Axiom wie etwa dem der konstanten Bezugnahme auf die biologische Determinierung des Triebes, einer erkenntnistheoretischen Entscheidung, aus der man Fliess nur schwer ausklammern kann, selbst wenn Freud diese Entscheidung von Anbeginn der Psychoanalyse an selbst vertreten hat. Und ich wäre auch versucht, in *Das Unheimliche* ein sehr abgeschwächtes Echo auf die Breuerschen Gedanken über die hypnoiden Zustände zu erkennen, denn Freud lehnt es ab, in bezug auf diese wiederkehrenden Ichzustände von Verdrängung oder von Wiederkehr des Verdrängten zu sprechen.

Freud hörte nie auf, sich deutlich von jenen abzugrenzen, die, nachdem sie in seinem Denken einmal die Basis für mögliche Wahrheit erkannt hatten, es vorzogen, sich anderen Leitgedanken als den seinen zuzuwenden. Ab den 20er Jahren aber, nach der berühmten Theoriewende, ändert sich die Debatte vollkommen. Es geht nun nicht mehr um eine Kontroverse darüber, ob Freuds Psychoanalyse gelten gelassen oder aber verworfen werden müsse. Der Spaltungsprozeß ist zum Abschluß gekommen und hat auf seinem Weg all jene zur Seite geschoben, die den grundlegenden Prinzipien der Psychoanalyse nicht zustimmen konnten. All jene, die um Freud herum gruppiert blieben, bestätigen unablässig ihre Unterordnung unter sein Denken und erkennen mit einer Ernsthaftigkeit, an der nicht mehr zu zweifeln ist, seine unbestreitbare *leadership* an. Daß die Beziehungen Freuds zu seinen Schülern komplexer war und sich immer wieder und endlos Adlers Frage aufdrängte, ob man sich damit begnügen könne, im Schatten eines großen Mannes zu leben, steht außer Zweifel. Bei seinen nächsten Anhängern nahm Freud jenes legitime Bedürfnis nach Unabhängigkeit durchaus wahr und äußerte, er gestehe es ihnen vollkommen zu, schonte seine Kritiker dann allerdings auch nicht, wenn deren Wunsch, mit eigenen Flügeln zu fliegen, auf theoretische Abweichungen zu deuten schien, die die grundlegenden Achsen der psychoanalytischen Theorie in Gefahr bringen könnten.

Problematische Diskussionsabbrüche wird es auch nach der Trennung von Jung 1912 noch geben, aber sie werden eine andere Richtung einschlagen. Mit dem Hinweis, daß der Dialog von nun an ein inneranalytischer sei, war es nämlich nicht getan. Es geht nicht mehr wie früher um die grundlegenden theoretischen Optionen (Natur des Unbewußten, Verdrängung, Ödipuskomplex, Phantasien etc.), sondern darum, was aus der Erfahrung zu lernen sei. Die interne Diskussion bemüht sich um eine Reflexion der positiven und negativen Lehren, die aus der psychoanalytischen Praxis zu ziehen seien. Nun ist aber bekannt, daß diese Argumente für Freud nie entscheidend waren. Ohne sich darüber auch nur im geringsten zu genieren, gestand er ja einmal die Langeweile ein, die im Unterschied zu den ihn stark beschäftigenden theoretischen Interessen die praktische Tätigkeit in ihm auslösen konnte. Dies muß als Beleg dafür gewertet werden, daß er voll hinter seinem Wunsch stand, ein Denkgebäude aufzubauen, dessen Weite und Tiefe auf nichts weniger als eine allgemeine Theorie des Seelischen zielten. So fruchtbar die aus der psychoanalytischen Praxis als Methode der Neurosenbehandlung gewonnenen Lehren auch sein mögen und wie notwendig, um seinen Spekulationen einen konkreten Unterbau zu geben, so bildet diese Praxis für sich allein doch nie ein Ganzes. Man ginge aber fehl in der Annahme, die Spekulation habe über die Untersuchung von Fakten gesiegt. Freud widmete den klinischen Fakten eine konstante und immer auch sehr starke Aufmerksamkeit. Die Trennungslinie verlief an anderer Stelle. Sie lag in Wirklichkeit zwischen Beobachtung und Spekulation einerseits sowie Praxis und therapeutischer Wirkung andererseits. Nicht, daß die praktischen Resultate der Kur ihn nicht gekümmert hätten; er dachte ganz einfach – bei aller Anerkennung der Grenzen analytischen Handelns (man denke etwa an das berühmte ökonomische Prinzip, das die Machtverhältnisse gegenüber dem Quantitativen regelt) –, daß, wenn die Resultate den in die Kur gesetzten Hoffnungen nicht entsprächen, dies wahrscheinlich daran läge, daß die treffendsten Konzepte eben immer noch nicht gefunden seien. Nach der Theoriewende der 20er Jahre befindet sich Freud dann aber in einer neuen Situation. Er ist von Schülern umgeben, deren Glaube an die Psychoanalyse und deren Schöpfer nicht mehr zu bezweifeln ist. Unter ihnen befinden sich einige Köpfe, die sich zu nicht unerheblichen Theorie-Beiträgen fähig gezeigt haben. Vor allem Ferenczi und Abraham, dann Rank, der aber wohl begabter für die angewandte Psychoanalyse als für die klinische psychoanalytische Tätigkeit war. Tausk hat sein Talent und seine homosexuelle Leidenschaft für Freud nicht überstanden. Dann waren da noch Federn und Jones, der einzige Nichtjude der kleinen Gruppe. Die Zusammenstellung des »Komitees« macht deutlich, daß Freud nie aufhörte, sein Werk als bedroht zu empfinden. Die Ausschaltung der Dissidenten hat das Problem in keiner Weise geregelt. Vielleicht könnte die Zukunft der Psychoanalyse sogar durch ihren Erfolg kompromittiert werden – daher die Einrichtung des Rats der Dogen, in dem Freud die Fermente, die die Psychoanalyse zerstören könnten, aus nächster Nähe überwachen kann: bei den Eifrigsten seiner Apostel nämlich. Seit *Totem und Tabu*, das einen wesentlichen Abschnitt in der Latenzphase auf dem Weg zur Entdeckung des Ödipuskomplexes kennzeichnet (zwischen seiner ersten vertraulichen Formulierung in dem Brief an Fliess vom 15. Oktober 1897 und seiner offiziellen Geburt in *Das Ich und das Es* 1923), hat ihn das Thema des Vatermordes nicht mehr losgelassen – bis hin zu *Der Mann Moses und die monotheistische Religion*, mit dem sein Werk abschließt. Bei der Bewertung der beiden Aspekte des Ödipuskomplexes erwies sich der Aspekt des Vatermordes insgesamt als stärker als der des Inzests, weil die Macht des Vaters weit über das Verbot hinsichtlich der Mutter hinausreicht und nach immer weitreichenderem Verzicht verlangt. Überaus bemerkenswert ist, daß *Totem und Tabu* von der Zeit vor dem Bruch mit Jung an geschrieben wurde, den er zu seinem Erben gemacht hatte, obwohl ihm auch dessen Ambivalenz nicht entgangen war.[1] Daher aber auch seine Entscheidung (die dann auf Ferenczis Kosten ging), mit niemandem mehr eine zu affektvolle Freundschaft einzugehen, als ob er sich des Umstands zu bewußt geworden wäre, daß seine Beziehungen zu Kollegen sich unweigerlich in Vater-Sohn-Beziehungen umwandeln und seine Partner damit zum Vatermord verdammen würden. Man kann die Auffassung vertreten, daß den Beziehungen zu seinen Schülern das gleiche Schicksal zuteil wurde wie der Übertragung im Umgang mit seinen Patienten: In den ersten 10 Jahren seines Werkes hatte Freud schrittweise die Übertragung und den Ödipuskomplex entdeckt. Aufgrund eines überraschenden Widerstands gegen seine eigenen ersten Entdeckungen und eines (an Idealisierung grenzenden) übergroßen Vertrauens in die Fähigkeiten des Ichs dachte er anfangs aber wohl, gegen die Übertragung seiner Patienten wie gegen die ödipale Thematik im Umgang mit seinen Schülern gewappnet zu sein. Er dachte, es reiche aus, all dem einen Verzicht folgen zu lassen, der das Ich wieder zur Vernunft brächte. Zweifellos hatte sich hier ein Vergleich mit dem Traum durchgesetzt: Schließlich träumen wir ja alles Mögliche, erheben uns aber doch jeden Morgen wieder und stellen uns den Anforderungen des Lebens.

So wie Freud im Lauf der Zeit die Übertragung anzunehmen lernte, richtete er sich schließlich auch darauf ein, die Auswirkungen des Ödipuskomplexes seiner Schüler hinzunehmen. Nur war es im letzteren Fall aber so, daß nicht nur das Schicksal der Analyse eines Patienten auf dem Spiel stand, sondern sein gesamtes eigenes Werk. Freud stand im Mittelpunkt des ganzen psychoanalytischen Wirkens in all seinen Facetten (wissenschaftliche Beiträge, Kongresse, Publikationen, Organisaton des Berufsstandes, Verteidigung der Psychoanalyse gegen ihre Verleumder, aber auch gegen Hochstap-

[1] Bei der Lektüre der Korrespondenz zwischen Freud und Jung kann man sich des Eindrucks nicht erwehren, daß Freud, nachdem er von Jungs Interesse am Mythos Kenntnis erhalten hatte, diesem vorauskommen und der Deutung kultureller Phänomene das eigene Siegel aufdrücken wollte.

ler, die sich skrupellos Teile von ihr aneigneten), ließ sich aber nie in die äußerst lebhaften Rivalitäten seiner Schüler untereinander einspannen: Hinter der Phantasie des bevorzugten Sohnes sah er zu Recht eine Verschiebung der Wünsche nach Vatermord, die sich ziemlich unvermittelt gegen ihn selbst würden richten können. Was ist zu tun, damit die Psychoanalyse diese Gefahr aus ihrem Inneren heraus überstehen kann? Solange es darum ging, Exkommunizierungen auszusprechen, war die Lösung schwierig, aber praktikabel. Ab dem Zeitpunkt aber, als dies zu einem inneren Problem der Gruppe wurde, die seinem Denken ergeben war, wurde Freuds Position unhaltbar. Er war zu zwei Haltungen gezwungen: zum einen zur Respektierung anderer Auffassungen als der eigenen, wobei er auch noch dafür Sorge zu tragen hatte, die Unabhängigkeit jedes einzelnen in der Hoffnung zu fördern, dadurch einen Spielraum in die ödipale Beziehung zu bringen, die die Beziehung zum Schüler auszeichnete; zum anderen zu Wachsamkeit, denn die Gedanken selbst derer, die sich in seinem Kielwasser befanden, beinhalteten, auch wenn sie in bester Absicht und größter Ahnungslosigkeit vorgetragen wurden, das Risiko, die zerbrechlichen Eroberungen auf dem Kontinent des Unbewußten – die ja *seine* Entdeckungen waren – in Gefahr zu bringen.

Die Wende von 1920 läßt sich so zusammenfassen, daß in ihr drei Elemente bekräftigt wurden: erstens – im Begriff des Wiederholungszwangs – das Insistieren auf der »dämonischen« Kraft des Triebes; zweitens die Zweigeteiltheit des Ichs, dessen Struktur deutlich macht, daß ein großer Teil unbewußt ist, wobei die Aufbietung der Abwehrmechanismen des Ichs der gleichen Verblendetheit unterliegt wie diejenige, die die Wünsche selbst betrifft; drittens dann die Demaskierung der Hauptkraft, die dem schöpferischen Potential der Libido entgegenwirkt: der Destruktionstriebe.

Dieses neu formulierte Triptychon stieß in der Zeit von 1920 bis zu Freuds Tod 1939 auf allergrößte Vorbehalte. Die Psychoanalytiker reagierten auf Freuds Ausführungen, als habe er darin ihr Todesurteil ausgesprochen. Wie auch immer ihre Fähigkeit zu Theoriebildung im einzelnen beschaffen war – es muß leider festgestellt werden, daß sie die Natur nicht mit Gedankentiefe und Denkkapazität einer derart großen Bandbreite und Perspektive ausgerüstet hatte: Für sie war die Zukunft der Psychoanalyse an die Zukunft *ihrer* analytischen Praktik gebunden. Für sie war die Theorie so tief in der psychoanalytischen Therapeutik verwurzelt, daß die Akzeptierung aller Freudschen Ansichten von 1920 gleichbedeutend mit der Verurteilung gewesen wäre, die Psychoanalyse nicht länger auszuüben, hatte Freud doch Gegner von furchtbarer und geradezu unbesiegbarer Macht entdeckt, die sich dem Therapieerfolg entgegenstellten. Aus diesem Grund suchten sie nach anderen Erklärungen für die Sackgassen, in die sie in ihrer Praxis gerieten, und buchten die Entwicklung dieser neuen Ideen Freuds auf das Konto eines Zusammenwirkens von Alter, Krankheit, persönlichen Belastungssituationen und eines übermäßigen Hangs zur Spekulation. Sie verwarfen seine Gedanken nicht *en bloc*: Sie übernahmen die zweite Topik, die sich allem Anschein nach bequemer handhaben ließ und den Geist recht direkt ansprach. Auf die verbleibenden Fragen versuchten die, die das Zeug dazu hatten, andere Antworten zu geben.

Das Jahr 1924 ist in dieser Hinsicht sehr aufschlußreich. Während Freud mit der einen Hand eine Reihe sehr erhellender Artikel über die genitale Organisation schreibt, die die Theorie des Ödipuskomplexes vervollständigen (für die psychoanalytische Praxis direkt verwertbares Material), präzisiert er mit der anderen Hand die Strukturunterschiede zwischen Neurose und Psychose, als wolle er das Feld klarer abstecken, das von der psychoanalytischen Praktik auszuschließen wäre, weil es außerhalb ihrer Reichweite läge. Schließlich radikalisiert er in *Das ökonomische Problem des Masochismus*, einer Schrift von nur wenigen Seiten, seine Konzeption des Todestriebs, wobei er seine kühnsten Spekulationen bis zum Äußersten treibt: Er vertritt dort, die Destruktivität sei zunächst inneren Ursprungs, während die Aggressivität nur einen nach außen projizierten Bruchteil darstelle

– in der Absicht, seine Umgebung daran zu erinnern, daß er in keiner Weise gewillt ist, von den einige Jahre zuvor geäußerten neueren Ansichten auch nur einen Millimeter abzugehen. Er geht sogar noch weiter, verläßt seine frühere Zurückhaltung und gibt die Vorsicht auf, aus der heraus er seinen neuen Konzeptionen den Status einer Spekulation zugewiesen hatte, die jedermann die Freiheit gelassen hatte, sie zurückzuweisen. Mit seinen Antworten auf die Problematik des Masochismus verknüpfte Freud definitiv Theorie und Praxis und stürzte damit all diejenigen in noch größere Verwirrung, die ihm eigentlich folgen wollten, aber zusehen mußten, wie sich der Graben zwischen ihnen und Freud Jahr um Jahr vertiefte.

Die Kluft zwischen Theorie und Klinik dürfte wohl in zwei kurzen Beiträgen aus dem Jahr 1925 ihren Höhepunkt erreicht haben, die zu Freuds stärksten Texten zu zählen sind: *Die Verneinung* und *Notiz über den »Wunderblock«*. Und was taten seine Schüler zu dieser Zeit? Durch große geographische Entfernung getrennt – Abraham in Berlin, Ferenczi in Budapest (nur Rank blieb Freuds Nachbar in Wien) –, waren sie mit vollkommen anderen Dingen beschäftigt.

Abraham schrieb 1924 seinen bedeutendsten theoretischen Essay über die Entwicklungsphasen der Libido, in dem er den Versuch unternahm, die Gesamtheit des klinischen Feldes zu erfassen und es unter dem Entwicklungsaspekt zu ordnen. Ferenczi und Rank waren dagegen eher von einer *auf die Praxis gegründeten* Vorgehensweise inspiriert; ersterer brachte die Notwendigkeit einer Elastizität der Technik in die Diskussion (eine Zwischenstufe zwischen der aktiven Technik und der Relaxationstechnik sowie der Neo-Katharsis), letzterer die im wahrsten Sinne grundlegende Bedeutung des Geburtstraumas. All diese Versuche verfolgen das gleiche Ziel: die Überwindung von Sackgassen in der analytischen Kur. All diese Überarbeitungen der Theorie sind von einer konzeptuellen Logik diktiert, die folgende Elemente umfaßt: das klinische Verständnis noch kaum bekannter psychopathologischer Strukturen, die Suche nach einer spezifischen Ätiopathogenese und die

Einführung technischer Veränderungen, die der analytischen Kur größere Wirksamkeit verleihen sollen. Daß die Kur dadurch ganz in den Mittelpunkt der Überlegungen gestellt wird, steht dem Denken Freuds fern, dem es um eine weitreichendere Perspektive geht.

Dem reichhaltigen und vielschichtigen Theoriearsenal Freuds, der über eine eigene Strategie verfügt, setzen seine Kollegen die Suche nach unmittelbar anwendbaren Lösungen entgegen. Wenn Freud auf eine Schwierigkeit stößt, deren direkte Gründe er nicht erkennen kann, verzichtet er weder auf eine Antwort, noch versteift er sich auf die Suche nach ihr, weil er wohl davon überzeugt ist, daß es nichts nützen würde, die fehlende Antwort dort zu suchen, wo sie nicht ist – also nicht so zu handeln wie der Betrunkene, der seinen Schlüssel, den er an ganz anderer Stelle verloren hat, mit der Begründung unter der Straßenlaterne sucht, dort könne man wenigstens besser sehen. Von der Blindheit, mit der die unmittelbare, in der Kur gemachte Erfahrung geschlagen ist, macht Freud mit einer Methode, zu der nur er den Mut hat, einen Sprung über die Fakten und Daten der Praxis hinweg und schwingt sich über sie hinaus – zu sehr weitreichenden Spekulationen hin, deren Kohärenz er dann zu belegen versucht, indem er das Vergangene, bereits Bekannte mit dem konfrontiert, was man gegenwärtig noch nicht weiß. So entstand *Jenseits des Lustprinzips*. Die Spekulation liefert hier der Denkarbeit Hypothesen. Nur die Denkanstrengung kann eine wirkliche Lösung der durch die Praxis aufgeworfenen Probleme liefern, denn sie zeugen ja davon, daß die Theorie eine Frage nicht berücksichtigt hat, deren Tragweite über die doch begrenzten Erfahrungen weit hinausreicht.

Und aus diesem Grund verläßt einige Jahre nach Erscheinen von *Jenseits des Lustprinzips* auch das, was man bis dato *Spekulationsprüfung* hätte nennen können, seinen Hypothesenstatus und wird zum handlungsleitenden Konzept. Darin liegt der große Unterschied zwischen der Wende von 1920 und der Arbeit von 1924 über *Das ökonomische Problem des Masochismus*, deren Vorläufer von der Denklogik her *Ein Kind wird geschlagen* ist. Nach wie vor herrscht aber Schweigen zum Thema der analytischen Technik, das er seit 1918 hat brachliegen lassen.

Wie könnte man die Unterschiede zwischen der Spekulation Freuds und der seiner Schüler übersehen? Wenige von ihnen wagen es, sich auf Freuds Abstraktionsniveau zu begeben, und so sie es doch tun, wird ja ganz augenfällig, daß beispielsweise zwischen *Jenseits des Lustprinzips* und den zuvor erschienenen *Wandlungen und Symbole der Libido* Jungs Abgründe liegen. Das gleiche gilt für Ferenczis später erschienene Schrift *Thalassa*; sie ist von Freudianischen Gedanken inspiriert und hat bei vielen Analytikern Anklang gefunden, wobei die Bewunderung für die Einbildungskraft des Autors aber doch mit einem nachsichtigen Lächeln über diesen Science-fiction-Roman einhergeht, der von der Klarheit der Freudschen Überlegungen in der Tat sehr weit entfernt ist – selbst wenn man die Stellen bei Freud zum Vergleich heranzieht, bei denen er sich (wie in *Jenseits des Lustprinzips*) auf eine teils wissenschaftliche, teils vollkommen imaginative Biologie stützt.

Denn es ist wohl das Los der Freudschen Konzepte, leicht mißverstanden werden zu können, sei es, daß man ihre Tragweite allein auf die psychoanalytische Kur beschränkt oder aber sie ins Metaphysische wendet: Selbst die besten Konzepte waren gegen solcherart Mißbrauch nicht gefeit, wie das Beispiel des Wiederholungszwangs zeigt.

Die grundlegend therapeutische Ausrichtung von Freuds Schülern vertiefte die Unterschiede, die sich in der Betrachtung der Psychoanalyse zwischen deren Schöpfer und ihnen auftaten. Die Übertragung untersuchten sie nämlich weniger unter dem Gesichtspunkt der inneren Umformungen der Libido als vielmehr anhand ihrer faktischen Folgewirkungen innerhalb der Kur. So ist also mehr von der Übertragung der Libido auf das Objekt die Rede als von Übertragung im Sinne einer Verschiebung der Libido vom Somatischen zum Psychischen, zwischen Narzißmus und Objekt oder zwischen verschiedenen Instanzen. Die pathogenetische Konzeption, die sich aus einer solchen Sichtweise ergibt, neigt dann dazu, den historisch-genetischen Aspekt in den Vordergrund zu rücken – der Versuch Abrahams ging in diese Richtung –, unter Hintanstellung anderer Überlegungen topischer oder struktureller Art, also von Perspektiven, die Freud nie aus dem Blick verliert. Abraham hatte er bereits darauf hingewiesen, als er mit ihm die Genese der Melancholie erörterte. Die Abrahamsche Art von Theoriebildung findet sich in geradezu karikaturaler Form bei Rank, einem seiner Rivalen, der alles auf den Nullpunkt zurückführt: auf die Geburt. Freud schwankt einen Moment lang und ist versucht, sich Ranks Auffassung zum Angstproblem anzuschließen. Dieses Konzept war innerhalb der Psychoanalyse der erste Versuch, die Theorie der Libidoentwicklung zur Grundlage einer allgemeinen Modellvorstellung zu machen, die alle anderen Überlegungen zur Bedeutung des zeitlichen Ablaufs ausschaltete, die Freud in so dialektischer Weise aufgestellt hatte, etwa das der Nachträglichkeit.

Mit Ferenczi bekam die ganze Frage aber eine viel ernstere Wendung. Unzweifelhaft war Ferenczi innerhalb der Gruppe, die Freud umgab, der bemerkenswerteste und am höchsten geschätzte Kliniker und zugleich auch der, der sich am meisten zum Therapeuten berufen fühlte. Als Ferenczi die Tragweite der Bedeutung des Wiederholungszwangs erfaßte, spürte er den *klinischen* Stellenwert dieses Konzepts sicher sofort. Das war sie also – die Ursache des Steckenbleibens so mancher Analyse. Von nun an gab es für ihn nur noch eine Frage: Wie sich vom Wiederholungszwang befreien? Und genau an diesem Punkt begann er die Suche nach persönlichen Variationen der Technik, wobei er – wie Raymond Cahn es nannte – den Rahmen der Analyse in Frage stellte und ihm den Prozeß machte. Zunächst wurde er des »Aktivismus« bezichtigt, dann, nach Annahme der Relaxationstechnik, eines verführerischen Laxismus verdächtigt. Ferenczi kämpfte weniger mit Gedanken als mit Analysanden, die in ihrem Leiden erstarrt waren. Seine Art, den Wiederholungszwang aufzufassen, führte ihn dahin, die Übertragung als »reine« Wiederholung zu interpretieren, d. h. als Wiederholung der Kindheitstraumata, wobei seine Traumata sich sehr von denen unterschieden, die Freud entdeckt hatte, denn Ferenczi sah nicht mehr Verführung, sondern (psychische) Vergewaltigung, sah Verführung durch übertriebene elterliche Erwartungen in der Folge der Sprachverwirrung, Vorenthaltung von Liebe aus Unkenntnis der Bedürfnisse des Kindes und schließlich psychische Lähmung aufgrund von Versteinerung aus Hoffnungslosigkeit. Kurz, hier geht es nicht mehr um das Schicksal der Libido, sondern ganz einfach um das Ersticken des Seelenlebens.

Der Konflikt mit Freud wurde unumgänglich. Wenn dieser mit der Beschreibung des Wiederholungszwangs dem Seelenleben das unauslöschliche Siegel des gegen jede Vernunft aufbegehrenden Triebes aufdrücken wollte, dann sicher nicht deshalb, um bei dieser Feststellung stehen zu bleiben; er wollte vielmehr zeigen, wie der unablässige Druck des Dämonischen die gesamte seelische Aktivität dazu zwingt, sich mit allen möglichen rationalisierenden Vorgehensweisen gegen diese Tyrannei zu strukturieren (daher auch der unbewußte Charakter der Ich-Abwehren). Für Freud stand nämlich außer Zweifel, daß der psychische Apparat selbst dem schlimmsten Unglück, dem er ausgesetzt wäre, nicht ohne Ressourcen gegenüberstünde. Die Psyche würde auch dann noch Mittel und Wege finden, das Trauma – gleich welcher Art – umzuformen und zu integrieren, indem etwa selbst schmerzhafteste Ereignisse erotisiert würden. Gegen Ende seines Lebens kam er darüber hinaus zu der Gewißheit, es sei unmöglich, unter den frühesten Ereignissen des Seelenlebens, die die gesamte weitere Entwicklung prägten, Trauma und Abwehrreaktionen gegen das Trauma voneinander zu unterschieden, da sich letztere zum größten Teil mit kindlichen Omnipotenzvorstellungen verbänden. Den Wiederholungszwang nun als Wiederholung der traumatischen Situation zu betrachten und *das Objekt hierfür verantwortlich zu machen*, bedeutete demnach ein weiteres Mal eine Unterschätzung des Umformungs- (oder »Übertragungs-«)Vermögens der Psyche, durch das das Unbewußte ja erst entsteht. Man war also in die Falle der vermeintlichen Prädominanz des Erlebten gegangen und in Gefahr, die Psychoanalyse in ein Mittel für Handlungsreisende[2] zu verwandeln. Während sich Ferenczi zum Apostel des »Mitfühlens« machte, erklärte Freud – darob einigermaßen in Verlegenheit gebracht – schließlich offen sein Zerwürfnis mit ihm. Freud trug zweifellos schwer an dieser Entscheidung, verkannte er doch das klinische Talent seines Schülers in keiner Weise. Letzterer versteht offenbar die Gründe des Freudschen Zögerns nicht, bestätigt er doch in jeder Zeile des Briefwechsels dieser Zeit seine Untertänigkeit Freud gegenüber sowie dessen Überlegenheit in allen Punkten; außerdem hatte er sich auch noch in jeder Hinsicht abgesichert, indem er Freud den Text vor der Veröffentlichung vorlegte – einer Veröffentlichung, die er ja auch nur dank Freuds Zustimmung erwirkt hatte. Freuds Reaktion auf die Lektüre des gedruckten Textes ist deutlich reservierter als seine ursprüngliche Aufnahme des Manuskripts. Was ist da in der Zwischenzeit in ihm wieder aufgelebt? Eine alte Obsession, die Hypnose zweifellos. Weniger, weil sie ihre Wirkung nur dem Aufbau einer Machtbeziehung zwischen Hypnotiseur und Hypnotisiertem verdankte, sondern weil die einzige Entdeckung aus dieser Art Beziehung nur die Macht der Übertragung sein kann. Ginge er auf das von Ferenczi vorgeschlagene Spiel ein, so Freuds Befürchtung, verschöbe sich der Akzent des analytischen Werkzeugs in Richtung auf Erlebtes, auf die emotionale Erfahrung, und setzte damit den Analytiker und die Psychoanalyse insgesamt der Kritik aus, ganz subjektivistisch vorzugehen. Dies liefe darauf hinaus, sein Einverständnis dazu zu geben, die Psychoanalyse als wissenschaftliche Methode aufzugeben, um sie als therapeutisches Verfahren retten zu können. Ganz zu schweigen davon, daß der Verdacht, man kehre damit lediglich zur hypnotischen Suggestion zurück, ja naheliegt.

[2] Formulierung aus einem Brief von Freud an Ferenczi vom 4. 2. 1924

Man kann das Zerwürfnis zwischen Freud und seinem begabtesten und zweifelsohne gefühlsmäßig auch geschätztesten Schüler sicher auch mit Temperamentsunterschieden erklären. Das wirkliche Thema der Debatte ist aber die Metapsychologie.

Sechzig Jahre nach diesen Ereignissen läßt sich die Fragestellung folgendermaßen formulieren:

1. Die Wiederholungsphänomene, die wir in den Analysen von Patienten antreffen, die durch schwere Kindheitstraumata gezeichnet sind, zeigen, daß das – oder besser: die – Elternobjekt(e) eine aktive Rolle gespielt und dabei einen Konflikt angelegt haben, der sich sehr von denen unterscheidet, mit denen wir es bei gewöhnlichen Neurosen zu tun haben. Bei letzteren kommen die Triebe in Phantasien zum Ausdruck, die durch unbewußte Wünsche erzeugt werden, in denen die Struktur des Objekts fast keine Rolle spielt. In den anderen Fällen umfassen die angesprochenen Wiederholungsphänomene darüber hinaus den Bereich des Objekts selbst und infolgedessen auch Abwehrmechanismen, die nicht nur gegen die Triebe, sondern gegen das Objekt selbst mobilisiert werden. Müssen diese Phänomene, da die Verarbeitungsmöglichkeiten des psychischen Apparats hier außer Kraft gesetzt sind, als reine Wiederholung verstanden werden – und insofern als chronifizierte Äquivalente des Bildes der traumatischen Neurose, die eine andere Behandlungsstrategie erfordern?

Oder könnte man nicht auch denken, daß das Unbewußte des Analysanden seine Fähigkeit zu Umformung und Übertragung nicht verloren und dessen schöpferischer Beitrag zum psychischen Geschehen also die Oberhand behalten hat – wie schwer und gewichtig die Traumata auch immer sein mögen? Ohne allerdings das Vorliegen einer psychischen Entfremdung zu verneinen, die auf die Internalisierung eines die psychische Entwicklung schädigenden Objekts zurückzuführen ist? Der Akzent verbliebe dann, wenn auch nicht in gleicher Weise wie bei der Neurose, auf der Deutung subjektiver Mechanismen und der Transformationsfähigkeit der Psyche.

2. Müssen – um es in Hinsicht auf die analytische Technik zu formulieren – analytisches Verstehen und Deuten dem *Erlebten* Vorrang einräumen oder doch den klassischen Deutungsregeln treu bleiben und davon ausgehen, daß das Erlebte dem Bereich des Bewußtseins zugehört und Verbindungen mit den unbewußten Vorstellungs- und Affektnetzen eingeht, denen gegenüber sich der Analytiker aber nicht von der Position wohlwollender Neutralität entfernt, die Grundlage jeder Kur ist – auch wenn er die genannten Zusammenhänge in Begriffe der Objektbeziehungstheorie übersetzt? Oder, anders ausgedrückt, soll man die Analyse für eine an der äußeren Erscheinung orientierten Empathie aufgeben?

Man sieht, wie sich in dieser sechzig Jahre alten Kontroverse bereits die Entwicklung der modernen Psychoanalyse abzeichnet: Auf der einen Seite kündigen sich Balint und Winnicott an, auf der anderen Melanie Klein und Lacan. Was Hartmann anbetrifft, endete der Kampf, bevor er beginnen konnte, mangels Mitstreitern oder Gegnern: Die amerikanische Psychoanalyse erklärte derartige Fälle für unbehandelbar, hielt sie also von der Couch fern – eine Zeitlang zumindest, bis zum Auftauchen von Searles und Kernberg. Es geht dabei um die Versuchung, den in der Analyse auftretenden Phänomenen aufzusitzen, wenn die Schwere der Pathologie, das Gewicht der Vergangenheit und das Ausmaß der auf die Elternimagines zurückgehenden Verzerrungen dem Analytiker den Eindruck vermitteln, das kreative Unbewußte sei sozusagen neutralisiert, so daß der Analytiker hinter die vermeintlichen Behandlungsnotwendigkeiten in gewisser Weise zurücktreten und auf die Anwendung seiner Methode verzichten müsse. Für Balint trifft dies wohl stärker zu als für Winnicott. Am entgegengesetzten Ende der Skala will Melanie Klein die Rolle des äußeren Objekts vollkommen ignorieren und nur der Arbeit an den inneren Objekten Bedeutung zumessen. Nach ihrem Tod haben ihre Schüler diese Übertreibungen vorsichtig modifiziert. Der radikalste von ihnen ist aber Lacan, für den tendenziell alles Hysterie ist (mit einer leichten Tendenz, diesen

Begriff in seiner vor-psychoanalytischen Bedeutung zu verwenden); er ignoriert das Leiden des Patienten in großartigster Weise, stützt sich gleichzeitig aber vollkommen auf die Ausbeutung von dessen Masochismus innerhalb der Übertragung. Bis einer von beiden aufgibt. Psychose gibt es nicht: Sie ist verworfen.

Das Anliegen dieser Betrachtung besteht darin, zu einer theoretischen und klinischen Fragestellung hinzuführen. Die Freudsche Psychoanalyse fußt auf der Modellvorstellung der Neurose als Negativ der Perversion. Freud hat zwar nicht verschwiegen, daß es nichtneurotische Strukturen gibt; seine Beiträge zur Psychose und zur Melancholie sind keineswegs zu vernachlässigen. Man muß aber eingestehen, daß diese Ausarbeitungen immer von jenem Zentrum ausgehen, in dem für ihn die Neurose steht. Kann man heute, ohne die Gültigkeit des Neurosenmodells in Frage stellen zu wollen, nicht doch auch denken, daß dessen Position als Modell, auf das alles zu beziehen wäre, nicht mehr so selbstverständlich ist?

Wir haben den Bereich der Strukturen betreten, mit denen sich Ferenczi auseinandersetzte und die einen immer größer werdenden Anteil des Feldes der psychoanalytischen Klinik einnehmen, und sind dadurch zu einer Umorientierung unserer klinischen und theoretischen Referenzen gezwungen worden. Man ordnet diese Strukturen in die schlecht definierte Kategorie der Grenzfälle ein. Früher wurden mit dieser Benennung jene Grenzzustände am Übergang zur Psychose belegt, wobei der Gedanke eines Gefährdetseins zum Abgleiten in die Psychose mitschwang. Heute ist vorherrschende Auffassung, daß es sich hierbei um stabile Strukturen handelt und die psychotische Dekompensation eher selten ist. Man schwankt, ob die Kategorie der Grenzfälle die narzißtischen Strukturen, atypischen Depressionen, psychopathischen und psychosomatischen Strukturen sowie die ungenau charakterisierten Zustände der sogenannten Persönlichkeitsstörungen und andere mehr mit umfaßt oder ob sie sich differentialdiagnostisch gegen letztere abheben soll.

Mehr und mehr hat die ursprüngliche Bezeichnung aber ihre Bedeutung verändert. Die Grenzfälle scheinen eine Position auf einer Kreuzung einzunehmen, auf einer Art Drehscheibe, von der aus sich sowohl Neurose wie Psychose, aber auch Perversion und Depression besser verstehen lassen: Die den Grenzfällen eigene strukturelle Unbestimmtheit stellt eine weichere Matrix bereit, von der her sich die Bezüge zwischen den Grenzfällen und den strukturierteren klinischen Formationen besser erfassen lassen.

Daraus ergeben sich zwei Fragestellungen. Zunächst eine theoretische: Die Grenzfälle stellen die Tragweite der Metapsychologie in Frage, die auf dem Neurosenmodell fußt. Man sollte aber, bevor man Freud für überholt erklärt, wissen, ob eine Neuinterpretation des zweiten Teils seines Werkes – also ab der Wende von 1920 – uns nicht vielleicht äußerst wertvolle Aufschlüsse liefern kann, eine Theorie der psychischen Abläufe bei diesen Strukturen entwickeln zu können und eben diese Theorie dann zum Referenzmodell zu machen. Solcherart weiteres Nachdenken über Freud würde ja nicht bedeuten, daß die Beiträge der postfreudianischen Autoren deshalb hinfällig würden – im Gegenteil: Deren Gedanken könnten hierdurch noch bereichert werden. Daraus folgt dann die klinische und technische Fragestellung: Die Herausarbeitung einer Modellvorstellung anhand der Grenzfälle könnte zur Grundlegung einer Theorie der Technik werden und sogar zu einer Neubewertung der psychoanalytischen Kur überhaupt führen. Durchführung von Analyse, die sich der mit den Grenzfällen gesammelten Erfahrungen bediente, könnte dank dieser Untersuchung aus den Sackgassen herausfinden, von denen die analytische Literatur voll ist. Die Suche nach neuen Wegen führt zu oft entweder dazu, daß diese Fälle von der analytischen Erfahrung ausgeschlossen werden, indem man ihnen eine immer weiter von der klassischen Psychoanalyse entfernte Anwendung von Psychotherapie angedeihen läßt, oder aber zu Variationen der Technik, die mehr oder weniger unverhohlen dazu auffordern, auf den Nerv der Übertragungsanalyse zu verzichten: die Deutung.

An deren Stelle werden dann Gegenübertragungshaltungen gesetzt, die nur allzu oft eine Aufgabe des analytischen Handelns beinhalten. Alle Fragen zum Rahmen der Analyse in den letzten dreißig Jahren sind anhand der Grenzfälle aufgekommen. Sie ergaben sich aus diesem scheinbar lokalen Problem, aber es wurde schnell offensichtlich, daß sie die Frage nach der Analyse überhaupt enthielten – ein Beleg für die Kraft der Erneuerung, die diese Fälle in sich tragen, die sogenannten *schwierigen*. Aber welcher Fall wäre dies schließlich nicht?

II. Passionen und Passionsschicksale

Zu den Beziehungen zwischen Verrücktheit und Psychose

Für J.-F.

> Alles auf dem Gebiet dieser ersten Mutterbindung erschien mir so schwer analytisch zu erfassen, so altersgrau, schattenhaft, kaum wiederbelebbar, als ob es einer besonders unerbittlichen Verdrängung erlegen wäre. Vielleicht kam dieser Eindruck aber davon, daß die Frauen in der Analyse bei mir an der nämlichen Vaterbindung festhalten konnten, zu der sie sich aus der in Rede stehenden Vorzeit geflüchtet hatten.
> Die kindliche Liebe ist maßlos, verlangt Ausschließlichkeit, gibt sich nicht mit Anteilen zufrieden.
>
> S. Freud
> »Über die weibliche Sexualität« (1931, GW XIV, S. 519 + 524)

Verrücktheit und Leidenschaft

Bis vor noch nicht allzu langer Zeit, bevor man dann in der Avantgarde damit kokettierte, sich als verrückt *zu bezeichnen*, war die Verrücktheit aus dem allgemeinen Sprachgebrauch verbannt. Der Umgangssprache nach war man nicht verrückt, sondern »nervös«. Die Nervenkrankheiten, wie sie schamvoll genannt wurden, umfaßten die diversesten Zustände – vom Leiden an der Welt bis zur Geisteskrankheit. Auch im professionellen Jargon hatte die Verrücktheit keinen Platz mehr. Niemand war verrückt: Die psychiatrische Wissenschaft sortierte, gab den Ton vor und klassifizierte. Sicher und nachdrücklich zog sie Grenzen zwischen Normalität, Neurose, Perversion und Psychose. Freud entging der Tendenz zur Taxonomie nicht und trug sogar zu deren Bereicherung bei.[1] Die Verrücktheit

[1] Es sei daran erinnert, daß wir ihm eine ganze Reihe nosographischer Etikettierungen verdanken, und zwar sowohl solche zur Klassenbildung – *Aktual*-Neurosen, *Übertragungs-Psycho*neurosen, *narzißtische* Neurosen – wie solche zur Differenzierung innerhalb der Klassen – Angstneurose, Angsthysterie, Zwangsneurose –; die gesamte diesbezügliche Termi-

verschwand also aus der Nosographie: als verwiese sie auf eine Schande – als Zeugin einer Zeit, in der die Psychiatrie noch in den Kinderschuhen gesteckt hatte. Entstammt *Verrücktheit* nicht dem gleichen unwissenschaftlichen Vokabular wie *Besessenheit*? Liegt darin nicht eine Sakralisierung des Symptoms und der von ihm Betroffenen und damit auch ein Verbot klaren Hinsehens – des exorzistischen Blicks – auf etwas, das allenfalls für den Zoologen oder Botaniker von Interesse sein könnte? Über lange Zeit in der Geschichte der Psychiatrie verwendeten deren beste Köpfe etliche Mühe darauf, die Psychiatrie dem Ideal nicht etwa der ja noch sehr empirisch orientierten medizinischen Wissenschaft, sondern dem der exakten Naturwisssenschaften anzupassen. Die Psychiatrie brauchte Naturforscher, die die Geisteskranken in das Gehege der Verwirrungen zu geleiten hatten, die die Natur den Opfern ihrer Launen auferlegte. Selbst Freud konnte sich in seinen Anfängen dieser Versuchung nicht entziehen.

Der wissenschaftliche Geist, dessen Geburtsdatum in etwa ins 18. Jahrhundert gelegt werden kann, ergreift auch die Psychiatrie. Zunächst behält sie den alten Begriff der Verrücktheit bei, zerlegt aber immer mehr dessen Inhalt. Die Begeisterung an der Nosographie ist bekanntlich bereits älteren Datums, aber der Status der Verrücktheit hat sich, wie Michel Foucault aufgezeigt hat, verändert. Im Mittelalter und in der Renaissance, also noch vor dem Zeitalter der Klassik, schmückt sich die Verrücktheit mit der Aura des Mysteriums und behält bis zu dieser Zeit einen religiösen Sinn. Nicht nur, weil ihr Wesen zutiefst verborgen bleibt, sondern auch, weil etwas Göttliches oder Dämonisches durch sie hindurchscheint. Mit der Leidenschaft hängt sie eng zusammen. Zuweilen im engeren Sinne: Man denke an den Gallier Parzival, der ganz von der Suche nach dem Gral

---

nologie stammt von ihm. In einer unveröffentlichten Arbeit, vorgetragen 1962 vor der Société Psychanalytique de Paris, habe ich aufgezeigt, daβ sich in Freuds Werk eine kohärente psychoanalytische Nosographie auffinden läβt, d. h. eine Nosographie, die von den metapsychologischen Unterschieden ausgeht.

erfüllt ist, oder auch an Tristan, dessen Liebe für Isolde die Verpflichtungen gegenüber seinem Herrn im Weg stehen – nicht nur die gegenüber König Marke, sondern auch solche gegenüber Christus selbst. Liebesleidenschaft, Liebesleid. Liebesleidenschaft beweist sich nämlich darin, Leiden auf sich nehmen und durchzustehen zu können: von Gott geschickte Prüfungen – so wie Christus, Gott und Gottes Sohn, selbst an Leib und Seele zu leiden hatte. Hier zeichnet sich bereits die Vorstellung ab, es könne glückliche Leidenschaft nur in der Annahme des Leidensweges oder in dessen Nachvollzug geben. Die weiblichen Heiligen später verstanden sich darauf wohl noch besser als die männlichen. Und Lacan hat dann schließlich keine Mühe mehr, aus den Zügen von Berninis *Heiliger Theresa in Ekstase* Anzeichen und Symptome sexueller Lust herauszulesen.[2] Sie leidet, also ist sie geliebt, denn Christus läßt sie durchleben, was er selbst erlebt hat – ein Privileg, das er nur den Auserwählten seines Herzens zuteil werden läßt. Den Psychiatern des 19. und 20. Jahrhunderts haben die Mystiker noch erheblich zu schaffen gemacht. Man hatte, ganz wie die Kirchenmänner, die Spreu vom Weizen zu trennen, d. h. man mußte Erscheinungsformen des Göttlichen von solchen des Bösen – sprich: von Krankheit – unterscheiden. Viele dieser Psychiater – nicht alle – sahen das Problem zweifellos aber eher in der Unterscheidung von Hysterie und psychotischem Delir, genauer gesagt: von Hysterie und Erotomanie.

In den Abenteuern der Renaissance-Helden begegnen wir wiederum der Liebe: *Don Quichotte* – auch eine Wandlungsform der Erotomanie –, dessen Lektüre Freud seiner Verlobten nachdrücklich empfiehlt. Daraus ließe sich wohl einiges über die leidenschaftliche Liebe ableiten, die er ihr entgegenbrachte. Als wollte er ihr zwischen den Zeilen der umfangreichen, an sie gerichteten Korrespondenz zu verstehen geben: »Meine Dulcinea, ich liebe Dich, aber ich weiß, daß meine Liebe pure Verrücktheit ist«.

[2] Séminaire XX, *Encore*, Le Seuil 1975

Shakespeares stetige Bezugnahme auf die Verrücktheit anzuführen, ist ein Klischee, ebenso ein neuerlicher Hinweis auf seinen Hang zur Leidenschaft. Daran zu erinnern, ist aber doch notwendig. Polonius ist nicht so verrückt (in einem anderen Sinne), gleich alles auf einmal zu sagen: Prinz Hamlet sei verrückt, und der Grund hierfür liege in dessen Liebe zu Ophelia. Er irrt sich dabei nur wenig – Verdrängung verpflichtet: Gertrude hätte er nennen sollen.

Othellos verrückte Eifersucht ist ganz offensichtlich leidenschaftlichen Ursprungs. Aber auch er irrt sich in der Person.[3] Neben den erotischen Leidenschaften haben auch die narzißtischen nicht minder krankmachende Folgen: Richard III., Julius Cäsar und Macbeth sterben an ihrem unstillbaren Ehrgeiz.

All diese Fälle sind jedoch mit Vorsicht zu betrachten: Welche Diagnosen hier im einzelnen angebracht wären, kann man diskutieren. Lears Verrücktheit steht außer Zweifel. Wenn in den vorgenannten Fällen die Leidenschaft ebenso gewiß wie die Verrücktheit bezweifelbar war, ist bei Lear das Gegenteil der Fall: Verrücktheit ist sicher gegeben, die Leidenschaft dagegen muß man erst suchen. Ist Lear Opfer einer Leidenschaft? Freud gestand zu, daß er in »Das Motiv der Kästchenwahl« (GW X) nur eine der Perspektiven abgehandelt habe, unter der die Psychoanalyse sich zu dieser Fragestellung äußern könne. Lear zeigte mehr Interesse am Tod als an der Liebe. Ist nicht die Enttäuschung, die ihm Cordelia – sein inzestuöses Liebesobjekt – bereitete, die mittelbare, weit zurückliegende Ursache, die ihn in die Verrücktheit stürzte (während die Undankbarkeit der beiden anderen, »verdorbeneren« Töchter[4] nur die Funktion des unmittelbareren, direkteren Auslösers hat)?

Die enge Verbindung zwischen Verrücktheit und Leidenschaft ist in der Literatur gut belegt. Das Ideal der Renaissance erkennt die innere Verbindung zwischen ihnen an und huldigt ihnen in einer

[3] Siehe hierzu A. Green: *Oeil de trop*. Editions de Minuit, 1969. Wir beleuchten darin Othellos unbewußte homosexuelle Liebe zu Cassio.

[4] Siehe hierzu A. Green: »Lear ou les voi(es)x de la Nature«. *Critique*, 1971, n° 284

Mischung aus Faszination, Respekt und Schauder. Dieses Anerkennen der finsteren Mächte im Menschen ermöglichte ein Anknüpfen an die Themen der antiken Tragödie, die Entsetzen und Mitleid auslösen. Verrücktheit und Leidenschaft – zwei Flüsse, die sich zu einem verbinden und die gleiche Quelle haben: Hybris.

Der Triumph der Vernunft hatte die Verdrängung nicht nur der Unvernunft, sondern auch die der Leidenschaft zur Folge (ich greife hier die Argumentation von Michel Foucault in seiner *Histoire de la folie* auf). Im Theater bleibt die Leidenschaft in gewissen Grenzen noch zugelassen – man denke an die Debatten über die Bezüge Phädras zur Gnade[5]–, aber der Erzrationalismus wirft sie aus der Philosophie regelrecht heraus.

Descartes hatte es mit seiner *Traité des passions* nicht leicht; es ist sein schwächstes Werk. Spinoza wußte dem Wesen des Verlangens besser gerecht zu werden und sticht Descartes darin deutlich aus. Pascal findet zur Rechtfertigung seiner religiösen Leidenschaft keinen anderen Weg als den einer Wette, die zudem auf eine logische Beweisführung angewiesen ist. Auf der einen Seite die Angst vor der Leere, auf der anderen die Mathematik. Und was zwischen beiden?

Als das 18. Jahrhundert endlich auf den Plan tritt, hat der Naturbegriff bereits begonnen, Gott und die religiöse Leidenschaft zu unterhöhlen. Und auch die Entstehung der Psychiatrie verdankt sich vielleicht dieser tiefgreifenden Veränderung. Nicht daß sie nicht – oft ohne es zu wissen – zutiefst religiös geblieben wäre, wie etwa in Morels Degenerationstheorie. Aber die Optik ändert sich. Der Blick

[5] In Tragödie wie Komödie, denn Molière ist nicht weniger als Racine Maler der Leidenschaften: die des Bürgers allerdings, denen man auch im Alltagsleben leicht begegnet. Alcestes Paranoia ist seit Lacan ein allgemein anerkannter Tatbestand – aber es gibt nicht nur sie. Arnolfs Eifersucht, die sexuelle Sammelleidenschaft Don Juans, Orontes Bigotterie, Monsieur Jourdains Streben nach sozialer Anerkennung, Harpagons Geiz und Argans Hypochondrie sind ebensolche Leidenschaften wie die, die das Universum der Tragödie bevölkern. Sie sind auch nicht minder tragisch. Sie belegen, daß Leidenschaft nicht nur legendären Figuren vorbehalten ist.

versteht sich als objektiv, d. h. als frei von Leidenschaft. Zwischen den physischen und den moralischen Ursachen der Verrücktheit will er die rechte Aufteilung finden. Und unter den letzteren spielen die Leidenschaften eine führende Rolle.

Ganz im Sinne des Cartesianischen Denkens konzentrieren sich die Veröffentlichungen um den Grundgedanken, die Leidenschaften seien (nosographisch, aber sicher auch anatomisch) dort zu lokalisieren, wo Seele und Körper ineinander übergehen, miteinander verflochten sind. Daran ist nichts weiter verwunderlich. Daß die Seele *betroffen* ist, liegt auf der Hand: Eine gewisse Störung der Geistestätigkeit kann auch mit den Mitteln des gesunden Menschenverstands festgestellt werden. Aber der Körper ist hier ganz offensichtlich erschüttert: Man braucht nur die Anzeichen krankhafter Übersteigerung der Stimmungslage ins Auge zu fassen oder aber ihr Gegenteil, die äußerste Niedergeschlagenheit. Man beachte, daß die heutige psychiatrische Wissenschaft zur Lokalisierung der Leidenschaften nichts wesentlich anderes sagt, sich von Descartes also kaum entfernt hat. Die Physiologie des 20. Jahrhunderts ersetzte die Epiphyse dann durch den Hypothalamus, der in enger Verbindung mit der Hypophyse gesehen wird, dem »Dirigenten des endokrinen Konzerts« – so jedenfalls die Formulierung, die zur Zeit meines Medizinstudiums noch in Ehren stand.[6] Unterstellt wird hier, daß zwischen dem nervösen System des Beziehungslebens und dem inneren Bereich, der unter dem Einfluß von Stimmungs- und Hormonschwankungen steht, eine Brücke existiert, die eine Verbindung zwischen Seele und Körper herstellt.

Dieses organische Substrat der Leidenschaft hat in der Psychiatrie niemand anderes leidenschaftlicher gesucht als de Clérambault, der im großen Kräutergarten der psychiatrischen Nosographie die Klasse der »Leidenschaftspsychosen« (*Psychoses passionnelles*) ausgemacht

[6] Wenn auch natürlich in ein komplexeres Ensemble eingebunden (limbisches System etc.).

hat, namentlich Erotomanie, Eifersuchtswahn und Anspruchswahn (*Délire de Revendication*). Die [im Französischen in diesem Zusammenhang durchaus ungewöhnlichen – Anm. d. Üb.] Großbuchstaben stammen von ihrem Urheber. De Clérambaults Theorie ist aber ebenso organizistisch wie intellektualistisch. Die Leidenschaft, d. h. das affektive Phänomen, spielt darin letztlich nur eine untergeordnete Rolle. Jacques Borel, ein Schüler de Clérambaults, rückte dann zusammen mit anderen – allerdings erst einige Zeit nach dem Tod des Meisters – die »basale« Rolle der Stimmungsstörungen in den Vordergrund, die aber in ganz hypothetischer Verbindung mit Störungen im Bereich von Hypothalamus und Hypophyse gesehen werden.

Heutzutage ist in der Psychiatrie von Leidenschaft kaum die Rede, und in der Psychoanalyse (beinahe) überhaupt nicht.[7] Hinsichtlich der Leidenschaftspsychosen braucht dies nicht weiter zu verwundern. Das Werk de Clérambaults, das zeitgleich mit dem Freuds entstand, hat keinen Eingang in das psychoanalytische Denken gefunden – außer in das von Lacan; die Gründe hierfür zu analysieren, würde an dieser Stelle zu weit führen. Beide stützten sich jedenfalls auf eine quasi-mathematische Kombinatorik. Bei de Clérambault ging es um eine Neuronen-Kombinatorik, bei Lacan um eine Kombinatorik von Signifikanten, aber daraus ergaben sich weniger Unterschiede als zwischen de Clérambault und Freud. Und wenn das psychoanalytische Denken glaubte, den Leidenschaftspsychosen keine besondere Aufmerksamkeit widmen zu müssen, so wohl deshalb, weil es implizit davon ausgeht, daß jedes Delir – also nicht nur die von de Clérambault kanonisierten Formen – Folge einer verdrängten Leidenschaft ist. Mit einer solchen Sichtweise würde man sich die Sache aber wohl doch etwas zu leicht machen, denn es ist sicher so, daß Freud gegenüber der Verrücktheit in zweierlei Hinsicht ein Skotom hatte.

[7] Daniel Lagache mit seiner klassischen Arbeit über die Liebeseifersucht ist hier die Ausnahme.

Einerseits entsteht sein Werk aus der (in erster Linie hysterischen) Neurose und ist von diesem Bezugspunkt her konstruiert; die Psychose (die Verrücktheit nach traditionellem Verständnis) wurde nur von diesem Bezugspunkt her betrachtet, die ganze Problematik wenig vertieft. Nicht ohne Grund natürlich, denn Freud betrachtete die narzißtischen Neurosen (also die Psychosen der klassischen Psychiatrie) als unanalysierbar. Kein Wunder also, daß man über sie nichts wirklich Genaues sagen konnte. Entweder theoretisiert Freud in einer Weise, die über die Person des Psychotikers hinweggeht, wie im Falle von Schrebers Tagebuch, wo ja Geschriebenes analysiert wird und nicht ein Patient in der Analyse. Freuds Schrift geht nicht nur über die Person des Psychotikers hinweg, sondern übergeht auch die Anstaltsmauern, hinter die Schreber weggeschlossen war. Man könnte auch sagen, daß diese Schrift selbst verrückt war, und zwar insofern, als sie über Schrebers Verrücktheit einfach hinwegging.

Andererseits ist Freud die Neurose in einer Weise angegangen, die sie sowohl von der Leidenschaft wie von der Verrücktheit gereinigt hat, obwohl sie beide nach wie vor in ihr steckten. Daß die psychoanalytische Theorie selbst das Zeichen dieser Verdrängung oder Unterdrückung trug, blieb nicht ohne Folgen – was ich im folgenden näher untersuchen will.

Psychose oder Verrücktheit?

Ein Analytiker kann in der analytischen Situation heute auf einen der beiden folgenden Fälle treffen. Im ersten Fall vermitteln ihm die Organisation der Symptome, der Assoziationsstil, das Wesen der Konflikte, der Typus der Abwehrmechanismen und die Übertragungsentwicklung den Eindruck, sich auf bekanntem Terrain zu bewegen. Was der Analytiker durch seine Lektüre des Freudschen Werkes und die klassische Ausbildung gelernt hat, ermöglicht ihm, sich in der Analyse zurechtzufinden, und er hat das Gefühl, daß die Deutung der Konflikte im Rahmen der Übertragung und die Auflösung letzterer im Lauf der Zeit dazu führen werden, daß die Analyse mit gutem Ergebnis abgeschlossen werden wird. Diese Fälle stellen heute nicht mehr die Mehrheit dar, bestärken den Analytiker aber in dem Gefühl, daß Theorie und Praxis zueinander passen, und vermitteln ihm so den Eindruck einer kohärenten Aktivität. Im zweiten der beiden möglichen Fälle sieht die Sache dagegen ganz anders aus. Der Analytiker gewinnt den Eindruck, daß nichts von dem, was er gelernt hat – insbesondere über Klinik und Psychopathologie der Neurosen –, mehr anwendbar ist. Er findet nur wenige Spuren dessen wieder, was man ihn gelehrt hatte, er verliert im Zickzack-Verlauf der Analyse die Orientierung, er sucht vergebens nach den klassischen Abwehrmechanismen, er trifft auf Widerstände, die er nirgendwo beschrieben gesehen hat – die Analyse spielt sich also auf unbekanntem Boden ab. Versucht er anzuwenden, was auf der Basis der Klinik der Neurosen gelehrt worden war, hat er eher das Gefühl, den Sachverhalten etwas aufzusetzen oder einen Sinn nur zusammenzubekommen, wenn er dem Material eine gewisse Gewalt antut, um es trotz allem deuten zu können. So kommt es in diesen Fällen – die zuweilen fast das Hauptklientel einer Praxis ausmachen – dann häufig dazu, daß auf das Vorliegen eines psychotischen Kerns geschlossen oder von einer latenten psychotischen Struktur gesprochen wird. Ich betrachte dies als falsche Antwort zur Lösung eines wahren Problems.

Die Psychoanalyse zahlt heute vielleicht den Preis für einen Irrtum, der auf Freud zurückgeht. Bei dem Versuch, diesen Irrtum zu korrigieren, verfällt sie meiner Auffassung nach in neuerliche Irrtümer. Der erste Fehler hängt wohl mit den geistigen Strömungen zusammen, die zu Freuds Zeit wirksam waren und ihn anregten, dem Bereich der Neurose den Vorzug zu geben und die gesamte metapsychologische Konstruktion der Psychoanalyse auf ihr aufzubauen. Der zweite Fehler besteht darin, das Feld der Psychose symmetrisch hierzu auszuweiten und diesen Terminus so zu überdehnen, daß schließlich hospitalisierte psychiatrisch Kranke und

Patienten auf unserer Couch in die gleiche Kategorie zusammengeworfen werden.

Gehen wir zu den Quellen der Psychoanalyse zurück, d. h. zu den *Studien über Hysterie*, wirft die Lektüre der dort dargelegten Beobachtungen heute Fragen auf, die wir kaum beantworten können. Verdienen diese hysterischen Patienten, die beunruhigende Symptome aufweisen – darunter Sprachstörungen, Trancezustände, Bewußtseinstrübungen und halluzinatorische Phänomene –, wirklich die Bezeichnung Neurotikerinnen? Man verfällt dann darauf, sie zu Psychotikerinnen zu erklären, was allerdings ebenso zweifelhaft erscheint. Das Problem besteht zweifelsohne in der Annahme, wir könnten nur zwischen diesen zwei Möglichkeiten wählen. Zu sagen, es handle sich bei diesen Patienten um Grenzfälle, verschleiert oft nur, daß nichts wirklich Spezifisches über sie ausgesagt wird.

Um Ordnung in das chaotische, weit verzweigte Universum der Hysterie zu bringen und damit ein Licht anzuzünden, ohne das wir weiterhin im dunkeln tappen würden, hat Freud die Hysterie entsprechend den klinischen Kategorien seiner Zeit »neurotisiert«. Sein Interesse für die Phantasien, die er mehr als Produkte des Unbewußten denn als Folge hypnoider Zustände auffaßte (wie es Breuer tat), führte ihn zu einer Theorie des Unbewußten als einem vom Bewußtsein getrennten Bereich, einem abgegrenzten psychischen Kern, der einer eigenen Gesetzmäßigkeit folgt. Breuer sagte bereits über Anna O.: »Sie pflegte systematisch das Wachträumen, das sie ihr ‚Privattheater' nannte«.[8] Freud charakterisierte in *Die Traumdeutung* das Unbewußte sehr ähnlich: als eine »andere Szene«. Diese Konzeption sollte sicherlich dazu dienen, besser zu verstehen, was es mit dem System unbewußter Vorstellungen auf sich habe, die den Symptomen zugrunde liegen sollten. Indem Freud sich aber ausschließlich dieser theatralischen Phantasieseite der Hysterie zuwandte, schob er gleichzeitig den leidenschaftlichen Anteil beisei-

[8] S. Freud/J. Breuer: *Studien über Hysterie*, Fischer TB, Frankfurt/M. 1970, S. 20

te: das nämlich, was man *hysterische Verrücktheit* nannte und dessen Spuren die »Krise« trug. In der Tat waren diese Hysterikerinnen über die Neurose nicht viel weiter hinaus als über die Psychose. Sie waren »verrückt«.

In der hysterischen Krise hat man immer eine theatralische Ausdrucksform erkennen wollen, im schlimmsten Fall Zeichen von Simulation, von Komödie. Freud demgegenüber nahm die Angelegenheit ernst und setzte der moralischen Verurteilung, deren Opfer die Hysteriker(innen) waren, ein Ende, verschob aber die angesprochene Theatralik letztlich nur in die innere Welt der psychischen Realität. Die Hypothese von der Existenz eines Unbewußten befreite diese Patientinnen zwar von dem ihnen gegenüber gehegten Verdacht. Indem er aber sagte, die Hysterikerinnen seien Opfer ihres Privattheaters oder der indirekten Einflüsse der »anderen Szene«, verpflanzte er lediglich den Ort des Theaters, schaffte ihn aber nicht aus der Welt. Man braucht nur ein einziges Mal einer hysterischen Krise beizuwohnen, um von der Überflutung aller Ich-Kapazitäten gepackt sein, von jenem Anflug von Verrücktheit, der in der Erregung zum Ausdruck kommt, die vom Subjekt Besitz ergreift und sich ungehemmten Ausdruck verschafft. Die Energie, die hier mobilisiert wird, das Gefühl, daß das Subjekt in diesem Moment im wahrsten Sinne des Wortes »außer sich« ist und eine Violenz in sich trägt, dessen Existenz niemand erahnt hätte – es selbst eingeschlossen –, läßt die alte Vorstellung der Besessenheit wieder aufkommen.

Heutzutage ist die Hysterie diskreter. Sie ist nicht verschwunden, sondern versteckt sich.[9] Der hysterische Charakter und die phobischen Zustände aller Art sind dagegen nach wie vor zahlreich in der analytischen Praxis vertreten. Der hysterische Charakter produziert zwar keine Krisen mehr, macht aber nach wie vor Szenen: manchmal in der Praxis des Analytikers, meist aber in der Privatsphäre des Schlafzimmers. In dem, was dabei zum Ausdruck kommt, findet man

[9] Oder findet in den Neurologischen Abteilungen oder Kliniken Unterschlupf.

die gleiche plötzliche Persönlichkeitsveränderung wieder, das fiebernde Auf und Ab, die plötzliche Versteifung, den Strom von Worten, der mit Ansprüchen, (teils mörderischen) Anklagen einherkommt, bald gefolgt von der »Nervenkrise«, dem Zusammenbruch, in dem das Subjekt nicht mehr über sich selbst verfügt. Was bleibt davon in der Sitzung? Eine Erzählung nicht ohne Emotion, die aber die anstößige Seite des Ereignisses unterdrückt: die passagere Verrücktheit.

Auch bei der phobischen Krise ist der Analytiker nicht zugegen. Zumeist hört er auch hier nur dem zu, was im nachhinein berichtet wird. Beim aufmerksamen Verfolgen der Rede des Patienten und seiner Assoziationen verliert er aus dem Auge – oder fehlt ihm dazu die Vorstellungskraft? –, was der Berichtende während seiner phobischen Krise wirklich erlebt hat. Man hindert ihn an einer seiner kontraphobischen Vorkehrungen, oder aber ihm legt ein äußerer Zwang die Verpflichtung auf, sich der angstauslösenden Situation auszusetzen, und schon bricht offene Angst mit allgemeiner Unruhe, Weinkrämpfen und heftigstem Hilfeersuchen auf; daran wird deutlich, wie hartnäckig hinter den umgrenzt erscheinenden Phänomenen der Pol leidenschaftlicher Verrücktheit doch ist, der hier in seinem Negativ[10] zum Ausdruck kommt. Der Agoraphobiker, der beim Ausgehen auf der Straße Begleitung braucht, um sich vor einem sexuellen Verführungs- oder Exhibitionsimpuls oder dem Wunsch, sexuell angegriffen zu werden, zu schützen, ermöglicht uns, hinter seinem Symptom diese Wünsche zu erkennen. Fehlt ihm dieser Schutz, offenbart er durch die Angst hindurch, die einen Mantel über diese Wünsche breiten soll, nicht nur verbotene unbewußte Vorstellungen, sondern etwas, das eher an dämonische Besessenheit denken läßt, dessen Existenz wir aus der Erinnerung verloren haben und an die hysterische Krise nun gemahnt.

[10] Anm. d. Üb.: Im Sinne von Greens Theorie über *le négatif* ist mit »das Negative« das Fehlende, Defiziente, Leere gemeint.

Es ist kein Zufall, daß Freud das Unbewußte auf dem Weg über die Hysterie entdeckt hat, die für immer mit der Problematik des Eros verbunden bleiben wird. Der Zugang zum unermeßlichen Kontinent der Sexualität war damit gefunden. Aber war es deshalb auch notwendig, die Sexualität nur an die Neurose zu koppeln? Zu sagen, letztere sei das Negativ der Perversion, und zu vertreten, die Quelle der Perversion liege in der polymorphen Perversität des Kindes, war zweifellos eine äußerst mutige Entdeckung. Man kann aber dieselbe Aussage wie für die Hysterie auch für die Perversion treffen. Dort, wo Freud in den *Drei Abhandlungen zur Sexualtheorie* von der Perversion spricht, spürt man genau, daß die Kühnheit, an diesen von der herrschenden Moral abgelehnten Bereich in der Absicht heranzugehen, dessen Genese und Abläufe zu verstehen, ihm im Gegenzug auferlegt, einen kühlen, klarsichtigen und objektiven Blick aufzusetzen und seinen Untersuchungsgegenstand mit dem Auge eines Insektenforschers zu betrachten. Vergleichen wir seine Beschreibungen mit dem, was wir in der Analyse eines Perversen erfahren, so finden wir die von Freud beschriebenen Mechanismen wohl wieder, es fehlt aber etwas in der Beschreibung. Vergeblich suchen wir bei Freud jenes Element leidenschaftlicher Verirrung, das mit dem Aufkommen von Trieben zusammenhängt und den Perversen zu Handlungen treibt, die sein gesamtes Leben in Frage stellen können, und zu vollkommen unvernünftigen Verhaltensweisen, in denen er der Herrschaft einer blinden, drängenden Kraft unterliegt. Wir versuchen, diese Handlungen dann mit Schuldgefühl oder Strafbedürfnis in Verbindung zu bringen, aber auch damit ist noch nicht alles erklärt.

Denken wir nur an den Homosexuellen, der in jeder Situation, in der er Angst ausgesetzt ist – gleich, ob Kastrations- oder Zerstörungsangst –, das dringende, unabweisbare Bedürfnis verspürt, diese Angst aus der Welt zu schaffen: sich zu vergewissern, daß der Penis noch vorhanden ist, irgendein beliebiger Penis am Körper eines anderen Menschen; die unbändige, quälende Suche danach muß in die Realisierung eines sofortigen Aktes münden, dies unter Bedingungen, die für den übrigen Teil der Persönlichkeit und die Verwirklichung seines Ichs oft schädlich sind. Auch hier ist man wieder beeindruckt durch den plötzlichen Einbruch von etwas, das einem »Entgleisen der Sinne« oder des Sinns gleichkommt.

In diesem Zusammenhang ist daran zu erinnern, was Freud zur Bewußtwerdung der weiblichen – oder genauer gesagt: mütterlichen – Kastriertheit beim kleinen Jungen sagt. Dieses Ereignis sei einem Sturz vom Thron oder Altar vergleichbar. Dabei geht es sicher um Angst, mehr aber noch um den Verlust eines existenziellen Bezugspunktes.

Umstürze von Thron oder Altar sind oft von Suiziden begleitet. Der Fall des Symbols zeigt, daß das Symbolische existenziell mit dem Subjekt verknüpft ist: Das Symbolische liefert dem Subjekt nicht nur Lebenssinn (*raison de vivre*), sondern auch Leidenschaft zu existieren (*passion d'être*). Anders ausgedrückt: Das Vorhandensein von Sinnbildern ist der Preis, der für das Leben zu entrichten ist. Oder noch anders gesagt: Alle Liebe zum Leben hängt daran, daß die Sinnhaftigkeit der symbolischen Elemente bewahrt wird.

Kastrationsangst und Angst vor Objektverlust stehen zueinander nicht nur in einem Verhältnis von Teil zu einem Ganzen, auch nicht nur in einem Verhältnis von Inhalt zu Behälter. Sie reflektieren sich gegenseitig in Eros, der sie zusammenhält. Aber es zeichnet sich bereits eine Beziehung ab, deren beide Pole die Mutter betreffen. Für den, der nicht von ihr erfaßt ist, hat diese erotische Verrücktheit eine komische, lächerliche Dimension, erscheint als Torheit – so wie die Qualen des Eifersüchtigen mit seiner Überschätzung des Sexualobjekts und seinem kaum merklichen Abgleiten ins Delir, das ja in den allermeisten Fällen glücklicherweise nur vorübergehend ist, es sei denn, die Eifersucht kippt ins Wahnhafte um.

Wenn Freud in seinem Spätwerk der Spaltung beim Fetischismus und in der Psychose eine immer größere Bedeutung beimißt, ist man geneigt, Perversion und Psychose einander immer stärker anzunähern. Diese Annäherung ist wenig gerechtfertigt, wenn man sich auf das Wesen der Perversion im engeren Sinne bezieht. Allerdings bleibt die Rolle jener starken erotischen Leidenschaft näher zu bestimmen, die in Perversion wie Hysterie am Werk ist, wenn auch in unterschiedlicher Weise. Von Perversion und Psychose gibt es eine Verbindung zur Verrücktheit, sie besteht in der Verleugnung des Geschlechtsunterschieds oder der Realität.

Freud hatte zunächst die Rolle der Sexualität bei den Neurosen und der psychischen Strukturierung des Menschen entdeckt. Später stellte er Sexualität und Liebe einander nahezu gegenüber, insbesondere in *Triebe und Triebschicksale*. Anschließend schlug er dann eine umfassende Theorie der Liebe vor, die alle bis dato getrennten Formen einbezog: die Liebesbeziehung zwischen zwei Erwachsenen, Eltern- und Kinderliebe, Freundschaft, Vaterlands- und selbst Menschheitsliebe. Aber erst in der letzten Fassung der Triebtheorie wurden Sexualität und Liebe schließlich in den Eros der Lebenstriebe zusammengefaßt. Dies läuft auf die Aussage hinaus, daß Eros das Leben selbst ist.

Wenn Freud von Verliebtheit[11] spricht, der Liebesleidenschaft, schließt er sich dem allgemeinen Urteil an und sagt wie viele andere auch: »Die Liebe ist eine Narretei, die schnell vergeht«. Man muß diesen Gedanken bis zu Ende führen: Wenn die Lebenstriebe (=Eros) Sexualität *und* Liebe umfassen und letztlich mit dem Leben selbst gleichzusetzen sind und wenn man anerkennt, daß die Liebe notwendigerweise jene verrückte Dimension mit umfaßt, dann tragen alle Wandlungsformen des Eros einen Tupfer an Ver-

[11] Zu allen Fragen, die die Verliebtheit betreffen, verweise ich auf das hervorragende Buch von Christian David. Ihm kommt das große Verdienst zu, Freuds ökonomische Deutung in Frage zu stellen, die die Beziehungen zwischen Liebesobjekt und Selbstliebe nach dem Modell kommunizierender Röhren betrachtet hatte. David hat demgegenüber zu Recht eingewandt, daß die Objektliebe den Narzißmus erhöht, und hat die Beziehungen zwischen Liebe und Trauer ins Licht gerückt. Die von ihm beschriebene Affektperversion liegt auf der gleichen Linie wie seine Arbeiten zur Bisexualität. Die erotische Verrücktheit scheint mir nirgendwo besser illustriert als in seiner glänzenden Analyse von Kleists *Penthesilea*.

rücktheitspotential. Dieses Potential befindet sich im Zentrum der Erscheinungsformen des Eros: in allen Aspekten, die sich von ihm ableiten, bis in die normalste Sexualität und auch deren infantile Wurzeln hinein.

Was hat es nun mit der Verrücktheit auf sich? Anstatt sie einfach nur als eine Abweichung von der Vernunft zu charakterisieren, muß man ganz im Gegenteil das von Leidenschaft geprägte Element hervorheben, das die Beziehung des Subjekts zur Realität modifiziert; das ein Teil- oder ganzes Objekt erwählt, sich mehr oder weniger ausschließlich an es bindet, die Wahrnehmung der Welt um es herum organisiert, es mit einer Aura umgibt, die es einzigartig oder unersetzlich macht, Besitz vom Ich ergreift und es entfremdet, sich eine das Subjekt ganz ausfüllende, überbesetzte innere Vorstellung vom Objekt macht und eine pathetische Logik aufstellt, die den eigenen inneren Zustand rechtfertigen soll. Dies trifft wohl auf alle Formen der Liebe zu, die Freud unter einem einzigen Überbegriff zusammenfaßte.

Zu allen Zeiten waren sich die Menschen darüber im klaren, daß sie verrückt waren. Die Philosophen haben es in verschiedenster Weise formuliert, aber in ihrer Suche nach Weisheit und Wahrheit hat die Philosophie versagt, weil sie die Ursprünge dieser Verrücktheit nicht erkennen konnte. Freud seinerseits hat zunächst in der Sexualität, später in der letzten Fassung der Triebtheorie dann in Eros die grundlegende Bedeutung erkannt, die diese Kräfte bei der Strukturierung der normalen und pathologischen menschlichen Psyche spielen. Heruntergespielt hat er demgegenüber das Ausmaß an Verrücktheit, das dem Wesen dieser Kräfte inhärent ist und das normale, neurotische und perverse Individuum gleichermaßen betrifft.

Und die gleiche Verrücktheit kehrt selbst bei den anti-erotischen Strukturen wieder: den zwanghaften, depressiven und narzißtischen Strukturen. Die zwanghafte Isolierung ist nur deshalb so mächtig, weil es ohne sie zum ungehemmten Ausagieren lustvollen Hasses käme. Der Objektverlust des Depressiven kann ihn in Verhaltensweisen hineinführen, die von denen der Perversion nicht allzu weit entfernt sind, beispielsweise dann, wenn das Verlangen, um jeden Preis ein Objekt-Substitut zu finden, zu dranghafter Toxikomanie und dann per Unfall zur Selbsttötung führt. Der Narzißt, der durch Wünsche anderer seine Selbstgenügsamkeit und sein Autonomiebedürfnis erschüttert und bedroht sieht, kann von – als verrückt erlebten – Mordimpulsen überfallen werden, mit denen er das Gefühl von Einbruch in seinen inneren Raum abwehren will, dem seinem Erleben nach durch eine zerstörende anale Penetration Gewalt angetan wird.

Ein geübtes Ohr kommt selbst gegenüber einer der banalsten Neurosen, selbst angesichts der allergewöhnlichsten neurotischen Symptomatik zu dem Punkt, an dem sich in der Gegenübertragung des Analytikers das Gefühl bemerkbar macht, es mit verrückten seelischen Abläufen zu tun zu haben. Dieser Moment ist nur von kurzer Dauer, aber sehr aufschlußreich. Die Neurose verleitet uns zu falschen Schlüssen, weil das Ich die Realitätsorientierung beibehalten hat, das rationale Denken intakt ist und die Phantasien in einem umgrenzten Bereich gehalten werden. Man kann sich aber auch fragen, ob die klassischen Abwehrmechanismen wirklich nur aus einem Überich-Konflikt heraus eingesetzt werden (an erster Stelle die Verdrängung, dann auch die Hemmungen aller Art, deren Ursachen man kaum versteht, betreffen sie doch lediglich das normale Ausüben einer Funktion wie Sexualität, Ernährung, Arbeit usw.). Reicht die Mißbilligung durch die innere väterliche Autorität zur Erklärung des drastischen Charakters dieser Verbote aus? Muß man nicht eher annehmen, daß es die Gefahr ist, dieses Verrücktheitspotential könne in die Ausübung der oben genannten Funktionen hineinwirken, die dann deren Realisierung so gefährlich und implizit so desorganisierend für das Ich macht?

Spricht man schließlich von der Sublimation, der höchsten Entwicklungsstufe, die Freud für den Trieb vorsieht, so ist auch sie ja weit davon entfernt, zu Weisheit oder innerem Frieden zu führen: Das Leben der Künstler zeigt, daß auch sie in den Fängen eben dieser Verrücktheit sind. Ich denke dabei gar nicht einmal so sehr an ihr Privatleben als vielmehr an die Beziehung zu ihrem Werk. Die Gelehrten, was immer Freud über sie gesagt haben mag, sind auch nicht besser gerüstet: In der Wissenschaftsgeschichte fehlt es nicht an Beispielen dafür, wie der offizielle Wissenskorpus von all den Aberrationen bereinigt werden mußte, die die Wissenschaftler mit ihrer Wissenschaft verbinden. So stehen sublimierte Vollendungen der Triebentwicklung Seite an Seite neben dem Pol blinder Leidenschaft, über den die wissenschaftliche Tugend sich ausschweigt. Was wird aus der olympischen Ruhe der Mathematik im Geiste eines Cantor oder gar eines Newton?

Fünf Psychoanalysen: Neurosen, Psychose, Grenzfall

Was ich hier über die Verbannung der Leidenschaft und damit auch der Verrücktheit aus der Neurose vorgetragen habe, wird in Freuds Werk in verschiedener Hinsicht bestätigt: in seinen Analysen, seiner Technik und auch in seiner Theorie.

Dora

Dora ist die Fortsetzung der *Traumdeutung*. Bekanntlich scheitert Freud und gesteht dies auch ein. Warum? Zweifellos, weil er Doras Homosexualität verkennt; vielleicht aber auch deshalb, weil er sein ganzes Interesse auf die Träume der Patientin konzentrierte – anders ausgedrückt: auf deren unbewußte Vorstellungen – und dabei deren Affekte bagatellisierte? Dora verharrt, wie Freud selbst hervorhebt, *zwei Stunden* bewundernd vor der Sixtinischen Madonna. Freud führt den Vorgang auf einen Traum zurück, was nicht unbedingt zu kritisieren ist. Wenn aber, wie er selbst schrieb, die Affekte in den Träumen unterdrückt sind, wie will er dann in der Traumanalyse den geradezu mystischen Zustand innerer Andacht wiederfinden, in dem sich Dora in der Dresdner Gemäldegalerie befindet, in die sie bevorzugt alleine geht und deshalb ja auch die Begleitung ihres Cousins ablehnt? Damit nicht genug: Als Freud Doras vermeintliche Blinddarmentzündung als Schwangerschaftsphantasie deutet, vergißt er bei dieser Sinnzuschreibung das *Fieber*, das das Symptom begleitet. Der Fall Dora liefert auch die erste psychoanalytische Bearbeitung der Übertragung(en), wenn man bedenkt, daß die *Studien über Hysterie* der Urzeit der Psychoanalyse angehören. Es sei daran erinnert, wie unangenehm berührt Freud zunächst durch das Auftreten dieses unerwünschten Effekts war. »Praktisch überzeugt man sich wenigstens, daß man ihr [der Übertragung] durch keinerlei Mittel ausweichen kann, und daß man diese letzte Schöpfung der Krankheit wie alle früheren zu bekämpfen hat« (S. Freud, GW V, S. 280). Den Analytikern ist die leidvolle Geschichte der Auseinandersetzung mit der Übertragung bestens bekannt: Erst wurde das Phänomen zum Artefakt und zur Störung erklärt (»unser Kreuz«), um letztlich dann zum Motor der Kur zu werden. Sie bemerkten dabei kaum, daß sich Freuds ursprüngliche Position direkt aus seinen theoretischen Optionen ergibt. Indem er sich anstelle der Affekte den unbewußten Vorstellungen zuwandte und auch die Kur in erster Linie auf die Analyse der Vorstellungen hin ausrichtete (der Träume etwa), mußte Freud die Übertragung aus der Analyse heraushalten, denn mit ihr trat ja wieder die Vorherrschaft des Affekts über die Vorstellungen auf den Plan. Und weil die Übertragung – angefangen bei den *Studien* – zunächst als eine Form von Liebesaufwallung aufgefaßt wurde, machte Freud sie immer wieder nieder: Es handelt sich um eine »Mesalliance«, eine »falsche Bindung« (»Ich bin nicht der, für den Sie mich halten«), hat man doch mit diesem Eindringling auch die Liebes*leidenschaft* wieder im Gebäude der Psychoanalyse. Freud fühlte sich wohler bei der Analyse infantiler Sexualität, die einer verdrängten Vergangenheit und auf ihr beruhenden Phantasien zugerechnet wurde, als gegenüber einer Liebe, die ihm in der analytischen Situation aktuell entgegentrat. Diese

Dora ist wirklich »verrückt«, sie ist zu allem fähig, denn ihre Liebesaufwallungen drängen sie nicht nur dazu zu übertragen, sondern auch auf Umsetzung in Handlung. Ein Racheakt, wie man weiß. Sie war nicht die einzige Hysterikerin, die ihre Ärzte *so* verstanden hatte. Man muß also die Übertragung in den Griff bekommen, was bedeutet, sie abzukühlen. Freud wird selbst angesichts einer »kleinen Hysterie« das Pandämonium der Salpêtrière nicht vergessen haben, in dem die ehrfurchtgebietende Silhouette Charcots von oben auf die hysterische Leidenschaft hinuntersah. Die Gefahr der Übertragung, die Freud allerdings noch nicht bewußt war, liegt natürlich im Scheitern der Gegenübertragung. M. K. bezahlte seine Leidenschaft für Dora mit einem Verkehrsunfall – wahrscheinlich, weil er nur Augen für das junge Mädchen hatte und deshalb die Gefahren verkannte, die von den Fahrzeugen auf der Straße ausgingen. Freud veranlaßte dies zu der Fußnote: »Ein interessanter Beitrag zu dem in meiner ‚Psychopathologie des Alltagslebens' behandelten indirekten Selbstmordversuche« (GW V, S. 285). Da sieht man, wohin Leidenschaft führt! Die Übertragung zu beherrschen ist die beste Vorbeugung gegen die Stürme der Leidenschaft und deren lawinenartige Folgen. Geht man die unbewußte Bedeutung auf dem Weg über die Träume an, schaltet man eine Vermittlungsinstanz ein, die zu einem gewissen Abstand verhilft. Also nicht nur deshalb, weil die Traumdeutung der Königsweg zum Unbewußten ist, sondern auch, weil dieser Weg den besten Schutz gegen die falschen gefährlichen Liebschaften verheißt. Felix Deutsch verdanken wir die Information, daß Dora mit dem flatterhaften Wesen, das Freud beschrieb, eigentlich sehr wenig zu tun hatte, sondern insgesamt sehr sympathisch war.[12] Daß Freud nichts dergleichen durchblicken ließ, beruht sicherlich auf der Gegenübertragung,

[12] Felix Deutsch wurde in New York zur Konsultation bei einer Patientin gerufen, in der er Dora erkannte (mehrere Jahre später rühmte sie sich dessen übrigens). Sie war inzwischen eine alte Frau geworden, bot ein Bild von schweren Charakterstörungen mit affektiver Ansprüchlichkeit, das – selbst bei Berücksichtigung des Unterschieds im Lebensalter – mit Freuds Beschreibung schlecht zusammenpaßte.

in der er sich befand und die ihn veranlaßte, nur eine geschönte Version der Leidenschaft nach außen zu geben.

Hans

Die vier anderen Psychoanalysen dürften die angedeutete Schieflage Freuds sicher ebenso sichtbar werden lassen. Die Wucht der Affekte, die den kleinen Hans beherrschen – seine Liebe zur Mutter, seine Eifersucht gegenüber dem Vater –, machen ihn »verrückt«. Welche Rolle spielen in diesem Fall die Phantasien? Sie verkleiden, verschieben, formen um. Vor allem aber eröffnen sie eine zweite operative Bühne, über die alles abgewickelt wird, was aus aktivierter Libido herrührt; letztere geht dort Verbindungen mit Vorstellungen ein. Sich vorzugsweise auf diese Vorstellungen zu konzentrieren, heißt analysieren, aber man analysiert vielleicht nur zur Hälfte, wenn das Leiden an jener nicht realisierbaren Liebe nicht anerkannt wird. Man fixiert sich dann auf die »Sexualtheorien« der Kinder und übersieht, daß die Lösungen, die sie liefern, nur einen Teil der gesamten Libido betreffen; ein Großteil der Libido bleibt dagegen ungebunden und wird zu einer schweren Last für das Kind. Sicher ist Erfahrung mit psychotischen oder präpsychotischen Kindern erforderlich, damit man diese Zusammenhänge emotional einigermaßen nachvollziehen kann. Ein angstmachendes Pferd reicht zur Erklärung nicht aus. Dem Erwachsenen fehlt es an Empathie. Erblickt er das Pferd, sieht er sich sofort als erfahrenen Reiter fest im Sattel. Er sieht es nicht mit den Augen des *kleinen* Kindes, das sich durch diese Masse erdrückt fühlt – diese Masse, die in Wut geraten, durchgehen, mit den Hufen stampfen und beißen kann. Natürlich haben wir es mit Projektionen des Kindes zu tun. Projiziert aber werden Gefühlsaufwallungen, Bewegungen, Kräfte. Triebe.

Der Rattenmann

Aber Dora ist eine Frau und Hans nur ein Kind. Und Frauen und Kinder werden ja bekanntlich leichter Opfer ihrer Emotionen. Ändert sich vielleicht das Bild, wenn Freud es mit einem Akademiker zu tun hat, der an »intellektuellen« Zwangsvorstellungen leidet: dem Rattenmann, einem »intelligenten Mann mit klarem Verstand«? Nein, hier kommt es noch schlimmer! Denn die Übertragung der Symptome auf die Ebene des Intellekts läßt nicht nur *Entsetzen angesichts einer ihm unbekannten Lustbefriedigung* aufkommen, ausgelöst durch die Phantasie von Ratten, die *eindringen* – all diese Hervorhebungen stammen von Freud, der dann noch hinzufügt: »in das Rektum« – und vom Verlangen zeugen, die Dame seines Herzens anal zu koitieren. Wer ist für die intensive Verdrängung und die zahlreichen, sie verstärkenden Abwehrmechanismen verantwortlich: die Phantasievorstellung oder die mit ihr einhergehende Lust? Und antwortet man, es sei die Phantasievorstellung, dann doch wohl deshalb, weil sie es ist, die die Lustbefriedigung auslöst. Letztere ist es doch, auf die wir als Modus des Bezugs zum Liebesobjekt treffen. In diesem Fall macht nicht die Liebe zur Frau verrückt, sondern die gegen das Verlangen gerichteten Abwehrmaßnahmen, die die im Wunsch mitschwingende Perversion in ein Symptom überführen, das von einer Pervertierung des Denkens zeugt. Die Hysterikerin war, wie man so sagte, »an ihrem Körper verrückt geworden«. Der Zwanghafte wird über seinem Denken verrückt, was insofern logisch ist, als die Regression von Handeln auf Denken letzteres ja sexualisiert.

Wenn die Psychoanalyse die Bezeichnung *Leidenschaftsanalyse* zu Recht verdient, dann deshalb, weil auch sie die Leidenschaften an der Verbindungsstelle von Seele und Körper ansiedelt und an diesem Chiasmus feststellt, daß – wie etwa zwischen Hysterie und Zwang – beide Extreme versuchen, die Libido auf ihre Seite zu ziehen, wenn letztere die spezifische Handlung nicht vollziehen kann, die die Triebspannung durch das Erfahren von Befriedigung aufheben könnte. Hysteriker und Hysterikerin konvertieren ihre Libido durch den Sprung ins Somatische, der Zwanghafte eröffnet ihr die Wege seines Denkens. Und der Phobiker zwischen den beiden ängstigt sich. Die Libido ist überall, vor allem aber »dazwischen«.

Das Denken knickt hier unter dem Gewicht der Trieblast ein und wird zur Karikatur seiner selbst – denn Freud sieht im zwanghaften Zweifel eine Form von *Zwang zu verstehen* –, zugleich werden aber auch die Quellen des Wissensdurstes und zweifelsohne auch der Sexualtheorien sichtbar. Es geht jeweils darum, eine auf anderem Wege nicht stillbare Triebspannung durch Sinn zu binden. Deutungszwang entsteht aus Triebdruck.

Bei diesem Umformungsbemühen geht das Denken so weit, daß es dem Delir nahekommt, das sekundär dann rationalisiert wird. Dazu sollte der Rattenmann selbst zitiert werden; als er zum ersten Mal eine lustvolle Sexualbeziehung *erfährt*, denkt er: »Das ist doch großartig; dafür könnte man seinen Vater ermorden!« (GW VII, S. 423) Was natürlich nicht gesagt wird, ist, daß es um ein Erlebnis »mit meiner Mutter« geht. Aber wer spricht hier? Das verliebte Kind. Der Erwachsene, der Wiederkehr des Verdrängten ausgesetzt, wäre davon gequält: besessen.

Ein einziges Mal erkennt Freud, der den »obsessions«13 doch die Bezeichnung Zwangs*neurose* gegeben hatte, die Insuffizienz der Nosographie an. Im Zusammenhang mit dem morbiden Denken seines Patienten schreibt er: »Ich meine, solche Bildungen verdienen den Namen von ‚D e l i r i e n'.« (GW VII, S. 440). Sehr bemerkenswert ist, daß Freud in dieser Arbeit, die den Zusammenhang von Vorstellung und Affekt untersuchen sollte, dem Affekt Recht gibt und die Deformation auf seiten der Vorstellung sucht. Ist der Affekt also wahr, verschiebt sich die Verrücktheit auf die Seite die Vorstellung.

Schreber

Im Fall Schreber kann man die Verrücktheit angeblich mit bloßem Auge erkennen. Nähere Betrachtung zeigt, daß dem aber gar nicht so ist. Schreber mag zwar im Sinne der traditionellen Psychiatrie verrückt sein, er ist es aber nicht dem Sinne nach, den ich dieser Bezeichnung in diesem Buch geben möchte. Schreber ist psychotisch, was etwas ganz anderes ist. Sicher, die homosexuelle Leidenschaft für seinen Vater – via *Flechsig* – liegt dem Wahn zugrunde. Es kommt aber, wie Freud gut gesehen hat, etwas hinzu: nicht nur der Bezug zum Narzißmus, dem Prüfstein für das Vorliegen einer Psychose, sondern die wahnhafte Vorstellung vom Ende der Welt, die die Zerstörung der Realität impliziert und insofern die Notwendigkeit schafft, im Interesse des Überlebens eine wahnhafte Neo-Realität zu erfinden. »Das Universum ist untergegangen, und es überlebt allein das Ich«, sagt Freud – aber zu welchem Preis? Dem Preis der Lustbefriedigung, würde Lacan sagen. An anderer Stelle haben wir dargelegt, daß Schrebers *Schreien* damit doch etwas schnell abgetan wäre, denn der Schrei endet ja nicht mit dem Aufbau des Wahns. Die schöne Konstruktion des Wahnkranken – als Äquivalent der »belle indifférence« der Hysterie – ist ein System zur Stützung des Ichs, das nur überlebt, indem es sein Leben an die Verteidigung des Wahns hängt. Darin liegt die Ver-Rücktheit im buchstäblichen Sinne des Wortes, die Schreber aus dem Leben der Menschen heraushält. Dabei ist die Lustbefriedigung sicher ein Gewinn, dessen Gewicht nicht zu vernachlässigen ist. Der primäre Gewinn ist seinem Wesen nach masochistisch, der sekundäre narzißtischer Natur. Psychose und Verrücktheit sind nicht das Gleiche. Man wirft sie heute in einen Topf, wenn allenthalben »Elogen auf die Verrücktheit« ausgebracht werden; *diese* Verrücktheit hat aber mit der Psychose im engeren Sinne gar nichts zu tun. Unsere Verrücktheit heute ist die Hysterie.[14]

Der Wolfsmann

Das Feld der Psychopathologie scheint nun weitgehend abgedeckt: Hysterie, Phobie, Zwangsneurose und analysierbare Übertragungs-Psychoneurosen auf der einen Seite; Paranoia und die ohne zwischengeschalteten, vermittelnden Text nicht analysierbare narzißtische Neurose auf der anderen Seite. In diesem Moment tritt

[14] Siehe dazu das letzte Kapitel des Buches *L'Enfant de Ça. Pour introduire la psychose blanche* von J.-L. Donnet und A. Green, Editions de Minuit 1973

der rätselhafteste Fall der Psychoanalyse auf den Plan: der Wolfsmann. Eine Falldarstellung, die nach Freuds eigenem Eingeständnis insofern verfälscht ist, als nur die »infantile Neurose (...) Gegenstand meiner Mitteilungen sein« wird (GW XII, S. 30). Ein zweites Mal wird sie dann in der polemischen Auseinandersetzung zwischen Freud und Jung verfälscht. Wie es aber oft so kommt, tut man etwas anderesm, als man annimmt: Eben dieser Text lieferte Lacan dann die Hinweise, anhand derer er die Bedeutung der Verwerfung (*forclusion*) als Verdrängungsmodalität innerhalb der psychotischen Struktur erkennen konnte. Ohne sich dessen bewußt zu sein, liefert Freud eine Beschreibung der fundamentalen Mechanismen, auf die man bei denjenigen Patienten trifft, die wir heute als Grenzfälle bezeichnen. Denn wo wäre der Wolfsmann einzuordnen? Er steht zwischen Verrücktheit und Psychose. Im Bereich zwischen beiden, im Zwischenraum. Liest man den Text heute, sieht man die Spaltung in aller Deutlichkeit. Mit diesem Fall machte Freud dann aber auch noch die böse Erfahrung, wie eine psychotische Übertragung aussieht. Und es gibt weitere Irrtümer. Freud widmet seine Aufmerksamkeit zu sehr der Kindheits- und zu wenig der Übertragungsneurose des Wolfsmanns. Es kommt in vielerlei Richtung zur Spaltung der Übertragung, womit die Sicht auf die psychotische Struktur des Patienten verstellt wird. Auch die Gegenübertragung des Analytikers kann man weiter hinterfragen. Letztlich war der einzige Fall der fünf Psychoanalysen, bei dem Freud von seiner Gegenübertragung nicht allzu sehr in Anspruch genommen wurde, der des Rattenmannes. Für den kleinen Hans und Schreber stellte sich die Frage erst gar nicht, da er ja nicht deren Analytiker war. Dagegen läßt sich weder im Fall Dora noch in dem des Wolfmanns behaupten, die Analysen seien ohne störende Verwicklungen geführt worden.

Worauf beruht nun die Verrücktheit des Wolfsmanns? Unbestreitbar, wie von Freud gesehen, auf der Problematik der Bisexualität. Die Rückwirkungen dieses Konflikts auf das Denken des Analysanden hat er aber allenfalls erahnt und nicht wirklich wahrgenommen.

An seinem Patienten beeindruckt Freud »die Fähigkeit, die verschiedenartigsten und widersprechendsten libidinösen Besetzungen alle nebeneinander funktionsfähig zu erhalten. Das beständige Schwanken zwischen denselben, durch welches Erledigung und Fortschritt lange Zeit ausgeschlossen erschienen, beherrschten das Krankheitsbild der Spätzeit, das ich ja hier nur streifen konnte. Ohne allen Zweifel war dies ein Zug aus der Charakteristik des Unbewußten, der sich bei ihm in die bewußt gewordenen Vorgänge fortgesetzt hatte; *aber er zeigte sich nur an den Ergebnissen affektiver Regungen* [Hervorhebung von mir], auf rein logischen Gebieten bewies er vielmehr ein besonderes Geschick in der Aufspürung von Widersprüchen und Unverträglichkeiten« (GW XII, S. 154-155). Diese Zeilen stammen aus den letzten Seiten des Werkes. Sie werfen etliche Fragen zum Verhältnis von Verrücktheit und Psychose auf. Die eng mit dem Konflikt um die Bisexualität verknüpfte Verrücktheit des Wolfsmanns steht mit dessen Fixierung an die Urszene und dessen Wut in Verbindung, von der Lust der Eltern ausgeschlossen zu sein. Das ist nichts Neues. Was liegt aber darunter? Die Unfähigkeit, sich zwischen zwei Wünschen zu entscheiden: wie die Mutter leidenschaftlich einen Orgasmus zu erleben (über den Anus) oder wie der Vater (über den Penis). Die Kastration ist in beiden Fällen unvermeidlich: In diese Sackgasse führt eben der negative Ödipuskomplex. Zu dieser erotischen Verrücktheit gesellt sich nun aber noch rasende Eifersucht. Der Wolfsmann weiß schließlich nicht mehr, ob er – aus Rache – Mutter oder Vater zerstören soll. Daraus resultieren seine affektiven »Schwankungen« in erotischer wie aggressiver Hinsicht. Die Psychose des Wolfsmanns liegt dagegen an anderer Stelle. Sie sitzt in der Verwerfung, in seinem Wunsch, »nichts davon zu wissen«, wie Lacan es herausgearbeitet hat, mehr aber noch in der Zweiteilung seiner seelischen Abläufe; man könnte hier fast von einem affektiven und intellektuellen »double bind« sprechen: oszillierende Widersprüchlichkeit der Gefühlsregungen bei gleichzeitiger, scheinbar einwandfreier »Logik« der Gedanken. In Wahrheit stehen hier zwei Logiken nebeneinander. Die eine, die affektive Logik, läßt Koexistenz von Widersprüchen zu und trifft keine Entscheidung; die andere, die intellektuelle Logik, funktioniert nach dem Prinzip des ausgeschlossenen Dritten. Man kann auch den Schluß ziehen, daß Verrücktheit mit der Logik des einbezogenen Dritten vereinbar ist und sie in diesem Fall dann mit einer latenten Psychose koexistiert, in der die Kastration verworfen ist. Im letzteren Fall verstärkt das Denken paradoxerweise seinen Gehorsam gegenüber dem Prinzip des ausgeschlossenen Dritten. Zusammenfassend läßt sich für den Bereich der Normalität sagen, daß die »reine Logik« des sekundärprozeßhaften Denkens die Kastrationsangst isolieren, verbannen, verdrängen, aber nicht verwerfen kann.

Dies läuft auf die Aussage hinaus, daß die Verrücktheit, wie ich sie in diesem Buch definiere, als eine Art Grenzsicherung fungiert, und zwar insofern, als hier eine Verdrängung in Funktion ist, die die Kastrationsangst anerkennt, und desweiteren auf die Aussage, daß das Nebeneinander von *zwei* Funktionsweisen bei den Grenzfällen zu einem Schutz gegen die Psychose wird, der das Denken davor zurückhält, vollständig in das psychotische Delir abzugleiten. Der Wolfsmann ist nämlich kein Schreber. Weder wird die Welt zerstört noch eine Neo-Realität geschaffen, sondern lediglich eine äußere Realität, die mit der psychischen Realität koexistiert, ohne letzterer aber die Vorherrschaft des Realitätsprinzips aufzuzwingen.

Die *fünf Psychoanalysen* sind für uns nicht nur ein unschätzbar wertvolles Zeugnis der psychoanalytischen Praxis Freuds und seines Deutungsgenies. Und auch mehr als nur Gelegenheit, die Verbindung zwischen Praxis und Theorie in der Freudschen Psychoanalyse mit Händen zu greifen. Sie sind das packendste Bild der Entwicklung Freuds von 1901 und 1915. Ein Weg voller Fallen und Überraschungen. Weniger wichtig ist wohl, en passant die Mißerfolge des Meisters herauszustreichen, seine Grenzen angesichts der Widerstände gegen die Heilung – nicht ohne eine gewisse Genugtuung unsererseits (»Ha,ha – auch er hat es nicht geschafft!«) –als vielmehr in voller

Klarheit zu sehen, wie die Lösung eines Problems zehn andere aufwirft, wie sich die Entschleierung der Neurose schließlich an der Entdeckung von etwas stößt, was ihr ähnelt, sich aber doch von ihr unterscheidet: dem Grenzfall. Ab 1915 ist der Wolfsmann ein dauernder Stolperstein bei der Fortentwicklung der Theorie. Er taucht in anderen Schriften auf, ohne direkt genannt zu werden. Im Text über *Das Unbewußte*, als der Patient, der seine Mitesser ausdrückt und zu denken scheint: »Ein Loch ist ein Loch«. In *Hemmung, Symptom und Angst*, wo Freud dessen Phobie mit der des kleinen Hans vergleicht. Im Fetischismus-Kapitel, wo die Theorie der Koexistenz zweier Logiken bei der Spaltung auftaucht. Und ohne Zweifel auch in *Die endliche und die unendliche Analyse*, wo das Problem der negativen therapeutischen Reaktion und deren Bezug zu Todestrieb und Bisexualität aufgeworfen wird. In Theorie wie Klinik hat sich hier deutlich etwas verschoben. Geht es in *Die Geschichte einer infantilen Neurose* wirklich um eine *Neurose*? Jedenfalls sieht sie nicht wie die Übertragungs-Psychoneurose eines Erwachsenen aus. Was also ist es? Eine narzißtische Neurose, eine Psychose? »Den Russen« und Schreber in den gleichen diagnostischen Sack zu stecken, wäre wohl Etikettenschwindel. Die Einführung der Destruktionstriebe schob Freud damals noch einige Jahre vor sich her, desgleichen die Trennung von narzißtischen Neurosen und Psychosen.

Leidenschaft – Trieb

Alle *fünf Psychoanalysen* lagen zeitlich vor der Abfassung der *Metapsychologie*.[15] Die Essays des letzteren Werkes.[16] haben eine klar definierte Funktion. Der Theoretiker Freud geht darin auf die zu Beginn

[15] *Der Wolfsmann* wurde 1918 veröffentlicht; Freud stellt aber klar, daß die Schrift im Winter 1914/15 abgefaßt wurde.

[16] Anm. d. Üb.: In der älteren frz. Übersetzung von Marie Bonaparte sind die in Deutschland als *die metapsychologischen Schriften* bezeichneten Texte in einem Buch unter dem Titel *Métapsychologie* zusammengefaßt.

seines Werkes aufgestellte Theorie zurück und unterzieht sie einer Neubewertung; diese Theorie ruht auf den nach und nach errichteten Pfeilern der *Traumdeutung*, der *Psychopathologie des Alltagslebens*, dem *Witz*, den *Drei Abhandlungen zur Sexualtheorie* und der Analyse Doras. Im Schritt von den großen Hysterien der *Studien* zur harmlosen Hysterie Doras wurden der Hysterie Leidenschaft und Verrücktheit ausgetrieben. Dies war notwendig, um die Katharsis und die von ihr abgeleitete Methode zu Grabe zu tragen und die Psychoanalyse entstehen zu lassen. Die metapsychologischen Schriften brachten dann aber die Widersprüche wieder an den Tag, die auf obigen Ausschluß zurückzuführen sind.

Alle Autoren, Karthesianer oder nicht, sind sich darin einig, die Leidenschaft an der Verbindungsstelle zwischen Seele und Körper zu »lokalisieren«. Freud steht nicht in dieser Linie, aber auch die, aus der er hervorgegangen ist, ist von dieser Tradition nicht frei. Die Psychiatrie erlernte er nämlich über Griesinger, der sich sehr mit diesem Problem beschäftigte, wie die Arbeiten von Paul Guiraud[17] belegen, der in der französischen Schule der früheren Generation der Hauptverfechter eines »psychisme sous-cortical« war, d. h. einer Lokalisierung der Psyche in den Hypothalamus. Vor Griesinger hatte die deutsche romantische Schule allerlei Deutungen über die Beziehungen zwischen Körper und Geist hervorgebracht. Freud brach mit der physikalistischen Schule, der sich sein Lehrer Brücke angeschlossen hatte, ebenso wie mit dem psychiatrischen Denken seiner Zeit. Unschwer nachzuweisen ist allerdings, daß ihn diese Einflüsse bis in seine kühnsten Neuerungen hinein mitgeprägt haben. Sie fanden Widerhall selbst in Freuds persönlichsten Beiträgen, d. h. in *den* Begriffen und Konzepten, deren Schöpfer er unzweifelbar ist.

Sehen wir uns dazu die Definition des zentralen Begriffs der Psychoanalyse noch einmal an – nicht den des Unbewußten, sondern den der Triebe: »unserer Mythologie«. Ich zitiere Freuds Definition

[17] *Psychiatrie générale*. Editions Le François

und füge meinen Kommentar (jeweils kursiv und in eckigen Klammern) ein: »Wenden wir uns nun [*Hypothese*] von der biologischen Seite her [*durch Annahme der Axiome der Wissenschaft vom Leben, d. h. der Betrachtung des Körpers als Soma*] der Betrachtung des Seelenlebens [*des geistigen Lebens*] zu, so erscheint uns der ›Trieb‹ [*also – siehe Anführungszeichen – der B e g r i f f des Triebes und nicht das Phänomen als solches*] als ein Grenzbegriff [*ein Konzept an der Grenze des Konzeptualisierbaren*] zwischen Seelischem und Somatischem [*an der Grenze bzw. im Bereich der Verflechtung von Seelischem und Somatischen*], als psychischer Repräsentant der aus dem Körperinnern stammenden, in die Seele gelangenden Reize [*das Triebkonzept verweist auf den Begriff der psychischen Repräsentation; semantische Verlagerung: was zwischen Psychischem und Somatischem lag – also der psychische Repräsentant der aus dem Körperinneren kommenden Reize oder, anders ausgedrückt, der Trieb –, erhält, obwohl z w i s c h e n Psychischem und Somatischem lokalisiert, den Status des psychischen Repräsentanten; gerät er in die Nähe des Psychischen, wechselt er die Seite, obwohl er im Körperinneren entspringt*], als ein Maß der Arbeitsanforderung [*Maßangabe, eine zu verarbeitende, d. h. umzuformende Quantität*], die dem Seelischen infolge seines Zusammenhanges mit dem Körperlichen auferlegt ist« [*das Seelenleben erleidet die aus dem Körper kommende Quantität – anders formuliert: Dieses Seelenleben ist Sklave des Körperlichen, es wird ihm die Verarbeitung eines Körpers auferlegt, der selbst nicht in dieser Weise verarbeitet, sondern verarbeiten l ä ß t*] (GW X, S. 214).

Sind wir damit von der Leidenschaft so weit entfernt? Die Leidenschaft stellt sich der Handlung ebenso entgegen wie Erleben/Erdulden das Gegenteil von handeln ist. Das Ich schickt sich in den Trieb wie die Psyche (im Trieb) in das Körperliche. Das Subjekt leidet unter seiner Leidenschaft. Es ist darin nicht Akteur, sondern Patient. Die Leidenschaft beherrscht das Subjekt, unterwandert seine Vernunft und praktisch sein gesamtes Seelenleben. Sie entfremdet es seinem Objekt. Sie bestimmt seine Handlungen. Das Subjekt handelt nicht mehr, sondern wird zum Objekt von Handlung, handelt reaktiv – agiert.

Freud konnte nicht umhin, die Leidenschaft – deren verbreitetste die Liebe ist – an ein körperliches Substrat anzubinden, an eine somatische Infrastruktur: die Sexualität. Obwohl er anfangs eine klare Unterscheidung zwischen Sexualität und Liebe machte. Darüber hinaus war er so hellsichtig, die Triebkomponenten in Quelle und Druck (organischer Natur) sowie Ziel und Objekt (psychischer Natur) aufzuteilen.[18] Der Unterschied zwischen den beiden ersteren, in den Körper eingewurzelten Komponenten und den beiden letzteren, die vom Körperlichen weniger abhängig sind, besteht darin, daß letztere *austauschbar* sind. Der Körper ist fix, festgelegt, nicht austauschbar; die Psyche ist beweglich, also veränderbar. Hinter diesen Hypothesen zeichnet sich bereits die gesamte Sublimationstheorie ab. In der Leidenschaft kommt es zu einer Verkehrung der Verhältnisse: Hier wird im Gegenteil plötzlich das Objekt einzigartig und unersetzbar. Aber das Objekt der Leidenschaft ist deshalb nicht weniger ein Objekt, das aus Verschiebung und Metaphorisierung hervorgegangen ist.

Einzigartig und unersetzlich: Diese beiden Adjektive fließen ganz selbstverständlich aus der Feder, wenn vom Objekt der Liebe oder der Leidenschaft die Rede ist; Freud greift immer dann auf sie zurück, wenn er die früheste Beziehung des Kindes zu seiner Mutter zu beschreiben sucht: »Ebenso ungezwungen fügt sich der überschätzende Zug, daß die Geliebte die Einzige, Unersetzliche ist, in den infantilen Zusammenhang ein, denn niemand besitzt mehr als eine Mutter, und die Beziehung zu ihr ruht auf dem Fundament eines jedem Zweifel entzogenen und nicht zu wiederholenden Ereignisses« (GW VIII, S. 71). Diese Aussage wird im *Abriß* wieder aufgenommen, wir kommen darauf zurück. Warum aber die Mutter? Man hat ja auch nur *einen* Vater.

Zu diesem Zweifel zeigt uns der Familienroman, daß tatsächlich jeder der beiden Elternteile im Mittelpunkt stehen kann. Die Antwort

[18] Was zum Begriff der *Psycho*-Sexualität führte.

auf die Frage »Warum die Mutter?« kam später – übrigens beiläufig – bei der Auseinandersetzung mit der Frage, ob die Verführung nun eine phantasmatische oder materiell reale gewesen sei. Die mütterliche Pflege ist die Urform der Stützung. In der Versorgung der (natürlichen und kulturellen) Bedürfnisse des Kindes ist die Mutter die Quelle der allerersten Lustempfindungen des Kindes. Sie ist also in zweifacher Hinsicht einzigartig und unersetzlich: für das Überleben des Kindes wie für die Lust, die sie allein ihm verschaffen kann. In der Leidenschaft metaphorisiert sich diese Anlehnung, d. h. das Objekt, das notwendige und hinreichende Lebensbedingung war, hat nun keinerlei Funktion bei der Befriedigung vitaler Bedürfnisse mehr. Dennoch kann, wie wir an der Depression sehen können, der Verlust des Objekts der Leidenschaft zu einer Hemmung der vitalen biologischen Funktionen führen. Die Trauer um ein geliebtes Objekt kann zu einer echten Depression führen, Voraussetzung der Melancholie ist dagegen ein »verschlingender«, oral-kannibalistischer Bezug zum Objekt.

Der zentrale Terminus der eben zitierten Definition des Triebes ist der des (psychischen) Repräsentanten. Er sagt uns, daß der Trieb bereits dem Bereich des Psychischen angehört u n d daß er Delegierter, Mandatsträger oder Botschafter des Körpers ist. Es handelt sich nicht um rein Somatisches, sondern um die *libidinös besetzte* Körperlichkeit. Die Libido ist bereits beseelt, d. h. weniger animalisch als eben doch schon dem Bereich des Seelischen angehörend, und impliziert eine gewisse Entfernung vom Objekt, von dem nun der Seelenfrieden abhängt: die Befriedigung.

Diese Formulierung, die den Trieb durch seine Vorstellungs*qualität* kennzeichnet, bildet das Gegengewicht zur Vorstellung von einer Menge, von Quantität also. Letzere will das Ausmaß der Arbeitsanforderung messen: die Kraft, die umzuformen ist, damit die Spannung nicht konflikthaft eingeschlossen bleibt, sondern in beruhigende Befriedigung auslaufen kann. Schrei wird zu Sprache, aus Begierde Wunsch.

Damit sind wir wieder auf vertrautem Gebiet. Hinter einer etwas abstrakten Definition finden wir das basale Räderwerk der Theorie wieder: Repräsentant, Affektbetrag. Die symbolische Ebene, den ökonomischen Aspekt – Sinn, Kraft.[19]

Ich möchte an dieser Stelle nicht näher auf die französische Debatte über die Funktion von Vorstellung und Affekt in Freuds Werk und die sich daraus ergebenden Konsequenzen und Deutungsunterschiede eingehen, die ich in *Le discours vivant* dargelegt habe.[20] Die Debatte ist noch nicht abgeschlossen. Die streng lacanianische Schule folgt weiter der Eingebung, den Affekt aus der Theorie heraushalten zu sollen, und überhäuft all die mit Sarkasmen, die sich auf ihn beziehen (und das heißt: die gesamte analytische Gemeinschaft); Rolle und Bedeutung der Vorstellung werden in ein Extrem hinein übersteigert, in dem sie zwar in mathematischen Gleichungen darstellbar erscheint, dafür aber immer inhaltsleerer wird und – ich würde sagen: – ihres Fleisches beraubt. Das Unbewußte ist dann nicht mehr strukturiert wie eine gesprochene, sondern wie eine mathematische Sprache – womit wir uns in mathematischen Idealvorstellungen befinden, deren Dechiffrierung über Zeichen- und Zahlenkombinationen erfolgt.

Sicher ist, daß Freud in den Schriften zur Metapsychologie und bis hin zur zweiten Topik den Vorstellungen nicht nur den Vorrang vor den Affekten eingeräumt hat, sondern an manchen Stellen die Triebrepräsentanz und die Vorstellungsrepräsentanz des Triebes auch als Synonyme betrachtet hat. Am Ende seines Textes über *Das Unbewußte* präzisiert er sogar: »Die unbewußte [Vorstellung] ist die Sachvorstellung allein. Das System *Ubw* enthält die Sachvorstellungen der

[19] Diese Definition des Triebes enthält im Keim all das, was an anderer Stelle explizit weiter ausgearbeitet werden wird: den topischen Gesichtspunkt (zwischen Psychischem und Somatischem), den dynamischen (den Weg aus dem Körperinneren zum Geist hin) und schließlich den ökonomischen (als Maß der Arbeitsanforderung).

[20] A. Green: *Le discours vivant. La conception psychanalytique de l'affect.* P. U. F., Paris 1973. Siehe dazu im hier vorliegenden Buch das Kapitel über den Affekt.

Objekte, die ersten und eigentlichen Objektbesetzungen« (GW X, S. 300). Objekte von was? Die Antwort steht außer Zweifel: des Triebes und – wie ich hinzufügen würde – Objekte der Leidenschaft.

Denn, gleich ob es nun um Vorstellung oder um Affekt geht, in beiden Fällen ist eine Psyche beteiligt, die leidet. Die an der Leidenschaft für ein abwesendes Objekt krankt. In diesem Punkt unterscheidet sich die psychoanalytische Theorie von der traditionellen (philosophischen) Konzeption der Vorstellung. Zwar stellt auch letztere Bezüge zwischen der Vorstellung und fehlender Wahrnehmung her, aber das Subjekt leidet nicht unter diesem Mangel. Dieses Fehlen ist nicht Sehnsucht, nicht Suche nach verlorener Befriedigungserfahrung oder Versuch von Schmerzvermeidung.

Die Behandlung, die Freud dem Affekt in den Schriften zur Metapsychologie allem Anschein nach zukommen läßt, wurde später Gegenstand eines langen Prozesses der Selbstkritik und -korrektur.[21] Nicht nur stellt das Kapitel II von *Das Ich und das Es* dessen Rechte in aller Deutlichkeit wieder klar, sondern man sieht auch, wie sich Freud im letzten Teil seines Werkes immer wieder darüber beklagt, daß man – daß *er* – den quantitativen Faktor zu lange vernachlässigt habe. Im allgemeinen faßt man diese Aussage wortwörtlich auf und begnügt sich damit, die Rolle des Quantitativen zu erörtern. Nun war aber für Freud die Frage der Quantität immer mit der des Affekts verbunden, so daß man seine Aussage so verstehen muß, daß die Bedeutung des *affektiven* Faktors und der Umformungen, zu denen er Anlaß gibt oder nicht, zu lange verkannt wurde. Was sind denn letztlich die Kraft der Triebe oder das Wesen der Fixierung? Nichts anderes als die Intensität der Leidenschaft für deren Objekt und die Bindung an es. Und will man all dies auf die kindliche Sexualität zurückführen, so muß man die Objekte der Leidenschaft bei den

[21] Eine sehr ambivalente Behandlung, denn bald gesteht er nur den Vorstellungen die Möglichkeit zu, verdrängt zu werden, im Gegensatz zu den Affekten, die nur unterdrückt würden, und bald erklärt er das Schicksal des Affekts zum entscheidendsten an der Verdrängung. Auch hierzu verweise ich wieder auf *Le discours vivant*.

Teilobjekten suchen, die dem Körper der Mutter oder dem des Subjekts entlehnt werden, oder bei den ganzen Objekten: den Elternimagines. Was sind also die »archaischen« Ängste, von denen die modernen Autoren sprechen? Es sind dies in Wahrheit narzißtische Leidenschaften auf einem Funktionsniveau, auf dem es noch nicht zur Differenzierung zwischen Ich und Objekt gekommen ist, so daß Liebe und Destruktivität im gleichen Atemzug Ich *und* Objekt betreffen. Es sind Leidenschaften im engeren Sinne, d. h. Liebeszustände, die in so starkem Maße Leiden nach sich ziehen, daß man sie durch selbstentfremdende Opfer abwehren muß.

Lacan schreibt: »Zu Beginn dieser Entwicklung sind hier also das frühe Ich als seinem Wesen nach entfremdet und das primitive Opfer als seinem Wesen nach suizidär miteinander verbunden: dies ist die Grundstruktur der *folie* [Verrücktheit]«.[22] Dieser Satz stammt aber aus der Zeit *vor* der Aussage, das Unbewußte sei strukturiert wie eine Sprache, und aus einem Text, in dem auf jeder Seite von Leidenschaft die Rede ist. Später wurde dann das *Reden* über die Leidenschaft für die Leidenschaft selbst genommen. Die Leidenschaft war auf den Füllfederhalter übertragen worden.

Verrücktheit in der Übertragung – psychotische Übertragung

Geht man die Literatur zum Thema Leidenschaft durch, beeindruckt immer wieder die Analogie mit der Sprache Äsops. Leidenschaft ist danach das Beste wie das Schlimmste. Man sollte sich allerdings nichts vormachen: Weit häufiger ist sie doch wohl eher das Schlimmste als das Beste.

Nicht weiter verwunderlich ist, daß die Autoren in Psychiatrie und Psychoanalyse mehr Gewicht auf die negativen als auf die positiven

[22] »Propos sur la causalité psychique«, in: *Ecrits*. Editions du Seuil, 1966

Aspekte legen, denn per definitionem wachsen die schönsten Früchte nicht auf den Bäumen *ihrer* Gärten. Psychiater und Psychoanalytiker ernten nur die wurmstichigen oder vergifteten Früchte. Beiden wissen wohl: Die Leidenschaftsstrukturen (*les structures passionnelles*) produzieren wahnhafte Übertragungen; sie sind die einzigen Fälle, die für Psychiater und Psychoanalytiker die Gefahr mit sich bringen, auf dem Feld der Ehre zu sterben. Das Risiko, dort zu fallen, ist um so größer, je mehr sie die Beschaffenheit dieser Strukturen verkennen oder sie die Paranoia verleugnen, die die übertragenen Affekte durchzieht. Die Paranoia – eine Leidenschaftspsychose – ist dem Psychoanalytiker ein Dorn im Auge. Der Psychiater kann sich durch eine schlichte Zwangseinweisung vor ihr ja noch in Sicherheit bringen. Aber der Analytiker? Es gibt keinen Psychoanalytiker, der nicht auch seine(n) Erotomane(n) hätte. Stolz ist er darauf nicht, denn abgesehen von der Frage nach einem eventuellen Fehler in seiner Technik wird er nicht umhin kommen, seine Gegenübertragung daraufhin zu untersuchen, was in ihr vielleicht Anhalt für jene wahnhafte Aufwallung geboten haben mag.

Freud war davor zweifellos auf der Hut, gewarnt wie er war durch das, was Breuer zugestoßen war, der ihm ja altersmäßig voraus war. Angesichts der Unvermeidbarkeit der Übertragung strebte Freud an, alles unter seine Kontrolle zu bekommen, was etwa zum Auftreten eines Widerstands in Übertragungsform führen könnte. Man kann sich allerdings fragen, ob er dabei nicht das Kind mit dem Bade ausgeschüttet hat. Denn man muß hierbei doch zwischen Verrücktheit und Psychose klar unterscheiden. Die Verrücktheit ist an *jeder* Übertragung beteiligt. Wird sie nicht innerhalb der Übertragung selbst erlebt, kann man sie außerhalb der Analyse mit bloßem Auge an Agierhandlungen des Analysanden erkennen. Die Übertragungspsychose ist etwas anderes. Die psychotische Übertragung ist an dem parasitären Charakter zu erkennen, den sie annimmt: als wäre ihr einziges Ziel die Zerstörung des analytischen Rahmens, die (auto- oder hetero-)destruktive Besetzung von allem, was die Mitteilung des Analysanden wie die deutende Antwort des Analytikers enthält. Die Paranoia stellt nur den radikalen Aspekt in der Verwerfung dar, die das Subjekt in bezug auf all das erlebt, was im Diskurs ihm selbst zugehört. Alles beruht auf dem Tun des anderen. Und mit gutem Grund: Wenn es nicht so wäre, wäre das Subjekt entweder von schizophrener Zerstückelung oder – schlimmer noch – von melancholischem Selbstmord bedroht. Zuweilen kommt dies auch vor.

Während nun eine ganze Fraktion der psychoanalytischen Bewegung bei Verdacht auf Vorliegen einer latenten Psychose zur Vorsicht mahnt, will sagen: zum Rückzug bläst, oder sorgsam darauf achtet, »die Abwehrstrukturen des Subjekts zu respektieren«, was im Klartext die Entscheidung bedeutet, es im Stich lassen (wie Flechsig und Gott es mit Schreber taten), geht eine andere Fraktion das Risiko ein, sich der Verrücktheit und selbst der Psychose des Subjekts zu stellen. Ich spreche hier von den Kleinianern, von Winnicott und Searles. Und sie gehen noch weiter: Erst wenn die Verrücktheit des Subjekts und in manchen Fällen seine Psychose in das Übertragungsfeld Eingang finden, findet wirklich Analyse statt. Alles, was in der Psychoanalyse innerhalb der letzten dreißig Jahre an Neuem geschrieben wurde, kommt von dieser Seite. Traurig ist demgegenüber mit anzusehen, daß die Theorie des originellsten Autors der französischen Psychoanalyse – Lacan – zu diesem Themenbereich nichts anderes beizutragen weiß als Gedanken, die dazu geeignet sind, die Analytiker davon zu überzeugen, man könne mit dem Psychotiker nichts anderes tun als festzustellen, daß er die Vater-Metapher verworfen hat. Unter diesen Umständen fragt man sich, was ein lacanianischer Analytiker von der analytischen Beziehung zu einem Psychotiker oder von der Psychoanalyse mit einem Grenzfall überhaupt erwarten kann. Man versteht deshalb, daß ihm kein anderes Hilfsmittel bleibt als die Tugenden des »désêtre«, des Nichtseins, laut herauszuposaunen. Je mehr man sich im »désêtre« befindet, um so mehr darf man sich den Erwählten zurechnen. Wie Berninis Heilige Theresa: Je mehr man leidet, umso mehr Befriedigung erzielt man und um so näher ist man Gott, dem Meister. Laut Lacan liegt die Befriedigung auf seiten des Sklaven. Die Befriedigung des Meisters wird dagegen als bedeutungslos abgetan.[23]

Die theoretischen Optionen haben praktische Konsequenzen. Wenn Lacan den Affekt fallenläßt – was Freud nicht tut – und die Psychoanalyse mathematisiert, wird nicht nur der heutzutage wichtigste Bereich des psychoanalytischen Feldes von der Praxis ausgeschlossen, sondern es wird vielleicht sogar die gesamte praktische psychoanalytische Tätigkeit hinfällig: die Neurosen, die Freud lieb und teuer waren – oder was von ihnen eben noch geblieben ist.

Man muß in umgekehrter Richtung vorgehen. Zum Ausgangsmodell zurückgehen, es von den Grenzfällen ausgehend neu durchdenken, um dann auf das zu stoßen, was Freud der Neurose ausgetrieben hat: die Verrücktheit. Und von diesem neuen Ausgangspunkt, dieser neuen Entität mit unklaren Übergängen aus können wir dann nach beiden Seiten blicken: zur Seite der neurotischen oder eben zu der der psychotischen Strukturen.

Auf den ersten Blick könnte man meinen, die Aufteilung in Verrücktheit und Psychose liefe auf einen neuen Manichäismus hinaus, der in gute Verrücktheit und böse Psychose trenne. Damit würde man der Komplexität der Phänomene nicht gerecht. Man

[23] Besteht der Meister darauf, daß seine Befriedigung masochistischer Natur ist? Oder sollte man nicht eher denken, daß Entscheiden und Urteilen bis in die Theorie hinein ein unteilbarer Lustgewinn ist, denn man entscheidet ja auch darüber, was richtig und was falsch ist, wobei das Richtige nicht aus der Erfahrung, sondern aus der Rede des Meisters abgeleitet wird? Wenn die Erfahrung gegen die Theorie spricht, muß man ja nur die Erfahrung verwerfen, damit das letzte Wort beim Meister bleibt, dem unterstellt wird, er habe die Erfahrungsmöglichkeiten seines Wahrheitspotentials ausgeschöpft. Die Erbfolge fällt unter solchen Umständen eher an einen Kopisten als an jemand, der die Theorie fortlaufend der praktischen Erprobung aussetzen will. Das Schlachtfeld hat sich verlagert. Es liegt nicht mehr in der Praxis des Analytikers, sondern in der Bibliothek. Im Gegensatz zu dem, was man denken könnte, trifft dies nicht nur auf den Lacanismus zu, sondern auch auf andere Sekten, die sich um charismatische Figuren der Psychoanalyse herum entwickelt haben. In der Richtung zu den Quellen hin denke ich dabei an eine gewisse freudianische Orthodoxie, stromabwärts zum Meer hin an Kleinianismus und Hartmannismus.

sollte statt dessen innerhalb jeder Struktur den Kampf erkennen, den sich die Kräfte der Verrücktheit und die der Psychose liefern. Die Sache ist einfach, wenn man es mit den beiden Enden der Kette zu tun hat. Aber man sollte nicht sagen, die reinste neurotische Verrücktheit enthielte überhaupt kein psychotisches Element, denn bereits Freud mußte dem Masochismus ein unbegrenztes Handlungsfeld zugestehen. Umgekehrt bleibt auch in der eindeutigsten Psychose ein Stück Verrücktheit präsent. Besteht die Originalität Freuds nicht gerade darin, daß er aufzeigen konnte, daß Wahn wie Sprache des Schizophrenen in der Tat Restitutionsversuche (oder Reparationsversuche?) zur Wiederbesetzung einer verlorenen Realität sind?

Betrachten wir die Dinge in dieser Weise, wird uns der »psychotische Kern« – von dem so viel die Rede ist, der aber immer mehr zu einer Falle wird, in die sich der naive Analytiker ganz unvermerkt hineinbegibt – nicht übermäßig beunruhigen, sollte er denn im Verlauf einer Analyse auftauchen, die bis dato unter allen Vorzeichen einer reinen Neurose abgelaufen war. Man klagte dann den Analysanden nicht länger an, uns diesen »Kern« durch dieselbe Art von Täuschung verheimlicht zu haben, derer man einst die angeblich simulierende Hysterie bezichtigte; er wäre dann nicht länger eine Fallgrube für den Analytiker und würde auch nicht mehr als Resultat bösen Willens auf seiten des Analysanden betrachtet. Man müßte sich dann eher wundern, wenn ein solcher Kern *nicht* zutage träte: Der Patient würde ihn dann nämlich am Ende der Analyse wieder mit nach Hause nehmen, sorgsam in die Falten seiner unanalysierten Übertragung eingepackt.

Die heutigen Analytiker sind zum Thema der »*tranches*« *d'analyse* sehr diskret. Zunächst, weil diese sogenannten Tranchen (»ein Stück Analyse«) zuallererst sie persönlich betreffen. Desweiteren, weil die Analysanden dieser Zweit- oder Drittanalysen oft Analytiker sind. Verschämtes Schweigen – oder fromme Lügen – bestimmen die Szene, entziehen sich der näheren Untersuchung und enthalten uns damit vor, was wir aus diesen Erfahrungen lernen könnten. Man wird ohne weiteres zugestehen, daβ die Rückkehr auf die Couch etwas ist, was mit der *hygiène mentale* des Psychoanalytikers und seiner Berufsethik zu tun hat, aber man sollte die klugen Ratschläge Freuds nicht mit der heute gängigen Praxis in einen Topf werfen – wobei jetzt einmal davon abgesehen sei, daβ sich Freud ja überhaupt keiner anderen Analyse als seiner eigenen unterzog und es auch später nicht wagte, sich auf wessen Couch auch immer zu legen. Die von Freud empfohlenen Re-Analysen gingen in seiner Vorstellung wohl nicht über die Dauer einer militärischen Reserveübung hinaus: einige Wochen. Die Tranchen heute dauern dagegen Jahre. Warum? Die Antworten, die auf diese Frage im allgemeinen gegeben werden, sind weder sehr aufschluβreich noch wirklich überzeugend: unaufgelöste Übertragung (löst sie sich jemals auf?), Reaktivierung des Konflikts infolge von Lebensereignissen (ist das überhaupt vermeidbar?), Brüchigkeit der Abwehrstrukturen (sind sie so »krank«?) und Wirkung unanalysierter Anteile (kann man jemals alles analysieren?). Ich will es mir nicht so leicht machen und hier nun wieder den »psychotischen Kern« ins Spiel zu bringen, diesen *deus ex machina*. Man sollte sich allerdings fragen, ob das hartnäckig persistierende Unwohlsein, das den Wunsch nach neuerlicher Analyse begründet, nicht einerseits vom Ausschluβ jener Verrücktheit herrührt, die ich oben zu beleuchten versucht habe, und andererseits aus dem Bezug dieser verborgenen Verrücktheit zum psychotischen Teil der Persönlichkeit (Bion).

Das Es und das Ich

Die Zukunft der psychoanalytischen Theorie, Klinik und Technik liegt nicht in der Ersetzung der Problematik, wie Freud sie sah (nämlich um die Kastration zentriert), durch eine moderne Problematik, in der andere Bezugspunkte im Vordergrund stünden (Zerstückelung,

Zerfall, Vernichtung etc.), sondern in der *Schaffung eines Verbindungsstücks, einer Art Gelenk* zwischen diesen beiden Problematiken. Um eine erste Brücke zwischen beiden zu schlagen, scheint es mir unverzichtbar, der Verrücktheit wieder den Platz einzuräumen, den man ihr immer zuerkannt hatte: den zentralen Platz im menschlichen Wünschen und Begehren. *Wo Es war.* Man hat sich nämlich den Sprung, die Mutation der Theorie noch nicht ausreichend klargemacht, den Freud vollzog, als er das Unbewußte durch das Es ersetzte und dabei die Formulierungen zu dem einen wie dem anderen kaum veränderte. In den metapsychologischen Schriften heißt es, die Unterscheidung in unbewußt und bewußt könne auf den Trieb keine Anwendung finden: Von einem Trieb könne man nicht sagen, er sei unbewußt oder bewußt. Nur im Hinblick auf seine Repräsentanzen sei eine derartige Unterscheidung anwendbar. Das Unbewußte setzt sich aus Sachvorstellungen und Affekten zusammen, sofern man von der korrigierten Fassung des dritten Kapitels von *Das Ich und das Es* ausgeht. In der 33. Vorlesung gibt Freud eine Beschreibung der für das Es charakteristischen Züge und gibt dabei jeglichen Bezug auf irgendeinen Inhalt – also auf die Einschreibung von Vorstellungen – auf. Es gibt nur noch *Triebregungen*, die auf Abfuhr drängen. 1932 rückt der Energie-Aspekt des Triebs ganz in den Vordergrund, während man 1915 noch die Tendenz hätte haben können, den Trieb auf die Seite der Information zu ziehen. Zu sagen, »es/Es spricht«[24], hat also nur dann Sinn, wenn man auch selbst die Verantwortung für diese Aussage übernimmt und sie nicht Freud anlastet. Ohne Verbindung zu einer Vorstellung ist der Trieb nun zu bloßer Kraft geworden. Ferner ist er – zweite Veränderung – maximal konfliktuell geworden, denn im Es spielen Lebens- und Todestrieb ineinander.

Könnte dies ausreichen, um darin eine Wiederkehr der Leidenschaft – zu leben oder zu sterben – auszumachen? Nicht ganz. Man

[24] Anm. d. Üb.: Lacanianisches Wortspiel; Es *spricht* – das Es, in der freien Assoziation innerhalb der analytischen Situation.

sagt wohl, Leidenschaft mache blind, sei blind. Damit soll nicht nur gesagt sein, daß die Leidenschaft das Ich davonträgt wie ein Fluß, der über die Ufer tritt und in das umgebende Land eindringt, sondern auch, daß das Ich selbst blind geworden ist und kein Bewußtsein mehr davon hat, daß es überflutet ist. Es enthält nichts und wird durch nichts mehr gehalten. Dieser zweite Aspekt gehört nun auch zu den Innovationen, die die zweite Topik mit sich bringt. Das erste Kapitel von *Das Ich und das Es* sagt dies ganz deutlich. Einer der Gründe, und nicht einer der geringsten, die Freud dahin drängen, dem Unbewußten seinen Status als System oder Instanz zu entziehen, ist, daß das Ich, der Sitz der Widerstände, sich dieser von ihm ausgehenden Widerstände nicht bewußt ist. Befreien Sie es von den weißen Hornhautflecken seines Auges, und es wird keinen Unterschied bemerken, denn der blinde Fleck auf der Netzhaut hat sich auf das gesamte Gesichtsfeld ausgeweitet. Das Ich sieht nur noch, was es sehen will, und nichts vermag es zur Wahrnehmung dessen zu veranlassen, was es eben nicht sehen will. Und wenn es gezwungen ist, die Wahrnehmung von etwas zuzugestehen, was es eigentlich nicht sehen will, bleibt ihm immer noch der Rückgriff auf Verleugnung und Spaltung.

Lacan hatte sicher recht, als er den Finger auf die intime Beziehung zwischen Ich und Verkennung legte. Man muß aber auch wissen – soll die Psychoanalyse keine pure Spekulation sein –, wie das *An- oder Wieder*erkennen im Verlauf der Analyse wirken kann. Ausgangspunkt der lacanianischen Theorie war die Entfremdung zum Bild hin, das der Leidenschaft einen gewissen Platz einräumen konnte: Was ist die Leidenschaft denn anderes als die Aufrichtung eines Bildes? Sie hat die Seite gewechselt, vom Narzißmus – der ja nichts anderes als leidenschaftliche Beschäftigung mit dem Selbstbild und den Formen ist, die in ihm zum Ausdruck kommen – hinüber zur narzißtischen Sprache. Weil ich meine Leidenschaft offen vertreten, sie also aussprechen soll, bin ich von meinem Sprechen entfremdet. Das Objekt hat sich verflüchtigt, das Es ist zum grammatikalischen *es* geworden. Nun ist es aber so – wie Freud sagte –, daß niemand sich selbst entkommen kann. Zwischen Meister und Schülern ist die Leidenschaft wohl das, was am wenigsten fehlt.

Wenn der Sinn versucht, den gesamten Raum einzunehmen, meldet sich die Kraft in voller Stärke zurück. Wenn es um Macht oder Zahl geht. Das Warenzeichen wird durch Zahlen ersetzt. Man zählt sich – und die mathematische Gleichung ist plötzlich nur noch eine Idealvorstellung.[25] Der Strich auf der Liste – die Kerbe, die der Jäger in seine Waffe ritzt, um die Anzahl der getöteten Tiere festzuhalten – wird zum Signifikanten von Pro oder Contra. Ja oder nein, so Freud, ist in der Sprache der frühesten Triebe gleichbedeutend mit Einverleiben oder Erbrechen.

Es ist nicht weiter verwunderlich, daß das Ich – ganz wie das Es – blind ist. Gründe hierfür gibt es eher zwei als nur einen einzigen. Die Ursprünge des Ichs liegen ja im Es, das Ich trägt deshalb die Stigmata der Leidenschaft gleichsam als Herkunftsetikett: Ich, *made in* Es. Darüber hinaus wird es von einer anderen, nicht weniger leidenschaftlichen Instanz geblendet: dem Überich. Wie könnte es auch anders sein, entsteht doch das Überich aus einer Spaltung des Ichs und hat ebenfalls seine Wurzeln im Es. Nicht zu Unrecht wurde darauf hingewiesen, daß die Freudsche Theorie wenig Spielraum für Bewußtsein, Ich und Realität läßt. Die Erfahrung hat zu der Feststellung geführt, daß diese drei Begriffe glänzende Ergebnisse ihres Zusammenwirkens dann geben, wenn sie auf die nicht-menschliche Welt angewendet werden. Von daher ist verständlich, daß die mathematische Gleichung zum Ideal werden konnte. Am anderen Extrem steht ihm das Politische gegenüber. Wir wissen jetzt genug, um zu erkennen, daß die – verrückte oder psychotische – Leidenschaft alle Fäden des Spiels in der Hand hat.

Daß wir in Klinik und Theorie das Feld der Leidenschaft und damit auch das der Verrücktheit so beträchtlich ausgeweitet haben,

[25] Anm. d. Üb.: Green spielt hier und in den folgenden Sätzen auf Gruppenphänomene innerhalb der lacanianischen Bewegung in Frankreich an.

sollte nicht unbedingt zu pessimistischen Schlüssen verleiten. Es ging uns zunächst ja nur darum, ihre Existenz dort anzuerkennen, wo sie ohnehin bereits am Werk ist. Wir haben sie nicht eingeführt. Sie ist da, wie sie es schon immer war. Und wenn wir ihre Existenz jetzt neu anerkennen, sie *wieder*erkennen müssen, dann eben deshalb, weil sie uns anscheinend unbekannt geworden ist. Erkennt man ihr Wirken an, wird man eher in der Lage sein, sie – wenn schon nicht zu reduzieren – dann doch wenigstens durch Analyse umzuformen, d. h. dazu beizutragen, daß Eros den Sieg über die Destruktionstriebe davontragen kann. Dies hatte wohl auch Bion vor Augen, als er zwischen dem »insane psychotic« (dem geisteskranken Psychotiker) und dem »sane psychotic« (dem gesunden Psychotiker) unterschied. Aus einer solchen Sichtweise folgt, daß der Analytiker vor der Verrücktheit nicht mehr seine Tür verschließt, sondern sie zustimmend annimmt und teilt, *indem er sie analysiert*. Dazu muß er – wie es in vielen Fällen bereits getan wurde – den Affekt in seiner ganzen Tragweite anerkennen. Das bedeutet, den Affekten auch in ihren ungewöhnlicheren, weniger vernünftigen, äußerst widersprüchlichen und komplexen Aspekten freies Feld zu gewähren. Zweifelsohne ist es aufreibend, sich dem Gewicht der Übertragungsleidenschaft auszusetzen, aber das ist der Preis, der *vom Analytiker* für den Fortgang der Analyse zu zahlen ist. Unnötig, darauf hinzuweisen, daß hierbei die Gegenübertragung in vorderster Linie steht.

Es gibt aber noch mehr. Das Annehmen von Übertragungsverrücktheit oder gar psychotischer Übertragung bedeutet für den Analytiker eine Initiation in Mechanismen einer Logik, die nicht der in Freuds Werk implizit enthaltenen Logik des Unbewußten folgt: Sie führt zur Entdeckung anderer Logiken.[26] Freuds Logik ist eine Logik der Hoffnung, weil sie auf die Möglichkeit der Wunscherfüllung setzt. Die Grenzfälle eröffnen uns den Horizont der Verzweiflungs-

---

[26] Siehe dazu das Kapitel »La psychanalyse et la pensée habituelle«, in A. Green: *La folie privée. Psychanalyse des cas-limites*. Gallimard, Paris 1990 (S. 35-62)

Logik (negative therapeutische Reaktion) oder den der Unbeteiligtheit (Spaltung). Das erfordert eine Vertiefung unserer Konzeptionen zur geistig-seelischen Funktionsweise bezüglich der Symbolisierung. Bei der Untersuchung dieser Funktionsweise können wir uns nicht ausschließlich auf Primär- und Sekundärprozesse beschränken. Die Tertiär-Prozesse – das sind *Beziehungs*-Abläufe zwischen Primär- und Sekundärprozessen – werden wertvolle Werkzeuge zum Verständnis des Materials und zur Formulierung der Deutung.

Theoretische Rechtfertigung der Unterscheidung von Verrücktheit und Psychose

Verbalisierung und Triebhandeln

Welchen heuristischen Vorteil hat es, die klassische Terminologie *Neurose*, *Perversion*, *Depression*, *Psychose* durch die Gegenüberstellung von *Verrücktheit* und *Psychose* zu ersetzen? Der alte Begriff der Verrücktheit stammt ja aus der vorwissenschaftlichen Phase der Psychiatrie, als die damaligen Autoren noch von *hysterischer Verrrücktheit* sprachen, von *Zweifelsmanie*, *Berührungsmanie* und *moralischer Verrücktheit* (*moral insanity*). Ich schlage die Rehabilitierung dieses alten Begriffs vor, weil wir die Entfaltung der Leidenschaft, d. h. der Sprache des Triebes, innerhalb des geschützten Rahmens der analytischen Sitzung wahrscheinlich einschränken, wenn wir das Schwergewicht zu sehr auf die Wünsche und Phantasien legen. Die Grenzen des analytischen Rahmens, die Verbote zur Einschränkung des Agierens und der Zwang zur Verbalisierung haben sicher das Verdienst, uns die Abwehrmechanismen klarer aufzuzeigen, über die sich dann ein Zugang zur Welt der Wünsche und Phantasien ergibt, aber sie lassen uns demgegenüber den Funktionsmodus des *Triebhandelns* aus dem Auge verlieren – samt der ganzen dynamischen Ladung, die dessen Verirrungen begleitet. In Sachen Verrücktheit hat der Analytiker nur mit der psychischen Verrücktheit zu tun, die Realitätsverzerrungen zur Folge hat und von Störungen der Ich-Funktionen zeugt. In seinem Text *Neurose und Pychose* von 1920 beschreibt Freud die Verbiegungen, in die das Ich unter Druck einwilligen muß: Es wird brüchig oder spaltet sich, um dem Zusammenbruch zu entgehen, wobei er hinzufügt, daß wir so die Bizarrheiten und Verrücktheiten der Menschen verstehen könnten; sie seien für das Ich, was die sexuellen Perversionen für die Sexualität seien. Wenn aber, wie er selbst unablässig wiederholt hat, der Schwachpunkt der Ich-Organisation in deren Verhalten gegenüber dem Sexualtrieb liegt, wäre dann nicht auch denkbar, daß die Bizarrheiten und Verrücktheiten der Menschen, die auf der Ebene des Ichs manifest werden, nur Reflexe dessen wären, was die sexuellen Perversionen selbst an versteckter Verrücktheit enthalten? An Verrücktheit, die im Wesen der menschlichen Sexualität selbst liegt.

Letzte Fassung der Triebtheorie und Anerkennung der Psychose

Zudem glaube ich, daß eine Gegenüberstellung von Verrücktheit und Psychose der letzten Fassung der Triebtheorie besser Rechnung trägt. Man kann sich des Eindrucks einer verwirrenden Koinzidenz im Freudschen Werk nicht erwehren. Freud wird sich zweier Sachverhalte mit gewissermaßen paralleler Verspätung bewußt: zum einen der Tatsache, daß der wahre Gegenspieler der Sexualtriebe die Destruktionstriebe sind, und zum anderen, daß er der Psychose einen immer größeren Platz einräumen muß oder eben den psychischen Mechanismen – ich denke an Spaltung und Verleugnung –, denen man vor allem in der Psychose begegnet, die aber eine viel allgemeinere Bedeutung haben. Diese Koinzidenz legt einen Schluß nahe: Destruktionstriebe und Psychose stehen in einem inneren Zusammenhang zueinander. Man kann dann die Bewegung, in deren Zusammenhang Freud vom Wahn als Heilungsversuch und Schaffung einer Neo-Realität spricht, auch so verstehen, daß über die erotische Verrücktheit versucht wird, etwas von dem Terrain zurückzuerobern, das durch die Psychose abgetragen und dadurch verloren worden war.

Bindung und Ent-Bindung

Die Verrücktheit im Herzen des Menschen ist nicht allein auf Pathologie rückführbar. Man sollte diese Verrücktheit aber nicht mit dem verwechseln, was wir Psychose nennen. Zur Unterscheidung beider schlage ich folgende Formulierung vor:

> Die Verrücktheit ist für die conditio humana konstitutiv und hängt mit dem Schicksal des Eros als ursprünglicher Kraft zusammen, die von Anbeginn an mit den Destruktionstrieben in Konflikt steht. Geht Eros aus dem Kampf als Sieger hervor – d. h. gelingt es der dem Eros innewohnenden Leidenschaft, eine Bindung einzugehen –, ist die Psychose abgewendet. Triumphieren dagegen die Destruktionstriebe über den Eros, gewinnt die Ent-Bindung die Oberhand über die Bindung, und es siegt die Psychose.

Dies ist aber nur eine deskriptive Darstellung. Zu klären wäre dann ja noch, *warum* in der Psychose die Destruktionskräfte siegen. Jeder weiß, wie sehr uns Antworten auf diese Frage fehlen. Ich glaube nicht, daß Freud jemals darauf eingegangen ist. Melanie Klein hat wohl zugunsten einer konstitutionellen Erklärung Position bezogen. Winnicott räumt der mütterlichen Umgebung größere Bedeutung ein und versucht aus seiner optimistischen Sicht, dieser Destruktivität mit dem Begriff der gnadenlosen Liebe (*ruthless love*) einen positiven Wert beizumessen. Ich würde eher die Ansicht Harold Searles' oder eine ihr nahe Position teilen.

Beschwörung des Objekts

Es kommt zur Psychose, wenn sich das Subjekt gezwungen sieht, seine Destruktionstriebe als Mittel zu mobilisieren, der Verschmelzungsbeziehung mit dem Primärobjekt ein Ende zu setzen. Ich glaube in der Tat, daß die Psychose ein Versuch ist, das Objekt zu beschwören.

Bleibt zu verstehen, warum die Dinge in dieser Weise ablaufen; dazu müssen wir versuchen, die Modalitäten der Beziehung zum Objekt zu rekonstruieren.

Ich und Objekt

Im Gegensatz zur ungeregelten, anarchischen Struktur der Es-Besetzungen verfügt das Ich über ein Netz stabiler Besetzungen auf gleichbleibendem Niveau. Wie schafft es das Ich, diese relative Unabhängigkeit gegenüber dem Es zu erreichen? Eine Erklärung durch ihm innewohnende Eigenschaften, durch Reifung oder Erfahrung ist unzureichend. Wir wissen heute um die grundlegende Rolle, die das Primärobjekt in dieser Entwicklung einnimmt. Es läßt sich annehmen, daß hier zwei Mechanismen ineinanderspielen: zum einen die Rolle, die das Primärobjekt in der mütterlichen Pflege effektiv einnimmt, und zum anderen die Identifizierung des Kindes mit dem Primärobjekt. Gleichwohl bleibt das Kind zwei Erregungsquellen ausgesetzt: den inneren, von den Trieben ausgehenden Erregungen und den äußeren Erregungen, von denen wiederum jene, die vom Objekt ausgelöst werden, das größte Gewicht haben. Nach meiner Auffassung stellt das Handeln des mütterlichen Objekts die Bedingungen zur Konstituierung des Ichs zur Verfügung. Daraus ergeben sich zwei Folgerungen:

- Gelingt es dem Ich, in seinem Inneren (dank des Objekts) eine Struktur von Besetzungen aufzubauen, die auf konstantem Niveau stabil bleiben, hat es nur noch mit inneren Trieberregungen zu kämpfen. Es wird Mechanismen der geistig-seelischen Verarbeitung – des Denkens (im weitesten Sinne) – entwickeln, sich dem Druck der Triebaktivität aber nicht entziehen. Das Ich wird diesen Druck dann aber durch Phantasiebildung verarbeiten können, und der Pol von Verrücktheit, der mit dem Trieb verbunden ist, wird sich innerhalb der Grenzen dieses Pols halten oder in den wechselnden Schicksalen des Eros aufgehen.
- Wenn das Ich aber nicht nur mit Trieberregungen zu kämpfen hat, die ja – bezogen auf die innere Welt – immer einen Keim von Verrücktheit in sich tragen, normalerweise als solche jedoch tragbar sind, sondern zu diesem Kampf noch der gegen eine äußere Quelle von Verrücktheit in Form der Triebe des Objekts hinzukommt, die in die Objektbeziehung einsickern, ist eine zweite Front gegen das Objekt eröffnet. Sie besteht im Kampf gegen diesen Erreger, der eigentlich sein Verbündeter sein sollte, nun

aber zu seinem Gegner wird und das Ich zur Mobilisierung der Destruktionstriebe zwingt; diese wiederum führen als Folge des erwähnten Doppelangriffs auf Objekt und Ich zur Entwicklung der Psychose.

Im letzteren Fall weiß das Ich gewissermaßen nicht mehr, »wo ihm der Kopf steht«, und ist manchmal sogar nicht mehr fähig, die eigenen Triebe und die des Objekts getrennt wahrzunehmen; es gerät in immer größere Konfusion, aus der heraus es schließlich keinen anderen Ausweg mehr sieht als destruktiv zu reagieren. In dieser Situation kümmert es das Ich dann wenig, daß es sich selbst schädigen muß – Hauptsache, es gelingt ihm, das Objekt zu beschwören, indem es zerstört wird.

Varianten eines Entstehungsmythos

Mutter-Kind-Beziehung

Zum Verständnis der Abläufe bei dieser Art pathogener Beziehung müssen wir zunächst auf die meistverbreitete Situation zurückkommen. Die Beschreibungen der Mutter-Kind-Beziehung sind nicht weit genug vorangetrieben worden. Weil unser Beobachtungsobjekt die Analysanden sind und die Erfahrung der modernen Psychoanalyse uns das Fortbestehen mentaler Abläufe aufgezeigt hat, die auf frühen archaischen Abwehrmechanismen und Phantasien beruhen, wie sie von Melanie Klein und ihren Nachfolgern mit großer Präzision beschrieben wurden, schließen sich viele Autoren bereitwillig der Vorstellung an, es gebe im Erwachsenen einen psychotischen Untergrund als Überrest einer ursprünglich kindlichen »Psychose«, die in gewisser Weise eine in jeder frühen Kindheit vorkommende normale Gegebenheit sei. Die heutigen kleinianischen Autoren scheinen ihre diesbezüglichen Aussagen zwar etwas zu nuancieren und zuzugestehen, daß diese Terminologie nicht sehr glücklich ist, sie halten meinem Eindruck nach aber an der angedeuteten Konzeption des frühkindlichen Seelenlebens fest, die mit dem Neurosenbegriff nur wenig zu tun hat. Mich stört diese Konzeption nicht sonderlich, ich finde sie aber unvollständig.

Mutter-Verrücktheit

Dem Beispiel der Kleinianer folgend, die annehmen, diese Psychose – die ich lieber Urverrücktheit (*folie originelle*) nennen würde – sei beim Kind sozusagen normal, würde ich nämlich gerne noch weiter gehen und als komplementäre These die normale »Mutter-Verrücktheit« (*folie maternelle*) ins Gespräch bringen.[27] Ich sehe darin nichts Schockierendes oder Verwunderliches. Man muß Schwangerschaft und Mutterschaft nur einen Moment lang mit genügend Abstand und Objektivität betrachten, um zu verstehen, daß Frauen, die diese Erfahrung machen, eine vollständige Umgestaltung ihres Erlebens, ihres Weltbezugs und der Strukturierung ihrer Wahrnehmungen vornehmen, die nun im Hinblick auf das Kind ganz neu ausgerichtet werden. Die Empfänglichkeit der Mutter für kaum wahrnehmbare Signale des Kindes nimmt für Außenstehende eine nahezu halluzinatorische Qualität an. Schwangerschaft und Mutterschaft beinhalten für die Frau eine Dimension des Wunderbar-Großartigen; diese Erfahrungen verwirklichen Allmachtswünsche und den Wunsch, für das Kind das zu sein, was das Kind für die Mutter ist: jenes *einzigartige, unvergleichliche* Objekt, dem man alles verdankt, schuldet und zu opfern bereit ist – und dies wohlgemerkt in der allernormalsten Mutter-Kind-Konstellation. Gerade wenn dieses »Verrücktsein« nicht auftritt, besteht Anlaß, einen Mangelzustand zu vermuten und sich Sorgen zu machen. Zutreffend vermerkte Freud die enge Verknüpfung von Liebe und Sexualität in den mütterlichen Pflegehandlungen. Unter Hinweis darauf, daß sich die Mutter nicht darauf beschränkt, das Kind zu ernähren, sondern in ihm auch angenehme und unangenehme Körperempfindungen her-

[27] Siehe dazu A. Green: La sexualisation et son économie. *Revue Française de Psychanalyse*, 1975, 39: 905-918

vorruft, sagt er, sie sei die erste Verführerin. Pflegeaktivität und erotische Verführungsaktivität können nicht voneinander getrennt werden. Im *Abriß* formuliert Freud es so: »In diesen beiden Relationen wurzelt die einzigartige, unvergleichliche, fürs ganze Leben unabänderlich festgelegte Bedeutung der Mutter als erstes und stärkstes Liebesobjekt, als Vorbild aller späteren Liebesbeziehungen – bei beiden Geschlechtern« (GW XVII, S. 115). Wenn uns nun die späteren Liebesbeziehungen jenes Moment von Verrücktheit in voller Blüte zeigen, ist anzunehmen, daß es von Anbeginn vorhanden war, und zwar zunächst bei der Mutter; später begleitete es dann die wechselnden Ausformungen jenes Ur-Eros bis in Perversion, Neurose und die hochentwickeltsten Formen der Sublimierung hinein.

Hätte jene Mutter-Verrücktheit nicht ihr Gegengewicht in einem anderen Aspekt der Mutter-Kind-Beziehung, hätte sie ohne Zweifel nicht nur positive Folgen. Die Rolle, die wir dem Objekt für die Konstitution des Ichs zugeschrieben haben, hängt von ganz verschiedenen Funktionen ab. Die Mutter muß für das Kind die Rollen eines Hilfs-Ichs, Behälters und Spiegels übernehmen. Nun kann die Mutter diese Aufgaben aber nur ausfüllen, wenn sie ihre eigenen Triebe sowohl akzeptieren wie in sich halten kann; nur so kann sie im Kind das Triebleben erwecken – was ja im Grunde das Leben überhaupt ist –, ihm ermöglichen, seine eigenen Triebe in ihr wiederzuerkennen, spüren, daß die Mutter ihnen als Behälter dienen kann, der ihm die Triebe in annehmbarer Form zurückgeben kann.

So kommt man zu einer ganz paradoxen Beschreibung der Mutterliebe. Was diese Liebe allerdings nicht daran hindert, spontan und intuitiv ausgeübt werden zu können. Ich möchte die Situation in *einem* Satz zusammenzufassen: Die Mutterliebe hat nur zum Ziel, das Triebleben, nachdem sie es zum Erblühen gebracht hat, für das Kind auch ertragbar werden zu lassen. Die Mutter oszilliert potentiell immer zwischen einem Übermaß an Gratifikation und einem Übermaß an Frustration. Beide Extreme haben die gleiche Wirkung, nämlich ein Ausmaß an Trieberregung auszulösen, das die Verarbeitungsmöglichkeiten des Ichs überschreiten und damit die Integration der Triebe in eine Bindungsaktivität unmöglich machen. Sind die Verarbeitungsmöglichkeiten überfordert, gerät das Ich bei den Grenzfällen in eine Situation zwischen zwei Ängsten: zwischen Intrusions- und Trennungsangst. Bis hierhin bleibt alles innerhalb der Grenzen dessen, was ich *folie privée* genannt habe, d. h. jener heimlichen Verrücktheit, die nur in der Regression innerhalb der Übertragung zum Ausdruck kommt.

Inneres und Äußeres

Man muß aber auch andere Beziehungsformen berücksichtigen, insbesondere jene, die für den Fall der Psychose hypothetisch angenommen wurde. Hier zeigt sich die Mutter-Verrücktheit nicht so sehr in Form von Liebe als vielmehr in einer intensiven, ungezügelten Triebaktivität, und zwar entweder in ganz direkter Form oder verkleidet als Angst oder Angstabwehr. Die Funktion des Hilfs-Ichs, Behälters oder Spiegels wird vom mütterlichen Objekt dann nicht mehr übernommen. Im günstigeren Fall muß das Kind, da es auf das Objekt zählen kann, sich, wie gesagt, nur gegen seine inneren Trieberregungen zur Wehr setzen, d. h. nur gegen *seine* Verrücktheit. In diesem Zusammenhang tritt Kastrationsangst auf, die ich inzwischen immer mehr in Verbindung mit Angst vor Penetration sehe. In den schwereren Fällen muß man diesen Kampf gegen die Erregung aus inneren Triebquellen um den gegen äußere Triebreize erweitert sehen, die vom Objekt ausgehen – in die Suche des Subjekts nach einer variablen Etablierung seiner Grenzen hinein, die es ihm ermöglichen sollen, am Objekt festzuhalten, wenn auch unter dauernder Wachsamkeit gegenüber der Bedrohung, die von Trennungs- und Intrusionsangst ausgeht. In der Psychose schließlich ist die Hilfe, die das Objekt liefert – seine Funktionen als Hilfs-Ich, Behälter und Spiegel –, weit davon entfernt, die Zunahme der (sich direkt oder in Form von Angst manifestierenden) Triebspannung auszugleichen. Damit entsteht eine zweite Front, und zwar gegen die Quelle der von außen

– vom Objekt – ausgehenden Steigerungen des Trieb-Erregungsniveaus, gegen die erfolgreiche Abwehr nicht möglich ist. Es breitet sich Konfusion darüber aus, ob die Erregungsquelle im Inneren oder in der Außenwelt liegt. In dieser Situation werden dann die Destruktionstriebe mobilisiert, weil das Ich sich nicht konstituieren und seine Bindungsfähigkeit nicht ausüben kann. Über die innere Verrücktheit hinaus, mit der es Kompromisse aushandeln muß, muß es dann nämlich auch noch mit der Verrücktheit des Objekts rechnen, genauer gesagt: mit der Verrücktheit der Triebe des Objekts.

Ich würde sagen, alles läuft zunächst so ab, als ob *es nicht zu einer Ordnung der Welt käme*. Und wenn alles Chaos ist, wird auf das Chaos mit Entstrukturierung und Zerstörung geantwortet.

Auch wenn diese Weltordnung nur auf Illusion beruhte, so müßte doch wenigstens Zeit existieren, bevor sich das Ich seines vollständig relativen oder gar trügerischen Charakters vielleicht bewußt werden kann. Unter diesen Umständen scheinen die Destruktionstriebe die Rolle der letzten Rettungsmöglichkeit zu spielen: Das Objekt wird zu neutralisieren versucht, wobei die es umgebende Realität in den Verwüstungsvorgang mit einbezogen wird.

Die Vermittlungsfunktion des Vaters

Den Vater habe ich bisher mit keinem Wort erwähnt. Bestimmt aber nicht deshalb, weil sein Eingreifen erst später erfolgte. Er ist in der Beziehung zwar nicht direkt präsent, aber seine Rolle ist gleichwohl von kapitaler Bedeutung. Seine Präsenz wird entweder verborgen oder auf das Kind verschoben. Es ist in der Tat von allergrößter Bedeutung, daß jene Mutter-Verrücktheit, die in der Liebe zum Kind zum Ausdruck kommt, den Vater einbezieht. Nicht nur, weil er derjenige ist, der das Kind geschenkt hat, sondern weil er derjenige ist, der diese Verrücktheit umfaßt und hält, indem er der Allmachtsillusion des Kindes eine Grenze setzt und dazu zwingt, sich bewußt zu machen, daß Kindesliebe allein die Mutter nicht ausfüllen kann. Er ist sozusagen der Garant der Umformung dieser Verrücktheit sowie ihrer Fortentwicklung hin zur unausweichlichen Trennung, später dann der Repräsentant der ödipalen Verbote. Auch deshalb, weil er die Ängste der Mutter auffängt und das Objekt anderer Triebbefriedigungen ist (der sexuellen im besonderen), die sich insofern dann nicht mehr über das Kind entladen müssen. In den Augen der Mutter ist der Vater aber auch im Kind selbst präsent, denn als Produkt der Verbindung der Eltern trägt jedes Kind Gesichtszüge von Vater und Mutter. Der Vater ist somit ein zwischen Kind und Mutter vermittelndes Element. Natürlich möchte ich damit nicht glauben machen, der Vater hätte das Privileg – oder das Unglück –, von Verrücktheit unbeschadet zu sein. Die seine wird lediglich an anderer Stelle ausgelebt: in der Welt, im sozialen Leben, in Faszination der Macht gegenüber. Vielleicht liegt aber auch darin nur ein weiterer jener demonstrativen Akte, mit denen er sich von der frühen Mutter-Verrücktheit abzusetzen sucht – nicht, weil sie so furchtbar wäre, sondern weil deren köstliche Wohltaten passivierend sind.

Passivierung

Diese genetischen Hypothesen – die de facto aber weniger genetisch sind, als vielmehr den Mythos einer Genese nachzeichnen, die von ihren Strukturierungsstörungen her verstanden werden soll – enthalten Unausgesprochenes. Insistieren möchte ich – wobei ich mich mit Freud wie mit Winnicott in bestem Einvernehmen fühle – auf der grundlegenden Bedeutung dessen, was ich Passivierung nenne (*la passivation*).[28]

Obwohl der Trieb selbst aktiv ist, »passiviert« die Triebhandlung das Subjekt, das sie an sich erfährt. Die mütterlichen Pflegehandlungen passivieren das Kind. Damit der Trieb nicht als gefährlich

[28] »Die ersten sexuellen und sexuell mitbetonten Erlebnisse des Kindes bei der Mutter sind natürlich passiver Natur«. S. Freud in *Über die weibliche Sexualität* (1931), GW XIV, S. 530

und zerstörerisch erlebt wird, selbst wenn er aufgrund der Verwirrung, in die er das Subjekt stürzt, die erwähnte Polarität von Verrücktheit enthält, muß das Subjekt auf das Objekt zählen können – so wie das Kind, das durch die mütterliche Pflege passiviert ist, mit der Mutter rechnen können muß. Freud hatte bereits jene radikale Verwerfung der Weiblichkeit bei beiden Geschlechtern notiert, die der Heilung durch die Analyse wie ein Fels im Wege stehe. Diese Bemerkung möchte ich gerne dahingehend übersetzen, daß es bei beiden Geschlechtern darum geht, *die Feminität der Mutter von sich zu weisen*, d. h. deren passivierendes Wirken. Und dies aus Gründen, die nicht nur auf negativen Eigenschaften beruhen, sondern weil die Rückkehr zur Verschmelzung mit der Mutter eine Bedrohung der Individuation ist, und zwar ganz besonders dann, wenn sich darin Anklänge an ein verlorenes Paradies finden, das man vielleicht nie wieder verlassen wollen könnte. Die Mobilisierung der Destruktionstriebe in der Psychose stellt die allerletzte Zuflucht der Aktivität gegen die Passivierung durch ein Objekt dar, auf das sich zu stützen unmöglich ist. Es ist also im Falle extremer Pathologie wie in der Normalität eben diese Passivierung, die sehr gefürchtet wird – und demzufolge erträglich gemacht werden muß.

Nun ist aber die analytische Kur ohne jene vertrauensvolle Passivierung nicht möglich, in der sich der Analysand auf den Analytiker verläßt. Die Hypothesen, die ich gerade auf klinischer und theoretischer Ebene vorgetragen habe, sollten deshalb mit der psychoanalytischen Situation zu verbinden versucht werden. Man muß sich die Frage stellen, was denn die psychoanalytische Situation, die ja doch eigentlich *facilitating* sein soll – Möglichkeiten erschließen soll –, so schwierig oder gar unerträglich machen kann. Und schließlich sind auch die Mittel zu untersuchen, die diese psychoanalytische Situation annehmbar und damit fruchtbar machen können. Aber das ist Thema einer anderen Arbeit.[29]

[29] Siehe dazu das Kapitel V. im vorliegenden Buch.

Hier sei nur soviel dazu gesagt, daß die Technik an diesem Punkt wieder auf die Theorie treffen könnte. Freuds letzte Formulierungen enthalten die beiden Gleichungen Eros=Bindung und Todestrieb=Ent-Bindung, so daß man versteht, daß in den Fällen, in denen wir der Verrücktheit nur in Form erotischer Leidenschaft begegnen, der erfolgreiche Ausgang der Bindungs-Arbeit von vornherein als gesichert betrachtet oder aber doch als so ausreichend am Werk gesehen werden kann, daß das Schweigen des Analytikers sich diese Arbeit unter der Schirmherrschaft eben dieses schweigenden Zuhörens vollziehen lassen kann. Ganz anders stellt sich die Situation dar, wenn die psychotische Auflösung von Bindungen die Oberhand über diese Vorgänge gewinnt. In diesem Fall würde das Schweigen des Analytikers zum Komplizen jener Bemühungen Penelopes, in denen sich die generative Kraft des Schweigens in degenerative Verformung verwandelt. In diesen Fällen müssen die Bindungsprozesse der Analyse – die ich tertiäre Prozesse nenne – über das Wort des Analytikers ins Spiel gebracht werden.

Theoriebildung zwingt immer etwas zur Schematisierung. Es ist hoffentlich klar, daß es um Gleichgewichts- oder besser Ungleichgewichtsbeziehungen zwischen Eros und Destruktionstrieben geht.[30] Bindung und Ent-Bindung sind in der Verrücktheit wie in der Psychose nämlich unablässig am Werk. Was zählt ist die Resultante: Erst an ihr wird sichtbar, ob das Ergebnis einer Umformung ein künstlerisches Erzeugnis oder aber – als Ergebnis von Desintegration – ein Scherbenhaufen ist. Zur Vervollständigung des Bildes muß auch auf der positiven Rolle der Ent-Bindung insistiert werden, erzeugt sie doch jene Diskontinuität, ohne die die Mechanismen, die in Richtung neuer, anderer Zusammensetzungen wirken, keinen Entfaltungsraum hätten, denn das Beständige steht ja für den grenzenlosen Raum der Fusion ebenso wie für die Zeitlosigkeit, die den

[30] Es handelt sich in Wahrheit wohl um »Abstände vom Gleichgewicht«, die am besten das hervorzubringen geeignet sind, was ich *wirksamen Unterschied* und *nützlichen Abstand* genannt habe. Siehe dazu Green (1983): *Narcissisme de vie – Narcissisme de mort*.

Pfeil der Zeit nicht kennt. Die Einführung der tertiären Prozesse ermöglicht demgegenüber, zur kapitalen Bedeutung des Dritten als jenes vermittelnden Faktors zurückzufinden, ohne den das Aufeinandertreffen von Subjekt und Objekt nur zu einem sterilen Kreislauf würde. Auch die Konsistenz von Theorie und Praxis wird zurückgewonnen: mit der strukturierenden Bedeutung des Ödipuskomplexes und der fruchtbaren Rolle der Triangulierung.

Vielleicht beruhen Tragik wie Hoffnung des Kindes auf dem Umstand, daß es – als Subjekt – immer mit zwei Objekten zu tun hat.

Die Leidenschaften und ihre Schicksale

Wenn ich jetzt abschließe, rechne ich noch mit zwei Einwänden, die aber wohl zusammengehören.

- Die Leidenschaft, die Sie allenthalben am Werk sehen, läßt sich anhand der Klinik nicht so offensichtlich belegen. Die Leidenschaftszustände, so sie denn auftreten, sind doch leicht in Beziehung zu Vorstellungen zu setzen – warum sollte man ihr Feld also bis zu den am »apathischsten« erscheinenden ausdehnen?
- Außerdem: Laufen Sie mit Ihrer Empfehlung, den Affekten derart viel Aufmerksamkeit zu widmen, nicht Gefahr, die psychoanalytische Theorie auf eine Phänomenologie zu reduzieren und die Technik auf die kathartische Methode zurückzuschrauben? Darin hat sich doch Ferenczi bereits erfolglos versucht.

Diese Fragen, die ich einem imaginären Gegenspieler in den Mund lege, stelle ich mir natürlich selbst. Mir scheint, ich schlage hier auch keine Revolutionierung der Theorie oder Technik vor, sondern eine Neubelebung der Theorie im Licht der Erfahrung. Ich sage nicht, die Arbeit an den Vorstellungen sei von geringem Wert, und auch nicht, die Sprache des Analysanden sei unzusammenhängend und zwinge den Analytiker dazu, »über dessen Rede hinauszugehen«. Ich bin auch nicht so naiv zu glauben, die affektive Entladung berge in sich bereits magische Kräfte. Ich sage, daß die freudianische Theorie das Gleichgewicht verloren hat, obwohl sie genau erkannt hat, was in der Analyse im Spiel ist. Dies ist es, was erklärt werden muß, wenn man sich der einfachen Erklärung verweigert, die alles auf die Persönlichkeit Freuds und seine persönliche Ideologie zurückführen möchte – obwohl diese Faktoren natürlich keineswegs bedeutungslos sind: Denken wir nur daran, was er über den Moses des Michelangelo und das Ideal der Affektbeherrschung schrieb, das er ja an die oberste Stelle dessen setzt, was ein Mensch erreichen könne. Die Aufmerksamkeit, die den Vorstellungen zuteil wird, beruht meines Erachtens auf dem Bemühen um wissenschaftliche Nachweisbarkeit. Wer wäre nicht von dem Erklärungsschema fasziniert, wie es im Zusammenhang mit der Analyse des Vergessens des Namens Signorelli geliefert wird? Das Problem ist, daß es dabei um etwas geht, das die Bezeichnung *Symptom* kaum verdient. Der Name des Malers wird wiedergefunden, und alles kommt – tausend Dank an das Unbewußte! – wieder in Ordnung. Schrebers Grammatik oder selbst seine »Fundamentalsprache« erhellen seinen *Text*. Welchen mobilisierenden Effekt diese Deutung für ihn dagegen gehabt hätte, sei dahingestellt. Über den Wolfsmann, der kürzlich verstorben ist – in, soweit ich weiß, äußerst bedauernswerter psychischer Verfassung –, sollte man aus Barmherzigkeit lieber schweigen. Kein Fall ist häufiger kommentiert worden, wobei jeder von seiner Theorie ausging und geradezu Schätze an Erfindungsreichtum ausbreitete. All diese schönen Konstruktionen hätte man auf die harte Probe der analytischen Umsetzung stellen müssen.

Irgendetwas wehrt sich also. Ich suche danach, was es wohl sei, und schlage vor dem Hintergrund meiner Erfahrung vor, darin das zu erkennen, was zuvor verschleiert worden war. Wissenschaft ist nämlich nicht ein Unterfangen, das eine Erklärung aufbaut, indem es alles Störende beiseite schiebt, sondern das gerade diese Komplexität zu erhellen sucht – auch auf die Gefahr hin, dadurch unrein zu erscheinen. Letztlich will ich sagen, daß der Affekt selbst *Repräsentanz ist*. Ein Signifikant des Fleisches, formulierte ich in *Le Discours vivant*. Heute spreche ich lieber vom *Repräsentanten der Leidenschaft*.

Wird damit auf Erlebtes Bezug genommen? Kaum, denn ich habe nicht das bewußt Erlebte vor Augen, sondern den *unbewußten* Affekt und die Ergebnisse seiner Umformungen, die meiner Auffassung nach für Fixierung und Abwehr verantwortlich sind. Positive und negative Affekte, Liebes- und Haßaffekte, verrückte oder psychotische. In den Schriften und den analytischen Beziehungen, wie sie von den zitierten angelsächsischen Autoren geschildert werden, habe ich etwas gefunden, das mich überzeugt hat und mir in meiner, von Lacans Lehre beeinflußten Ausbildung zu fehlen schien. Ich habe mich deswegen aber keineswegs konvertiert, sondern betrachte nach wie vor als wesentlich, daß die Analyse eine *Sprech*kur ist. Dies erfordert meiner Auffassung nach aber eine Re-Interpretation des Lacanschen Werkes; dies habe ich mir zur Aufgabe gemacht, denn die Lacanianer selbst verhalten sich integristisch. Nicht alle. Die lacanianische Theorie – wie die Frau – ist nicht ein Ganzes. Zum Glück.

Ich komme auf das erste Argument zurück: die Ausweitung des Feldes der Leidenschaft. Freud dachte – später stellte sich dies als unzutreffend heraus, was im jetzigen Zusammenhang aber nicht weiter von Belang ist –, die Perversen entgingen der Verdrängung; außerdem vertrat er die Auffassung, das Kind sei polymorph-pervers. Perversität wäre sozusagen natürlich, die Neurose dagegen ein kulturelles Phänomen, ein weniger erfreuliches Nebenprodukt des Zivilisationsprozesses. Man könnte ihm vorwerfen, damit überall die Perversion gesehen zu haben: hinter Neurose, Depression und Psychose. Für den aufmerksameren Leser liest sich das bekanntlich nicht so. Auch im hier von mir behandelten Fall ist das so.

Die Zustände, die von Leidenschaft dominiert sind, existieren: Sie sind, wie wir heute wissen, die Grenze der Psychoanalyse – wie übrigens die Perversion auch. Freud meinte, man werde einen Perversen niemals davon überzeugen können, daß das Ausleben sogenannter normaler Sexualität mehr Lust verschaffen könne als die Befriedigungen, die aus der Perversion gezogen werden. Zunächst einmal: Warum ihn überhaupt davon überzeugen wollen? Offeriert man ihm den mit den Lüsten der gemeinen Sexualität gedeckten Tisch, wird er stets antworten können, daß Sie ja keine Ahnung davon hätten, was Sie versäumen, wenn Sie die Gelage der Perversion verschmähen. Jeder tut, was er kann. Die Situation ist mit der Leidenschaft vergleichbar. Der Widerstand gegen das, was man Heilung nennt, folgt analogen Mechanismen. Mehr noch als an den Heilungswunsch klammert sich der Analysand, so Freud, an seine Krankheit – oder wie ich sagen würde: gibt er dem Objekt seiner Leidenschaft den Vorzug. Es ist aber klar – oder muß es gesagt werden? –, daß ich von *unbewußten* Leidenschaften und vom *Schicksal* der Leidenschaften[31] spreche: einschließlich der aus Sublimation hervorgegangenen Leidenschaften, von denen ich jetzt nicht weiter spreche. Hier kann auf keinerlei Phänomenologie zurückgegriffen werden. Doch damit nicht genug: Ich glaube nicht, daß der Affekt den Prozessen von Symbolisierung und Metaphorisierung entgangen ist. Ich glaube sogar, daß der Affekt die Matrix der Symbolisierung darstellt und also nicht bloße Energie ist. Daß Freud vom *Lust-Unlust*-Prinzip spricht – zu dessen Definition also zwei Begriffe heranzieht –, zeigt, daß er ein binäres Modell konstruiert, das ansonsten ja eine Grenzbedingung für den Status des Symbols ist, während das Realitätsprinzip vielleicht daran krankt, nur einen einzigen Begriff zu bezeichnen.[32] Der symbolische Gegensatz besteht hier zwischen den beiden Prinzipien. Eine zweifache Symbolisierung also: zwischen Lust und Unlust sowie zwischen Lust-Unlust und Realität. Die Logik der Theorie ist kohärent.

Logik ist Wesensbestandteil nicht nur der Vorstellungen. Sie ist auch affektiver Natur. Die ganz alten Autoren sprachen von Leidenschaftslogik. Was ist schließlich logischer und unlogischer als wahnhafte Leidenschaft? Der Dekonstruktion ist sie nicht zugänglich.

---

[31] Es ist sicher verstanden worden, daß ich hier auf *Triebe und Triebschicksale* anspiele.

[32] Vielleicht könnte man die Bezeichnung »Realitäts-Wahrheits-Prinzip« einführen, denn beide Teile stehen ja oft gegeneinander.

Auch die Perversion entgeht der Einwirkung der Verdrängung nicht mehr als andere Strukturen, was Freud auch immer dazu gedacht haben mag, und die Leidenschaftspsychose ist auch keineswegs das direkte Produkt einer Leidenschaft. Sie ist ganz im Gegenteil Ausdruck höchstgradiger Umformung der Leidenschaft, denn die verbotene Liebe führt hier zur Zerstörung entweder des Objekts oder des Ichs. Die verschiedenen klinischen Bilder, zu denen sich die Konflikte strukturieren, müssen sämtlich als Systeme der Umformung jener unbewußten Leidenschaft betrachtet werden, die ich erotische Verrücktheit genannt habe, deren Quelle in der von Mutter und Kind geteilten Verrücktheit liegt.

Bestimmte Schlüsselworte gruppieren sich zu bedeutungsträchtigen Konstellationen: Leben, Affekt, Frau. Das ist *common sense* und damit suspekter Sinn. Und doch muß man wohl auch andere negative Konstellationen hervorheben, die wie ein durch todbringende Kräfte geschmiedetes Komplott wirken. Freud gestand ein – dieser Hinweis ist wichtig, und zwar nicht zur Sammlung von Belastungsmaterial, sondern im Gegenteil als Ausdruck einer Klarsichtigkeit, zu denen nur wenige von uns heute fähig sind –, daß es ihm nicht gelungen sei, das Mysterium der Weiblichkeit zu durchdringen (»Was will das Weib?«), daß er in der Übertragung den Platz der Mutter nur ungern einnahm und daß er kaum Sinn für Psychotiker habe. Können sein klinischer Ansatz, seine Technik und Theorie davon unbeschadet bleiben?

Der Preis für die Unparteilichkeit des Intellekts ist kein geringer.

Freud liebte die Leidenschaft nicht, hatte statt dessen aber immerhin eine Leidenschaft für die Wahrheit, wobei er gleich zugestand, letztere könne nur durch Verbiegungen hindurch erreicht werden. Was die entdeckte Wahrheit nicht davor bewahrt, einige dieser Verbiegungen – und nicht gerade die geringsten – weiter mit sich zu schleppen. In der Freudschen Theorie – wie im Wahn – gibt es trotz der unvermeidbaren Verbiegungen aber einen Kern von Wahrheit. Freud spricht ihn im letzten Teil von *Die endliche und die unendliche Analyse* an: *die Ablehnung der Weiblichkeit bei beiden Geschlechtern*. Bei beiden Geschlechtern: Wo also ist hier der ihm so oft unterstellte Phallozentrismus?

Der Ödipuskomplex ist der *Vaterkomplex*. Geht das nicht aber in Richtung auf Ablehnung zwar nicht der Frau, aber ihres grundlegendsten Bildes: der Mutter? Man interessiert sich jetzt immer mehr für die Muttersprache. Wir sollten uns hüten, sie nicht vorschnell mit der Sprache unserer Väter gleichzusetzen. Damit ist zwar die Ordnung schnell wieder hergestellt, aber die Mütter werden uns ebenso schnell in Erinnerung rufen: »Was Sie da sagen, ist für mich Chinesisch. Sie sagen nichts über das Lächeln beim Aufwachen, das laute Lachen, die langen Melodien ohne ein einziges verständliches Wort, von denen diese sprechenden Wesen aber jedes einzelne verstehen; Sie sagen auch nichts über die durchdringenden Schreie, das Weinen, das man klagend in die Länge zieht, um zu sagen, daß es einem weh tut – selbst dann, wenn der Schmerz vorbei ist, weil die Mutter wieder da ist, und Sie werden auch nichts über jene Situationen langen Schweigens sagen, in denen sich so viel ereignet, wenn ich das Ohr, die Brust oder die Hand meiner Mutter betrachte. Über Lust und Schmerz werden Sie nicht sprechen, über die enorme Befriedigung zu gebären, gestillt zu werden und in ihren Armen einzuschlafen. Sie haben noch nie eine Mutter und ihr Kind gesehen. Sie laufen in die Museen und sinnieren über die Madonnen mit dem Jesuskind. Sie betrachten sie und gehen weiter zum nächsten Bild: einer Passionsdarstellung. Und zwischen beiden bringen Sie keine Verbindung zustande. Sie denken, Jesus am Kreuz dächte nur an den Vater ...«

Man malt heute aber keine Passionsbilder mehr. Die Zeiten haben sich geändert ... Geblieben ist die Leidenschaft an Farbe, Formen, Volumina, die obsessive Beschäftigung mit Raum und Materie. Die Leidenschaft des Blicks. Wessen Blicks?

Freud schrieb, der Tod des Vaters sei zweifellos das wichtigste Ereignis, das ein Mann zu bestehen habe. Mit gutem Grund: Seine Mutter blieb ihm viel länger erhalten. Lesen Sie noch einmal seine

Briefe, und sehen Sie, was er schreibt, als der Tod sie ihm schließlich doch entzieht. Fast ein Seufzer der Erleichterung, dem dann noch hinzugefügt wird, die arme Frau sei in ihrem Alter auch nicht mehr das gewesen, was sie früher einmal gewesen war.

Soviel Scham angesichts dieser Trauer erklärt rückwirkend, warum er bei der Lektüre von Leonardos *Schriften* über dessen Diskretion zum gleichem Anlaß so betroffen war.

Die Leidenschaft für die Mutter wird von sich gewiesen. Zerstörung des Ödipuskomplexes, des *Mutterkomplexes*.

Ich blase damit nicht in die Trompeten der psychoanalytischen Moderne. Ich verdränge nicht den Vater, um die Mutter wieder an die Oberfläche kommen zu lassen. Ich sehe keinen Nutzen darin, den Urhordenvater durch die große Muttergottheit zu ersetzen. Ich frage mich lediglich, was wohl die Analytiker zu dieser ewigen Querele darüber veranlaßt, wem von beiden denn der Vorrang zukomme.

Die Leidenschaft für den Vater ist nicht sekundär, weder im einen noch im anderen Sinne. Sie ist anders. Wie den Geschlechtsunterschied gibt es auch einen Leidenschaftsunterschied. Ich habe mich in dieser Arbeit darum bemüht, die Verbindungen zwischen Leidenschaft und erotischer Verrücktheit hervorzuheben sowie deren gemeinsamer Matrix in der Mutter-Kind-Beziehung nachzugehen, ohne dabei aber auch nur einen Augenblick zu vergessen, daß die Leidenschaft zwischen Mutter und Kind ohne die Leidenschaft zwischen Mann und Frau stets der Gefahr der Hybris ausgesetzt wäre, denn das Fehlen einer vermittelnden Instanz beeinträchtigt die Entdeckung des anderen als eines anderen schwer. Großbuchstaben sind hier überflüssig.[33] Erst das Leidenschaftsschicksal erotischer Verrücktheit versieht den anderen mit einem Großbuchstaben. Auch die Psychose tut dies, stattet den anderen aber zudem noch mit negativer Macht aus.

[33] Anm. d. Üb.: Anspielung auf Lacan, der zwischen *dem anderen* und *dem Anderen* (»le Grand Autre«) unterschied.

III. Psychoanalytische Theorien über den Affekt

Vorbemerkung

Der 30. Kongreß der Internationalen Psychoanalytischen Vereinigung 1977 in Jerusalem stand unter dem Hauptthema »Die Affekte in der psychoanalytischen Situation«. Wie der Titel anzeigt, sollte die klinische Fragestellung im Vordergrund der Diskussion stehen. Ein anderer wichtiger Grund für die Wahl dieses Themas lag darin, daß die Affekttheorie in vielem noch unbefriedigend ist. Ziel meines Beitrags war es, den Autoren, deren Beiträge im voraus publiziert wurden, ihre Aufgabe zu erleichtern und sie davon zu entlasten, auf die Geschichte des Affektbegriffs und die theoretischen Debatten, zu denen er seit den Tagen Freuds Anlaß gab, eingehen zu müssen. Auf diese Weise sollte ihnen die Möglichkeit gegeben werden, ihre Beiträge auf jene Probleme zu konzentrieren, die die Affekte in der heutigen analytischen Praxis aufwerfen. Wenn es gelingt, die Voraussetzungen für die aktuelle Untersuchung dieser Frage zu schaffen, haben meine Ausführungen ihr Ziel erreicht. Auf dem Kongreß selbst wurden sie nicht vorgetragen.

Der Rahmen einer solchen Einführung gestattet natürlich nur einen kurzen Überblick über die Frage, sowohl was Freud betrifft als auch was die Autoren, die nach ihm schrieben, angeht. Ich möchte betonen, daß es mir hier mehr um den theoretischen Hintergrund, der zur Verteidigung dieser oder jener Konzeption geführt hat, zu tun ist als um die Darstellung dieser Konzeption selbst. Indem ich so verfahre, erhebe ich keinen Anspruch auf objektive Darstellung. Ich allein trage die Verantwortung für die Deutungen, die ich den zitierten Autoren angedeihen lasse, ebenso wie für deren Auswahl, die unvermeidlich zahlreiche Lücken aufweist.

Ohne zu übertreiben kann man sagen, daß in der heute praktizierten Psychoanalyse die Arbeit an den Affekten einen großen Teil unserer Anstrengungen ausmacht. In der Analyse gibt es kein günstiges Ergebnis ohne Affekt-Änderung. Gut wäre es, wenn wir auf eine befriedigende Affekttheorie zurückgreifen könnten. Da wir aber über eine solche Theorie nicht verfügen, würden wir es vorziehen, uns nicht länger mit älteren theoretischen Konzeptionen herumzuschlagen und die Frage aus einem völlig neuen Blickwinkel zu betrachten. Dies aber ist kaum möglich. Zwei Gründe gibt es für diese Schwierigkeiten. Der erste hängt mit der Natur der Affekte selbst zusammen. Es ist schwierig, über etwas zu sprechen, das seinem Wesen nach nur partiell mitteilbar ist – und das gilt häufig für die Affekte, häufiger jedenfalls als für jedes andere Phänomen, das wir in der Psychoanalyse beobachten. Die zweite Schwierigkeit hat ihren Grund in unseren vorgefaßten Ansichten und in der Art und Weise, wie die Probleme in der Freudschen Theorie von Beginn an gestellt worden sind. Während die erste Schwierigkeit ein nicht eben leicht zu überwindendes Hindernis darstellt, läßt sich die zweite zum Gegenstand einer erhellenden Reflexion machen. Denn es ist leichter, über das zu sprechen, was über den Affekt gesagt worden ist, über die Art und Weise, wie man ihn aufgefaßt hat, als über den Affekt selbst. In jedem Falle aber stellt der Affekt eine Herausforderung für das Denken dar.

Der Affekt bei Freud

Freud hat sich sein Leben lang mit dem Problem des Affekts beschäftigt, von den »Studien über Hysterie« (1895) bis zu »Hemmung, Symptom und Angst« (1926). Vier Etappen seines Werkes werde ich herausgreifen: »Die Traumdeutung« (1900), die Arbeiten zur Metapsychologie (1915 a, b, c; 1917 a, b), »Das Ich und das Es« (1923) und schließlich »Hemmung, Symptom und Angst« (1926). Jede dieser vier Etappen, in denen Freud seine Gesamtkonzeption der psychischen Tätigkeit in umfassender Weise darlegt bzw. neu formuliert hat, umfaßt auch eine Stellungnahme zum Affekt, die bezeugt, daß der theoretische Stellenwert dieses Begriffs nicht isoliert untersucht werden kann.

1. *Von den Anfängen der Psychoanalyse zur »Traumdeutung«*

Noch vor den »Studien zur Hysterie« (1895 a) führt Freud in seiner französisch geschriebenen Arbeit »Quelques considérations pour une étude comparative des paralysies motrices organiques et hystériques« (geschrieben 1888, veröffentlicht 1893) den Begriff »Affektbetrag« ein. Jeder Eindruck, jedes psychische Ereignis ist mit einem solchen – prinzipiell, wenn auch nicht praktisch meßbaren – Affektbetrag ausgestattet, dessen sich das Ich bei den Neurosen entweder mittels einer motorischen Reaktion oder durch assoziative psychische Arbeit zu entledigen sucht. Man kann sagen, daß in der Freudschen Konzeption des Affekts bereits von diesem Zeitpunkt an implizit drei Voraussetzungen enthalten sind:

1. Der Affekt ist ein (Energie-) Quantum, das die Ereignisse des psychischen Lebens begleitet. Er ist mehr oder weniger der elektrischen Ladung eines Nervenimpulses vergleichbar.

2. Das Ich, jener Teil des psychischen Apparats, der als homöostatischer »Bindungsfaktor« mit gleichbleibender Besetzung dient, hat die Aufgabe, allzu große Schwankungen im psychischen Leben durch Senkung des Affektbetrags auszugleichen, wenn dieser für die Organisation des psychischen Lebens, die durch optimale Mobilität der Besetzungen gesichert wird, bedrohlich erscheint.

3. Um seine Funktion zu erfüllen, stehen dem Ich zwei Wege offen: die Motorik, d. h. der Verbrauch des Affektbetrags durch Abfuhr (spezifische Aktion) und die Bindung durch Assoziationsarbeit. Die psychische Assoziationstätigkeit ist ein Mittel, um den Affektbetrag zu binden, aufzuteilen und zu verteilen, indem er zerlegt und in kleineren Affektbeträgen auf eine Gruppe untereinander verbundener Vorstellungen übertragen wird. Diese Arbeit des Zerlegens gelingt nicht überall: im nachhinein kann ein geringfügiger Eindruck ohne pathogene Qualität traumatisch wirken.

Was die Zukunft der Affetkonzeption schon von hier aus nachhaltig bestimmen wird, ist die Unterordnung der subjektiven Qualität des Affekts unter seinen objektiven Ausdruck, den Affektbetrag, die Quantität, deren Maß dem Bewußtsein entgeht.
Im Mittelpunkt der »Studien über Hysterie« (1895) steht die Theorie des eingeklemmten Affekts. Freud denkt an einen andauernden Dialog zwischen Affekt und Vorstellung, in dem sich beide Momente je nach den Umständen wechselseitig mobilisieren. Die von der Psychotherapie, der »talking cure«, angebotene Lösung besteht darin, daß die Sprache als Handlungsersatz fungieren kann, der dem Affekt anstelle des Abreagierens eine Ausweichmöglichkeit eröffnet. In seinem Aufsatz »Die Abwehr-Neuropsychosen« (1894) liefert Freud die klarste Formulierung, indem er deutlich unterscheidet zwischen dem *Affektbetrag* oder der *Erregungssumme*, einem grundsätzlich quantitativen Ausdruck, und den Gedächtnisspuren der Vorstellungen (1894, S. 74). Schon zu dieser Zeit beschreibt er drei Schicksale des Affekts, die sich von denen der Vorstellungen unterscheiden: Konversion, Verschiebung und Umsetzung in Angst (1950, S. 75).

Die Arbeit, die der psychische Apparat in bezug auf die Affekte leistet, verläuft parallel zu der, die er auf die Vorstellungen verwendet, ist jedoch von dieser unterschieden.

Die Affekte haben nicht den gleichen Ursprung wie die Vorstellungen. In Anlehnung an Darwin begreift Freud den Affekt als posthumen Repräsentanten dessen, was in einer weit zurückliegenden prähistorischen Vergangenheit einmal angepaßte und hoch motivierte Handlungen waren. Man sieht, daß Freud das organische Substrat des affektiven Lebens sehr viel stärker in Rechnung stellt als das der Vorstellungen. Der Affekt ist demzufolge eine Erinnerungsspur von Handlungen, die der phylogenetischen Vergangenheit der Gattung angehören. An diesem Punkt bleibt Freud einer nicht völlig verschwundenen Tradition treu, die den Ursprung des Affekts ins Feld der Biologie und der tierischen Basis des Menschen verlegt. In der Bildwelt der Sprache haben sich Spuren dieser Entstehung erhalten.

Das Manuskript G (Melancholie, Freud, 1950) und dann der »Entwurf einer Psychologie« (Freud, 1950), beide 1895 geschrieben, dringen auf der Suche nach dieser physiologischen Grundlage des Affekts weit voran. Gewiß ging Freud, als er seine Theorie erstmals in großen Zügen entwarf, von der klinischen Erfahrung aus; entscheidend aber war, daß die unüberwindlichen Grenzen der begrifflichen Mittel seiner Zeit – so neuartig und originell die Art, in der er sich ihrer bediente, auch war – Freud nötigten, den neuen Kontinent, dessen Strukturen er entdeckt hatte, dualistisch zu beschreiben, was große Schwierigkeiten aufwarf. Betrachtet man das Unbewußte in seinem Verhältnis zum Bewußtsein oder vielmehr zu den damals geläufigen Bewußtseinstheorien, so stellt es sich unter einem doppelten Aspekt dar: zum einen als semantisches System, das einen anderen Sinn oder ein anders geartetes Funktionieren von Sinn erkennen läßt, sodann als stärker von der Biologie abhängiges System der Konnotation von Sinn, das die an den bewußten Sinn geknüpfte emotionelle Qualität nicht nur in eine andere Qualität (Lust in Unlust), sondern letzten Endes in »reine« Quantität umwandelt. *In der Theorie* hat also das Unbewußte die Konsequenzen jener unterschiedlichen Behandlung zu tragen, die den von außen und von innen kommenden Nachrichten zuteil wird und die diese in einen anderen (latenten, verkleideten oder verdrängten) Sinn und in *reine Quantität* ohne Qualität umwandelt. Diese Schlußfolgerungen überraschen nicht, denn für Freud besteht die Aufgabe des psychischen Apparats darin, sich der übermäßigen Erregungen, die sein Funktionieren stören, zu entledigen. Allerdings scheint sich ein Widerspruch daraus zu ergeben, daß man postuliert, der psychische Apparat strebe zugleich nach Lust und wolle Spannung vermeiden. Die theoretische Lösung besteht darin, weiterhin an der Vermeidung von Unlust festzuhalten und die Lust als Senkung der Spannung zu betrachten, eine Lösung, zu der sich Freud 30 Jahre lang, bis 1924, genötigt sah. Hieraus ergibt sich, daß Freud, nachdem er die qualitative Dimension des Affekts zugunsten der quantitativen Variationen des Affekts zurücktreten ließ, den Affekt vor allem als einen Faktor auffaßte, der den psychischen Apparat desorganisiert. Es ist nicht unwichtig, daran zu erinnern, daß das Begriffspaar, von dem Freud anfänglich im »Entwurf« sprach, das Lusterlebnis und das ihm entgegengesetzte Erlebnis des *Schmerzes* (nicht der Unlust) umfaßte. So wird verständlich, daß sich Freuds theoretisches System zunächst auf die Untersuchung der Lösungen für die durch den Schmerzaffekt hervorgerufene Desorganisation richtet und daß die Quantität als das angemessenste Konzept erscheint, hierüber Klarheit zu erlangen. Obwohl er auch hier schon den Lusterlebnissen einige Wichtigkeit beimißt, nimmt Freud im wesentlichen einen Standpunkt ein, von dem aus er die schädlichen Auswirkungen des Affekts auf das Funktionieren des Denkens in den Blick bekommt. Dieser Gesichtspunkt legt es nahe, die Anfänge der Freudschen Theorie in einen Zusammenhang mit dem Entstehen einer Tradition zu bringen, die die Betätigung des wissenschaftlichen Denkens zum Ideal des Menschen erhebt. Man könnte sagen, das Ziel des psychischen Apparats bestehe weniger darin, zu möglichst reichhaltigen affektiven Erlebnissen zu kommen, als vielmehr darin, solche Erlebnisse in der Konfrontation mit Gegebenheiten der Außen- und Innenwelt durch Denken beherrschen zu können. Der ganze dritte Teil des »Entwurfs« zeigt das sehr deutlich.

Freuds Gedankengänge im »Entwurf« sind sehr verschlungen und komplex. Aber es ist wichtig, ihn hier richtig zu verstehen, denn die Ausgangshypothesen sollten alles Folgende bestimmen, auch wenn Freud später noch Veränderungen an ihnen vornahm. Ich bedaure, daß ich hier zu einer starken Verdichtung gezwungen bin. Jeder einzelne Begriff im »Entwurf« verweist auf alle anderen, aber wir müssen uns hier auf die Untersuchung des Affekts beschränken.

Dort wo der Terminus Affekt im »Entwurf einer Psychologie«, jenem ersten Versuch einer theoretischen Systematisierung, zum ersten Mal auftaucht, wird er als Reproduktion eines Erlebnisses bestimmt (Freud, 1950, S. 328). D. h. er wird als eine der Modalitäten des Erinnerungsvermögens des Organismus aufgefaßt. Freud ist genötigt, ihn ins Spiel zu bringen, wo er sich mit der »Reproduktion« der *sekretorischen Neuronen* beschäftigt, »die, wenn sie erregt sind, im *Körperinnern entstehen lassen, was auf die endogenen Leitungen nach* Ψ *als Reiz wirkt*« (Hervorhebung von mir, A. G.). Halten wir diesen Ausdruck fest; er wird fast 30 Jahre später wieder auftauchen. Freud will sagen, daß einerseits der Affekt nicht der emotionelle Zustand des ursprünglichen Erlebnisses, sondern seine Reproduktion ist und daß andererseits der Aspekt der bloßen Erinnerung (Neubesetzung der Wahrnehmungsspur) nicht ausreicht, um die feststellbare Niveausteigerung zu erklären, die der Neubesetzung des feindlichen Erinnerungsbildes im Schmerzerlebnis folgt. Die Verbindung, die er zu den sekretorischen Neuronen herstellt, bringt die Gegebenheiten des Körperinneren ins Spiel. Es handelt sich hier nicht um den physischen Körper, sondern um den Körper in seiner Beziehung zum System Ψ. Der Text sagt dies nicht sehr deutlich, es gibt jedoch, wie sich zeigen wird, gute Gründe für diese Folgerung. Freud präzisiert zunächst, daß die sekretorischen Neuronen, im Unterschied zu den motorischen Neuronen, die Erregung nicht in die Muskeln ableiten, um den psychischen Apparat zu entlasten. Ihre Stimulierung auf den endogenen Leitungen nach Ψ führt die Quantität nicht ab (es handelt sich hier um den Begriff der Quantität, vgl. Strachey, 1966 a, S. 289; 1966 b, S. 392), vielmehr erfährt sie auf diesem Umweg eine Steigerung. Freud kommt dann auf diese Neuronen zurück und bezeichnet sie als »Schlüsselneuronen«.[1]

Demnach wäre der Affekt das freigesetzte Produkt der »Bahnung«, der Herstellung einer Verbindung zwischen dem feindlichen

[1] Aber welche Neuronen bezeichnet er so? In Freuds Manuskript heißt es »motorische Neuronen«, und die Herausgeber, Strachey ebenso wie seine Vorgänger, vermuten, daß es sich hier um einen Schreibfehler handelt und daß Freud »sekretorische Neuronen« schreiben wollte. Das ist möglich. Wollte man jedoch an dem Wortlaut des Manuskripts festhalten, so könnte man zu dem Schluß gelangen, daß Freud diese Untergruppe der motorischen Neuronen als Schlüsselneuronen bezeichnen wollte; das würde bedeuten, daß die sekretorischen Neuronen, um die es hier natürlich geht, eine Schlüsselstellung bei der Steuerung der Mobilität in Beziehung auf das System Ψ einnehmen.

Erinnerungsbild und der durch die Hervorbringungen der sekretorischen Neuronen veranlaßten Stimulierung auf den »endogenen Leitungen nach Ψ«. Will man die Implikationen dieser spekulativen Skizze einer Theorie des Affekts weiterverfolgen, so muß man im Text zurückgehen. Am Ende von Abschnitt 9 (»Das Funktionieren des Apparats«) stellt Freud fest, daß das System Ψ auch aus dem Körperinneren Besetzungen erhält. Er teilt daher die Ψ-Neuronen in *Mantel*-Neuronen, die ihre Besetzung von φ aus erhalten, und *Kern*-Neuronen, »die von endogenen Leitungen aus besetzt werden« (Freud, 1950, S. 323). Am Ende des folgenden Abschnitts, der sich mit eben diesen endogenen Leitungen beschäftigt, gelangt Freud zu der Schlußfolgerung, daß diese Leitungen, die im System Ψ die aus dem Körperinneren stammenden Erregungen befördern, eine neue Aufspeicherung von Quantität (Qη) erhalten können und daß dieser Zusatz eine Modifikation der Struktur nach sich zieht. Er schreibt: »Ψ ist hier der Quantität (Q) preisgegeben, und damit entsteht im Innern des Systems der Antrieb, welcher alle psychische Tätigkeit unterhält. Wir kennen diese Macht als den *Willen*, den Abkömmling der *Triebe*« (Freud, 1950, S. 325). Das ist Freuds erste Formulierung über Triebe.

Wir können nun verstehen, daß der Affekt im Denken Freuds dem Phänomen der »Entbindung«, der Freisetzung entspricht, die durch Vermittlung jener Neuronengruppen erreicht wird, welche er als sekretorische oder Schlüsselneuronen bezeichnet und die einen Teil der Kern-Neuronen bilden, die durch die Belebung des feindlichen Erinnerungsbildes erregt werden. Dabei muß man unbedingt festhalten, daß *nicht das Erinnerungsbild selbst (der Vorstellungsträger) diese Erregung induziert, sondern seine Bahnung, d. h. seine Besetzung* (vgl. Freud, 1950, S. 328, 327), und daß *eben diese Besetzung die Grundlage der Triebfunktion* bildet. Gewiß bedient sich Freud hier unklarer Ausdrücke; er ist auf der Suche nach einer Sprache, die zwischen dem neuronischen und dem psychischen Apparat vermittelt, und fühlt zweifellos nur undeutlich, was er mit dem Begriff »Besetzung« ausdrücken will. Aber er weiß, daß man das Bild und seine Besetzung nicht vermischen darf. Der Affekt erscheint daher als das Resultat einer früher eingerichteten Bahnung, die durch eine Senkung dessen, was Freud »Kontaktschranke« nennt, aufrechterhalten wird (vgl. Freud, 1950, S. 325). Der Affekt läßt sich aktualisieren, wenn sich ein Erlebnis wiederholt, das das ältere Lust- oder Unlusterlebnis zu reaktivieren droht. Er ist das Äquivalent dessen, was sich auf der Ebene der Wunschzustände ereignet, die zur »Halluzination« führen. Es muß aber festgehalten werden, daß der Affekt kein direkter emotioneller Ausdruck ist, sondern eine *Spur*, ein *Rückstand*, der durch eine Wiederholung belebt wird. Der Unterschied zwischen Wunsch und Affekt liegt darin, daß sich dieser in einer plötzlichen Entbindung manifestiert, während jener das Ergebnis einer Summation ist. Dem Schmerzphänomen wird größere Aufmerksamkeit gewidmet, weil es am Ursprung der primären Abwehr (der Verdrängung) steht. Der heuristische Wert dieser Unterscheidung besteht darin, daß sich der psychische Apparat, soweit es um das Schicksal des Wunsches geht, durch die Hervorbringung einer Vorstellung, die den Wunsch erfüllt, täuschen lassen kann (was später als »halluzinatorische Wunscherfüllung« bezeichnet wird), während der Affekt, der über den inneren Zustand des Körpers Auskunft gibt, nicht auf einen solchen Behelf zurückgreifen kann und sich genötigt sieht, die primäre Abwehr aufrechtzuerhalten. Dies ist um so wichtiger, als die Erregungen des Systems mit den Erregungen aus dem Inneren vermischt sein können (Freud, 1950, S. 339).

Am Begriffspaar Wunsch-Abwehr wurde Freud deutlich, daß er, um mit der Ausarbeitung einer *Theorie* des psychischen Apparats weiterzukommen – denn es ist nach meiner Ansicht offensichtlich, daß er in bezug auf das Funktionieren dieses Apparats, so wie es sich in der klinischen Situation zeigte, schon sehr viel weiter fortgeschritten war –, die Karten neu mischen mußte. D. h. er mußte die Wirkungen der beweglichen Quantität genauer beschreiben, um die Verwandlungen, zu denen sie Anlaß gab, besser zu verstehen. Die

Abwehr hat mehrere Funktionen: biologische bei der Vermeidung von desorganisierendem Schmerz und soziale bei der Befolgung moralischer Verbote. Im Wachleben sind beide Funktionen so eng miteinander verschlungen, daß es nicht nur schwierig ist, sie voneinander zu unterscheiden, sondern auch schon, die eigentlich psychischen Funktionen der Abwehr herauszuarbeiten. So modifizierte sich Freuds theoretische Strategie wie folgt: Er machte sich den Bereich des Schlafs als natürliche Grenze zunutze und untersuchte, welche Rolle der *bereits erfüllte* Wunsch spielt – der Traum als Produkt halluzinatorischer Wunscherfüllung. Und die Abwehr wurde nicht allein in ihrer einschränkenden Funktion betrachtet, sondern auch dort, wo sie zur *Umwandlung* anregte: in der Traumarbeit. Erst im nachhinein begriff Freud, was er hier geleistet hatte (vgl. seinen Brief an Fließ, Nr. 101 vom 3. 1. 1899; Freud, 1950, S. 233). Freilich sollte diese Lösung, die die Theorie des psychischen Apparats endgültig auf ihr ureigenstes Gebiet lenkte, nicht nur Vorteile mit sich bringen.

Die »Traumdeutung« (Freud, 1900) entfaltet sich zwischen zwei Polen des psychischen Raums: der Wahrnehmung – denn im Schlaf wird die Wahrnehmung durch die Ausschaltung von Informationen aus der Außenwelt zurückgedrängt – und der Motorik, die durch die relative Lähmung im Schlaf auf ihren einfachsten Ausdruck reduziert wird. Freud hat sein Ziel erreicht: eine Theorie des psychischen Apparats; aber der Preis bestand darin, daß er seine ganze Aufmerksamkeit auf Kosten der Affekte den Vorstellungen zuwandte. Obwohl Freud einen Abschnitt in dem Kapitel über die Traumarbeit der Untersuchung der Affekte widmete, spielen sie nur eine Nebenrolle. Das Traumerlebnis ist weniger wichtig als die Bedeutung des Traums, aus der sich die Deutung ergibt. Die ungehemmten Affekte, mit denen Freud zu tun hat, spielen in Träumen, die beim Träumenden einen Orgasmus hervorrufen, keine bedeutende Rolle, eine viel größere aber in Angstträumen. Es scheint, daß Freud in den rohen Affekten ein Mißlingen der Traumarbeit sah. Die Traumarbeit an den Affekten führt Freud zur Beschreibung verschiedener Mechanismen, wobei auch hier weiterhin sorgfältig unterschieden wird zwischen der Arbeit an den Vorstellungen und der Arbeit an den Affekten. An dieser Stelle taucht eine entscheidende Differenzierung auf, die die *Verdrängung* der Inhalte in einen Gegensatz zur *Unterdrückung* (Hemmung) der Affekte bringt; allerdings ruft die Nicht-Unterdrückung der Affekte die Verdrängung hervor, so daß sich der Gegensatz zwischen beiden Mechanismen relativiert. Andererseits muß man beachten, daß sich die wichtigsten Mechanismen der Traumarbeit, Verdichtung und Verschiebung, sowohl auf die Vorstellungen als auch auf die Affekt-Ladungen beziehen. Warum gibt Freud an diesem Punkt den Vorstellungen den Vorrang? Er verknüpft sie mit der Verdrängung, deren Wirkung darin besteht, die psychische Tätigkeit »unbewußter« zu machen, als die Unterdrückung es vermag. Ich möchte die Hypothese aufstellen, daß sich Freud in dieser Phase seiner Arbeit vor allem mit dem Problem der Beweisbarkeit seiner Theorie beschäftigte – so als liefe er, wenn er den Affekt und seine subjektive Qualität in den Mittelpunkt stellen würde, Gefahr, daß man ihm einen mit seiner Beweisführung unvereinbaren Subjektivismus zum Vorwurf machen könnte. Indem er den Akzent auf die Vorstellung verlagert und die Umwandlungsmechanismen aufzeigt, deren Objekt sie sind, glaubt er die Existenz des Unbewußten eher in einer überzeugenden und »wissenschaftlichen« Form beweisen zu können. So entwirft er eine objektive, von jedermann zu überprüfende Methode, ohne daß man dem Analytiker vorwerfen könnte, er stütze sich auf affektive Intuitionen, denen mit Vorsicht zu begegnen sei. Wie man weiß, hat Freud dieses Ziel nicht erreicht. Indem er, wenn auch nur partiell, die Triebkräfte der Subjektivität darstellte, hat er viel mehr Menschen angezogen, deren Berufung es war, sich mit den psychischen Leiden zu befassen, und die verstanden hatten, daß die Determinismen, die in ihrer eigenen Psyche am Werke waren, sich nicht im Namen der Wissenschaft von ihrer therapeutischen Berufung oder von ihrem Durst nach Wahrheit und Wissen ablösen ließen. Man kann sagen, daß der

Affekt von diesem Augenblick an eine Stellung einnimmt, die insofern stets problematisch bleibt, als es – anders als bei den Vorstellungen – unmöglich ist, sich auf sie rein theoretisch zu beziehen, außerhalb der Objektbeziehung, deren Bedeutung Freud seit dem »Entwurf«, besonders im Zusammenhang mit dem Erlebnis der Befriedigung erkannt hat. Dennoch liefert uns der Abschnitt über die Affekte im Traum aus der »Traumdeutung« wertvolle Hinweise auf die spezifischen Umwandlungen auf der affektiven Ebene, denen wir hier nicht im einzelnen nachgehen können. Halten wir aber fest, daß Freud bereits die Hypothese aufstellt, die Unterdrückung der Affekte im Traum könne Ergebnis der im Traum zugelassenen Konfrontation widersprüchlicher Gedanken sein (Freud, 1900, S. 471). So umwerfend die Veränderungen auch sein mögen, die ein Vergleich der »Traumdeutung« mit dem »Entwurf«, aus dem Freuds Laboratoriumsjahre sprechen, deutlich werden läßt, so bleibt doch auch die »Traumdeutung« dem Ideal reiner Wissenschaft stärker verhaftet, als man gemeinhin annimmt.

2. *Die Metapsychologie*

Bei Lektüre der Aufsätze zur Metapsychologie aus dem Jahre 1915 hat man den Eindruck, Freud bemühe sich hier, seine Grundbegriffe gerade in dem Augenblick noch einmal zu formulieren, in dem er den theoretischen Wandel bereits vorausahnt, der dann nur noch bis zum Jahre 1919 auf sich warten ließ.

Es ist erstaunlich, daß in dem ersten Aufsatz dieser Reihe, »Triebe und Triebschicksale« (1915 a), an keiner Stelle von Vorstellungen, geschweige denn von Affekten die Rede ist. Es hat den Anschein, als sei es auf der Ebene des Triebs, an der Kreuzung von Körper und Psyche, unmöglich, zu dieser Trennung zu gelangen, und zwar weil der Trieb Ausdruck der Bindung der psychischen Tätigkeit an den Körper ist. Die psychische Tätigkeit läßt sich aber im Gegenteil nur in der Trennung vom Körper ermessen, als Maß der psychischen Arbeitsanforderung.

Der Aufsatz »Die Verdrängung« (Freud, 1915 b) gibt Freud die Möglichkeit, seine Konzeptionen weiter zu klären und gewiß auch seinen Schülern dabei zu helfen, sich eine genauere Vorstellung von seinen Theorien zu bilden. Er schreibt:

> »In den bisherigen Erörterungen behandelten wir die Verdrängung einer Triebrepräsentanz und verstanden unter einer solchen eine Vorstellung oder Vorstellungsgruppe, welche vom Trieb her mit einem bestimmten Betrag von psychischer Energie (Libido, Interesse) besetzt ist. Die klinische Beobachtung nötigt uns nun zu zerlegen, was wir bisher einheitlich aufgefaßt hatten, denn sie zeigt uns, daß etwas anderes, was den Trieb repräsentiert, neben der Vorstellung in Betracht kommt, und daß dieses andere ein Verdrängungsschicksal erfährt, welches von dem der Vorstellung ganz verschieden sein kann. Für dieses andere Element der psychischen Repräsentanz hat sich der Name *Affektbetrag* eingebürgert; es entspricht dem Triebe, insofern er sich von der Vorstellung abgelöst hat und einen seiner Quantität gemäßen Ausdruck in Vorgängen findet, welche als Affekte der Empfindung bemerkbar werden.« (S. 254 f.).

Ich schlage vor, dieses Zitat mit Hilfe der bei Freud nicht immer klar getroffenen Unterscheidung zwischen *Triebrepräsentanz* und *Vorstellungsrepräsentanz* (*représentant-représentation* in der französischen, *ideational-representation* in der angelsächsischen Terminologie; Laplanche/Pontalis, 1967) zu verstehen. Demnach könnte sich die Triebrepräsentanz in Vorstellungsrepräsentanz und Affekt spalten; der letztere müßte dann logischerweise die Bezeichnung »Affektrepräsentanz« erhalten. Es ist der innere Widerspruch, den dieses Wort vor dem begrifflichen Horizont seiner Epoche zu enthalten scheint, der Freud davon abgehalten hat, es tatsächlich zu prägen. Heute hat dieser Widerspruch, wie mir scheint, nichts Unannehmbares an sich. Er ist jedenfalls weniger unannehmbar als jener Widerspruch, der Freud dazu veranlaßte, den unbewußten Status des Affekts einzig als reine Quantität zu begreifen. Gibt nicht Freud den Affekten den Status der Repräsentanz, weil sich dieses Wort auf eine Vorstellung (représentation) oder Vorstellungsgruppe bezieht – auf ein Wahrnehmungsschicksal? In seinem Denken sind Repräsentanzen Erinnerungsspuren, während die Affekte Abfuhrvorgänge sind. In Wahrheit aber, schaut man genauer hin, sieht die Sache doch so aus: Wenn jede psychische Operation Energie mobilisiert, haben auch die Vorstellungsrepräsentanzen, wie die Sprache, eine Abfuhrfunktion. Diese Abfuhr ist gewiß geringer als bei den Affekten, aber sie ist doch nicht zu übersehen. Tatsächlich muß man verstehen, daß die Ökonomie der Vorstellungen auf einer anderen Ebene liegt oder von anderer Art ist als die Ökonomie der Affekte, und hieraus folgt, daß das Schicksal der Vorstellungen sich von dem der Affekte unterscheidet. Freud beschreibt drei mögliche Affektschicksale, die bezeugen, daß sich in seinem Denken seit den Anfängen eine Wandlung vollzogen hat:

1. Die Unterdrückung des Triebs, so daß keine Spuren von ihm zurückbleiben.
2. Den qualitativen Ausdruck eines bestimmten Affekts.
3. Die »Umsetzung der psychischen Energie der Triebe in Affekte und ganz besonders in Angst« (Freud, 1915 b, S. 255 f.).

Mit zunehmender Entfaltung seiner Ideen stellt Freud immer ausdrücklicher die Angst in den Zusammenhang seiner Affekttheorie. Daraus erklärt sich auch die im folgenden zitierte Ansicht, die dem Affekt letzten Endes Vorrangigkeit einräumt:

> »Wir erinnern uns, daß Motiv und Absicht der Verdrängung nichts anderes als die Vermeidung von Unlust war. Daraus folgt, daß das Schicksal des Affektbetrags der Repräsentanz bei weitem wichtiger ist als das der Vorstellung, und daß dies über die Beurteilung des Verdrängungsvorganges entscheidet. Gelingt es einer Verdrängung nicht, die Entstehung von Unlustempfindungen oder Angst zu verhüten, so dürfen wir sagen, sie sei mißglückt, wenngleich sie ihr Ziel an dem Vorstellungsanteil erreicht haben mag« (1915 b, S. 256).

Wenn die »Verdrängung« im Jahre 1900, verglichen mit der »Unterdrückung« bzw. »Hemmung«, die Funktion hatte, die Inhalte »unbewußter« zu machen, d. h. sie vom Bewußtsein fernzuhalten, so besteht ihre Aufgabe nun, nach weiteren 15 Jahren klinischer Erfahrung, eher darin, den Unlustaffekt gründlicher zu neutralisieren. Man sollte beachten, daß Freud das Problem einer umfassenden affektiven Neutralisierung nicht in Betracht zieht, die zur Verarmung des Ichs führen würde, das dann nicht mehr in der Lage wäre, die Wirkungen der Verdrängungen selektiv, allein im Hinblick auf die Unlust zu kontrollieren.

In »Das Unbewußte« (1915 c) stellt Freud die Frage nach der Existenz unbewußter Gefühle. Dabei bleibt er seiner Konzeption der Affektunterdrückung treu. Freud unterstreicht den Unterschied zwischen Affekten und Inhalten. Diese können Verwandlungen erleben, die sie dem Bewußtsein unerkennbar machen oder die Gegenstand eines unablässigen Spiels von Vertauschungen im Unbewußten sind. Insofern nun die unbewußten Vorgänge insgesamt der Qualität beraubt sind und der Affekt vor allem eine Sache der Quantität ist, kann dieser – im Unterschied zu den Inhalten – seinem Wesen nach verringert werden (bis hin zu seiner Auslöschung) oder aber zum Bewußtsein zugelassen werden, wobei er eine bestimmte Qualität annimmt. Bis zu diesem Punkt versteht man, daß die Wirkung der Affektunterdrückung eine quantitative ist. Bei der Angsttheorie aber, die eine *Umwandlung* impliziert, spitzt sich das Problem zu. Unserer Meinung nach muß man an dieser Stelle Freuds ökonomischen Gesichtspunkt erweitern und verstehen, daß er nicht allein quantitative Veränderungen, sondern auch *qualitative Umwandlungen* umfaßt: Lust verwandelt sich in ihr Gegenteil, in Angst, eine Ausprägung der Unlust. In dieser Zeit beherrscht die Vorstellung einer inneren, sekretorischen, vasomotorischen Abfuhr Freuds Denken. So hält er daran fest, daß es nicht korrekt sei, von *verdrängten* oder *unbewußten* Affekten zu sprechen.

Das Problem des Affekts wird unter dem Blickwinkel eines potentiellen Übermaßes, das es zu beherrschen gilt, aufgefaßt. Wenn die Angst das Resultat einer Ansammlung verdrängter Libido ist, vermögen wir diese Umwandlung doch nicht zu erklären, denn die klinische Erfahrung kennt verschiedene Formen von Angst und verschiedene Arten von Unlustaffekten, die sich von der Angst unterscheiden. Die Konversionshysterie machte eine Antwort entbehrlich, insofern sich der Konflikt in eine nichtpsychische Sphäre verlagert. Auch die Angstneurose hatte sich aus dem psychischen Konflikt herausgelöst. Die Phobie schien als Ergebnis und Ausdruck der Angsthysterie zu zeigen, daß die Vorstellungen nur in geringem

Maße fähig sind, der Angst auszuweichen. Aber schon die Zwangsneurose konfrontierte Freud unausweichlich mit dem Problem der Umwandlung, denn sie gestattet das Eindringen des Konflikts in die Sphäre des Handelns (Ritual), des Denkens (Zweifel, Auflösung von Kausalbeziehungen) und des moralischen Bewußtseins (Gewissensbisse) und verweist auf einen andauernden Kampf gegen die Triebe.

Viele theoretische Schwierigkeiten hätten behoben werden können, wenn Freud zugestanden hätte, daß es für Vorstellungen und Affekte im Unbewußten verschiedene Modi gibt. Die Affekte sind entweder an die Vorstellungen geknüpft, oder sie bleiben in einem frei flottierenden Zustand, machen aber innere Umwandlungen durch – was Freud »Affektbildungen« genannt hat, ohne ihnen ein Recht auf Komplexität zuzugestehen.

Man könnte diese Frage zusammenfassen, indem man sagt, unter ökonomischem Gesichtspunkt ist es der Affekt, der durch die Unterdrückung unbewußt gemacht werden muß, und unter topischem Gesichtspunkt sind es die Vorstellungen, die mit Hilfe der Verdrängung unbewußt bleiben müssen. Die ökonomische Hypothese und die topische Hypothese, die Freud beständig in einen Gegensatz zueinander bringt, stehen beide unter dem Einfluß des dynamischen Gesichtspunkts. Man kommt nicht umhin zu erkennen, daß diese Widersprüche keine bloßen Spekulationen sind, daß sie vielmehr darauf beruhen, daß die Psychoanalyse aus der Ablösung von Hypnose und Katharsis entstanden ist, wo dem Affekt ganz offen der Vorrang eingeräumt wurde, ob es nun darum ging, ihn durch Aufzwingen einer anderen Vorstellung in der Hypnose zurückzudrängen, oder darum, ihn durch kathartische Abfuhr zu beseitigen. Das Bemühen Freuds, die Originalität der Psychoanalyse vor jeder Ansteckung durch die Anfänge, von denen sie sich gelöst hatte, zu bewahren, ist zweifellos verantwortlich für die Unterordnung des Affekts unter die Vorstellung in den Anfängen der von ihm begründeten Disziplin. Daß wir heute eine Renaissance ähnlicher Methoden (Bioenergetik, Gestalttherapie, Urschrei) erleben, zeigt, daß das Problem stets gegenwärtig bleibt. Daß die »talking cure« auf der mit dem Sprechen gegebenen Beziehung fußt, hätte Freud dazu veranlassen können, der Sprache, die man im Horizont der Konzepte seiner Zeit logischerweise mit dem Schicksal der Vorstellungen verband, eine entscheidende Rolle in der Theorie des Unbewußten beizumessen. Er hat dieser Versuchung widerstanden – ganz so, als wache er streng darüber, im Zusammenhang mit dem Affekt nicht von neuem auf eine Bahn zu geraten, die er bereits verlassen hatte. Aus eben diesem Grund präzisiert Freud am Schluß von »Das Unbewußte« (1915 c, S. 300), daß das Unbewußte allein aus Sachvorstellungen gebildet ist, während es dem Vorbewußten überlassen bleibt, Sachvorstellungen und Wortvorstellungen miteinander zu verknüpfen.

Es scheint uns kein Zufall, daß die beiden letzten Arbeiten in der Reihe der metapsychologischen Schriften sich einerseits (1917 a) mit dem Traum, der von der Rücksicht auf Darstellbarkeit beherrscht wird, und andererseits (1917 b) mit der Trauer in ihrer Beziehung zur Melancholie beschäftigen: einer narzißtischen Neurose, aber auch einer affektiven Psychose *par excellence*. Und es ist ebenfalls kein Zufall, daß diese Schrift den Ausgangspunkt für die Arbeiten Abrahams und Melanie Kleins bildete.

Ich habe behauptet, daß Freud die Gesamtheit seiner Konzeptionen in dem Augenblick noch einmal zusammenfaßte, in dem er sich anschickte, sie zu verändern. Tatsächlich kam er schon 1919 in »Das Unheimliche« auf das Problem des Affekts zurück und führte zum ersten Mal den Wiederholungszwang ein, der die letzte Triebtheorie ankündigt.

3. »*Das Ich und das Es*«

Nach der Umarbeitung der zweiten Topik kommt Freud 1923 auf das irritierende Problem des unbewußten Affekts zurück. Auch wenn ihm das Faktum (unbewußte Schuldgefühle) unbestreitbar erscheint, bleibt das allgemeine Problem doch ungelöst. Die Weiterentwicklung seines Denkens, aber auch die Beharrlichkeit seiner Betrachtungsweise lassen sich an dem folgenden Abschnitt ermessen:

> »Die innere Wahrnehmung ergibt Empfindungen von Vorgängen aus den verschiedensten, gewiß auch tiefsten Schichten des seelischen Apparates. Sie sind schlecht gekannt, als ihr bestes Muster können noch die der Lust-Unlustreihe gelten. Sie sind ursprünglicher, elementarer als die von außen stammenden, können noch in Zuständen getrübten Bewußtseins zustande kommen. Über ihre größere ökonomische Bedeutung und deren metapsychologische Begründung habe ich mich an anderer Stelle [Freud, 1920, S. 28f.] geäußert. Diese Empfindungen sind multiokulär wie die äußeren Wahrnehmungen, können gleichzeitig von verschiedenen Stellen kommen und dabei verschiedene, auch entgegengesetzte Qualitäten haben ... Nennen wir das, was als Lust und Unlust bewußt wird, ein quantitativ-qualitativ Anderes im seelischen Ablauf, so ist die Frage, ob ein solches Anderes an Ort und Stelle bewußt werden kann oder bis zum System W fortgeleitet werden muß« (1923, S. 249).

Wenn man dies liest, so hat es den Anschein, als würden äußere und innere Wahrnehmungen einander eher angenähert als in einen Gegensatz zueinander gebracht. In dieser neuen Formulierung hebt Freud den ursprünglicheren elementareren Charakter dieser Art von Empfindungen hervor und damit ihre tiefe Verwurzelung im Körper. Tatsächlich ist deutlich, daß mit der Weiterentwicklung seiner Theorie die Formulierungen, in denen er von den Affekten und den Triebregungen spricht, einander immer näher kommen, während es bis dahin eher die Vorstellungsrepräsentanz war, die zur Kennzeichnung der Triebrepräsentanz diente. Es kommt also zu einer allmählichen Hinwendung zum Affekt. Man kann dies auch an der Definition des Es erkennen, wie sie Freud in der 32. Vorlesung (Freud, 1933) gibt, wo jeder Hinweis auf die Vorstellungen in der Beschreibung fehlt. Freud geht so weit, zu behaupten, daß im Es nichts existiere, was einer Idee oder einem Inhalt entspräche. Nichts als Triebregungen, die nach Abfuhr streben. Man kann sich fragen, welche Rolle die Einführung des Todestriebs in die Theorie bei dieser Neueinschätzung der Beziehungen zwischen dem »Unbewußten« der ersten Topik und dem »Es« der zweiten spielte, da diese beiden Instanzen sich m. E. sehr viel stärker voneinander unterscheiden, als man gemeinhin annimmt.

Die Frage des unbewußten Affekts aber ist immer noch nicht gelöst. Kehren wir nun zu dem eben zitierten Text und zu dem rätselhaften »Anderen«, das er erwähnt, zurück. Was geschieht auf dem Weg, den sich der Affekt zum Bewußtsein zu bahnen sucht?

> »... ist die Fortleitung gesperrt, so kommen sie nicht als Empfindungen zustande, obwohl das ihnen entsprechende Andere im Erregungsablauf dasselbe ist. Abgekürzter, nicht ganz korrekter Weise sprechen wir dann von *unbewußten Empfindungen*, halten die Analogie mit unbewußten Vorstellungen fest, die nicht ganz gerechtfertigt ist. Der Unterschied ist nämlich, daß für die *ubw* Vorstellung erst Verbindungsglieder geschaffen werden müssen, um sie zum *Bw* zu bringen, während dies für die Empfindungen, die sich direkt fortleiten, entfällt. Mit anderen Worten: die Unterscheidung von *Bw* und *Vbw* hat für die Empfindungen keinen Sinn, das *Vbw* fällt hier aus, Empfindungen sind entweder bewußt oder unbewußt. Auch wenn sie an Wortvorstellungen gebunden werden, danken sie nicht diesen ihr Bewußtwerden, sondern sie werden es direkt« (1923, S. 250).

Die enge Verwandtschaft dieser Passage mit dem Abschnitt über das Schmerzerlebnis im »Entwurf« ist m. E. kaum zu übersehen. Diese Passage zeigt uns, daß die Vorbehalte Freuds terminologischer Art sind und daß es im Unbewußten mehrere Daseinsmodi gibt. Das erlaubt uns, auch im Hinblick auf den Affekt von einer unbewußten Modalität zu sprechen. Letzten Endes besteht der wesentliche Unterschied zwischen Affekt und Vorstellung darin, daß die Affekte unmöglich in einer direkten Verbindung mit sprachlichen Erinnerungsspuren stehen können. Wir stoßen hier also wieder auf unsere eingangs festgehaltene Beobachtung, daß der Sprache bei der Artikulation des Affekts Grenzen gesetzt sind. Die Verbalisierung »induziert« den Affekt, meist über indirekte Bahnen. Der Affekt ist eine eigenständige subjektive Modalität. Deshalb schließt ihn seine expressive Dimension vom semantischen Material nicht aus. Voraussetzung hierfür ist eine kommunikative Vermittlung von Affekt zu Affekt oder ein Konsensus über die sprachlichen Botschaften, die sich auf Affektbotschaften beziehen, wobei die sprachlichen Informationen bloßen Anspielungscharakter haben.

Stand damit bereits der Weg offen für die Erkenntnis, welche

Bedeutung der *Qualität* des Affekts zukommt? Jedenfalls findet sich Freud in »Das ökonomische Problem des Masochismus« (1924 a) bereit, diese Bedeutung anzuerkennen. Hier gesteht er die Existenz angenehmer Spannungen und unangenehmer Entspannungen zu. »Die Verneinung« (1925) bringt eine wichtige Präzisierung: Die Sprache kann auf dem Weg über die Verneinung den Energieaufwand bei der Verdrängung mindern und hinterrücks die Zulassung des Verdrängten zum Bewußtsein durch einen bloßen Vorzeichenwechsel gestatten. Die intellektuelle Zulassung des Verdrängten stellt das Unangreifbarste unter den Abwehrmanövern dar.

Schließlich gelangt Freud, immer noch mit den Schicksalen von Vorstellung und Affekt beschäftigt, in seinem Aufsatz über »Fetischismus« (1927) zu einer vollkommenen Umwälzung seiner früheren Anschauungen. Von der Unterdrückung ist nun nicht mehr die Rede:

> »Will man ... das Schicksal der Vorstellung von dem des Affekts schärfer trennen, den Ausdruck ‚Verdrängung' für den Affekt reservieren, so wäre für das Schicksal der Vorstellung ‚Verleugnung' die richtige deutsche Bezeichnung« (1927, S. 313).

Am Ende ist es also der Affekt, der verdrängt wird, während diese Bezeichnung früher der Vorstellung vorbehalten war. Es ist gewiß kein Zufall, daß in dieser Zeit auch die beiden wichtigsten Arbeiten Freuds über die Psychose entstehen (1924 b, 1924 c). Er gibt uns diskret zu verstehen, daß er die Beziehungen zwischen Perversion und Psychose bisher vielleicht zu wenig beachtet hat; aber die Spaltung im Fetischismus öffnet einen neuen Zugang zum Verständnis dieser Beziehungen. Was 1927 nur angedeutet wird, sollte im »Abriß der Psychoanalyse« (1938) im Rahmen des Vergleichs von Spaltung und Fragmentierung ausführlicher expliziert werden.

4. »*Hemmung, Symptom und Angst*« (1926)

Unvermeidlich mußte die zweite Topik Freud zur Entwicklung einer neuen Angsttheorie führen. Diese Theorie deckt nun ein umfassenderes klinisches Feld als zuvor ab. Hier geht es Freud darum, von den begrenzten Formen der Angst bei den Übertragungsneurosen ebenso Rechenschaft zu geben wie von den weniger umgrenzten, das Subjekt stärker in Mitleidenschaft ziehenden Formen, von den Formen heftiger, sich wiederholender Angst (traumatischer Angst) wie von den Formen mit somatischer Beteiligung (Aktualneurosen, Angstneurosen) und den Formen, bei denen die Angst scheinbar verschwunden ist (Neutralisierung). Außerdem sollen die verschiedenen Arten der Psychogenese von Angst berücksichtigt werden: Angst vor dem drohenden Objektverlust, Angst vor dem Verlust der Liebe des Objekts, Angst vor dem Über-Ich. Hierbei beschränken wir uns auf die Aspekte, auf die wir in der psychoanalytischen Erfahrung stoßen, ohne uns auf die spekulativen Diskussionen über die durch das Geburtstrauma hervorgerufene Angst oder die Unterschiede zwischen der Angst vor einer Realgefahr und der neurotischen Angst einzulassen. Von nun an gewinnen die qualitativen gegenüber den quantitativen Überlegungen die Oberhand, wenngleich letztere nicht vernachlässigt werden dürfen und das Problem der Beziehungen zwischen Quantität und Qualität immer noch dunkel bleibt. Davon zeugt Freuds Unterscheidung zwischen Angst, Schmerz und Trauer. Noch einmal sei gesagt, daß das erste topische Modell des psychischen Apparats völlig unzureichend war, um von diesen qualitativen Unterschieden Rechenschaft zu geben. Um diese Ausführungen nicht zu sehr zu belasten, habe ich in der bisherigen Darstellung die Fragen, die sich aus der Erzeugung übermäßiger Affekte ergeben, nur gestreift. Wenn es zu einem solchen Affektübermaß kommt, so geschieht das – Freud (1926) zufolge – deshalb, weil die Verdrängung Besetzungsenergie von der Vorstellung abzieht und der Affekt auf diese Weise freigesetzt wird. Man kann also annehmen, daß der Vorgang, mit dem es der Verdrängung gelingt, die Triebrepräsentanz vom Bewußtsein fernzuhalten, impliziert, daß die Gegenbesetzung (der Abwehr-Aufwand) mit einem Besetzungsabzug einhergeht, der der Triebrepräsentanz den Affekt entzieht. Freud scheint zwischen zwei Vorstellungen geschwankt zu haben: Nach der einen ist die

Abziehung des Affekts eine Folge des Abzugs der Besetzung von der Vorstellung, und in diesem Falle ist die Freisetzung des Affekts durch Abfuhr in jedem Sinne des Wortes sekundär. Die zweite, in zahlreichen Abschnitten zum Ausdruck kommende Vorstellung besagt, daß das erste und entscheidende Ziel des Besetzungsentzugs in erster Linie auf den Affekt gerichtet ist. Mit der Entfaltung des zweiten topischen Modells verschwinden die Unklarheiten nicht. Erstaunlicherweise stößt man bei Freud, wo er das Problem einer Es-Angst, d. h. einer Angst, die ihren Sitz im Es hat, aufwirft, auf das gleiche Zögern, ja, beinahe die gleichen Formulierungen wie 1915 und 1923, als er die Frage nach dem unbewußten Affekt zu beantworten suchte. Der Nachtrag A zu »Hemmung, Symptom und Angst« läßt diese Frage offen. Die Lösung, die Freud mit der Unterscheidung zwischen Signalangst und traumatischer Angst gibt, die Rolle, die dem Ich bei der Auslösung der Angst zugewiesen wird, hat weitreichende Folgen für die Theorie. Mit der Unterscheidung der somatischen Angst bei den Aktualneurosen von der psychischen oder psychosexuellen Angst bei den Übertragungsneurosen (und nachdem die Angst als Wirkung der Aufstauung verdrängter Libido aufgefaßt wurde) wird der Signalangst eine Bedeutungsfunktion zugeschrieben, der traumatischen Angst, die die Schranken der Reizschwelle und der Verdrängung durchbricht, eine energetische Funktion. Hier werden zwei Systeme sichtbar: eines, das dem Sinn, und eines, das der Kraft gehorcht. Mit der Signalfunktion des Affekts räumt die Theorie dem Affektleben gewissermaßen die Möglichkeit ein, in einer dem Denken analogen Weise zu funktionieren. Die Möglichkeit der Abfuhr kleiner Energie-Beträge bei der Signalangst entspricht dem Verfahren, mit dem der psychische Apparat die äußere Welt mittels kleiner Energiebeträge testet (vgl. Freud, 1933, S. 96). Die Kluft zwischen Affekt und Denken verringert sich; der Affekt ist nicht länger einzig ein Faktor, der das Denken stört. Aber weiterhin gilt, daß ein Übermaß an Affekt, der Einbruch großer Affektbeträge, ähnliche Auswirkungen hat wie ein äußeres Trauma, wenn der psychische Apparat darauf nicht vorbereitet ist. Die letzte Angsttheorie gestattet es, die Frage nach den Beziehungen zwischen Trauma und Phantasie erneut zu stellen. Unabhängig davon, daß die Überarbeitung der Theorie dem vollkommen entspricht, ist es von nun an wichtig, das Interesse an einer Konzeption des inneren Traumas zu begreifen, das aus dem unvermeidlichen, aber *quantitativ und qualitativ variablen* Versagen des Mutter-Objekts entsteht. Die Hilflosigkeit beläßt das Baby ohnmächtig angesichts seiner unbearbeiteten Triebforderungen, ohne jede Möglichkeit, deren gebieterische Ansprüche auf Befriedigung zu mäßigen. Das ruft eine tiefe Verwirrung hervor, in der alle Sinnstrukturen zusammenbrechen und einer Desorganisation des Ichs Platz machen, das noch nicht fähig ist, jene Abwehrmechanismen in Gang zu setzen, die die Abwendung der unerträglichen Angst erlauben würden. Man kann sich fragen, ob nicht gewisse schwere semantische Kommunikationsstörungen eine ähnliche Wirkung haben können.

Die Bedeutung von »Hemmung, Symptom und Angst« (1926) beruht darauf, daß Freud hier den Schwerpunkt vom Ödipuskomplex und seinem Korrelat, der Kastrationsangst, auf die Trennungsangst verlagert. Parallel dazu kommt es zu einer Akzentverschiebung von der Rolle des Vaters – nennt Freud den Ödipuskomplex nicht auch »Vaterkomplex«? – zur Rolle der Mutter, von der man annehmen kann, daß sie dem Kind jene Ängste vermittelt, die aus der Katastrophe ihres Verlusts oder aus der Verzweiflung über ihre längere Abwesenheit entstehen, die sich in traumatischer Angst manifestiert. Auf der anderen Seite übernimmt die Mutter auch die entgegengesetzte Rolle, indem sie die Mittel zur Wiederherstellung der Kontinuität psychischen Erlebens organisiert, und zwar indem sie zum einen die zerstörerischen Wirkungen wiedergutmacht und zum anderen Abwehrmechanismen vorbereitet, mit denen das Kind kommenden Situationen, in denen die drohende Gefahr noch lange gegenwärtig bleiben wird, begegnen kann. Gegenüber der regressiven Tendenz, die aus dem gleichen durch die Desorganisation und deren Abwehr hervorgerufenen inneren Trauma resultiert (wobei jene beiden Faktoren noch miteinander konkurrieren), bietet die Mutter im Austausch mit dem Baby die Möglichkeit, die Antizipation durch Besetzung *vorstellungsmäßiger und affektiver* Erinnerungsspuren ins Spiel zu bringen, die die Entwicklung der Symbolfunktion gestatten. Es ist allerdings erstaunlich, daß Freud in dieser umfassenden Überarbeitung seiner Theorie die Beziehungen zwischen der narzißtischen Besetzung und der Objektbesetzung ebenso wie die Rolle der Zerstörungstriebe bei der Affektentwicklung nicht genügend berücksichtigt hat.

5. *Schlußfolgerungen*

Die anfängliche Trennung zwischen Vorstellung und Affekt zeugt von dem Bemühen Freuds, im Unbewußten zwei Subsysteme auseinanderzuhalten, die sich ihrem Wesen und ihrem Schicksal nach voneinander unterscheiden. Wenn zunächst die Vorstellung bevorzugt wird, dann vielleicht wegen der Illustrations- und Demonstrationsmöglichkeiten, die sie bietet. Im übrigen ist es wahr, daß die Vorstellungen, die stärker mit der Sprache verbunden sind als der Affekt, der sich der Sprache sehr viel mehr entzieht, eine größere Rolle in einer auf der Sprache fußenden Behandlung zu spielen scheinen. Von daher ließe sich erklären, daß Freud die Übertragung erst verhältnismäßig spät entdeckt hat und daß er sie in der ersten Zeit als ein Hindernis angesehen hat. Die Vorstellung schien das für die Psychotherapie am besten geeignete Material abzugeben.

Die Verbindungen des Affekts mit dem Körper rückten ihn eher auf die Seite der Biologie. Die von Freud aufgestellte Gleichung Affekt = Quantität = Ökonomie hatte den doppelten Nachteil, daß sie dazu führte, die Rolle der an der Produktion von Qualität beteiligten Mechanismen zu übersehen und überdies vor allem die Bedeutung der mit dem Konzept der Ökonomie verbundenen Umwandlungen zu verkennen. Dank zunehmender analytischer Erfahrung scheint der Affekt in der Freudschen Theorie mehr und mehr an Bedeutung gewonnen zu haben. Seine Nähe zur Triebregung macht ihn zu einem ausgezeichneten Indikator für die Triebtätigkeit. Das zweite topische Modell, das die Beziehungen zwischen dem Unbewußten und dem Es modifiziert, verlagert den Akzent auf die Triebregungen und infolgedessen auch auf die Affekte. Darüber hinaus wird dem Affekt ein Status im Unbewußten zuerkannt. Er kann bewußt oder unbewußt sein – einzig die Vorstellungen haben außerdem einen vorbewußten Status, der sie mit der Sprache verbindet. Aber die analytische Kur, die sich der Übertragung bedient, räumt dem Affekt wachsende Bedeutung ein. In der kritischen Analyse der Freudschen Epistemologie ist der Zusammenhang zwischen der unbestreitbaren Akzentverschiebung hin zum Komplex Affekt-Triebregung und der letzten Triebtheorie übersehen worden. Freud macht deutlich, daß die Energie an der Quelle der Angstproduktion neutral ist; und der Umstand, daß er auch an anderer Stelle in der Neutralisierung ein Ergebnis der Arbeit des Todestriebes sieht, hat theoretische Konsequenzen, die nicht beachtet worden sind. Die Angst, in der analytischen Theorie der Affekt *par excellence*, ist nun ins Ich verlagert und wird dort in doppelter Weise wirksam: als Signalangst, die den Ablauf des Affektierens dem des Denkens annähert; und als traumatische Angst, die Ausdruck einer buchstäblich unaussprechlichen psychischen Desorganisation bleibt. Diese letzte Angsttheorie läßt das mütterliche Objekt zugleich als Quelle semantischer Reize und als Herausforderung zu ökonomischen Transformationen erscheinen. Sinn und Kraft vereinigen ihre Wirkung, um dem Kind bei der Schaffung eines vielseitigen Systems qualitativ differenzierter, nuancenreicher Affekte von unschätzbarem kommunikativen Wert zu helfen. Im übrigen erfordert die Verschiebung des Akzents vom »Vaterkomplex« auf die Rolle der Mutter eine Verbindung zwischen jenem Komplex, dem Freud nichts von seiner organisierenden Bedeutung bei der Strukturierung nimmt, und der primären Objektbeziehung; diese Verbindung läßt sich von einem streng genetischen Gesichtspunkt aus nicht herstellen. Nichtsdestoweniger bleibt der Affekt das primäre System der Freudschen Theorie, das vom Lust-Unlust-Prinzip beherrscht wird und dessen Umwandlungs- und Entwicklungsmöglichkeiten einen Spielraum bieten, der enger begrenzt ist als der der Vorstellungen, deren Fortentwicklung zur Sprachfunktion und zum Denken führt. Da aber das Ziel der Psychoanalyse darin besteht, einen Zugang zu den grundlegenden Systemen des psychischen Lebens, die die Grundfunktionen des psychischen Apparats beherrschen, zu gewinnen, ist die Bedeutung, die der Affekt im Verlauf der Entwicklung der analytischen Theorie erlangt hat, vollkommen gerechtfertigt. Wie Freud in »Die Verneinung« (1925) andeutet, gilt es, nun doch die Grundlage für eine Logik des Affekts zu schaffen, damit die Logik der unbewußten Vorstellungen nicht abgetrennt bleibt von der Logik des Affektlebens.

»Affekte« seit Freud

Schon zu Lebzeiten Freuds gewann der Affekt in den klinischen, theoretischen und technischen Arbeiten seiner Schüler mehr und mehr an Raum. Das zeigt sich im Werk Abrahams, in gewissen Arbeiten von Jones, etwa »Angst, Schuldgefühl und Haß« (1929), und vor allem in den Arbeiten aus Ferenczis letzter Phase von 1929 bis 1933. Dieser Orientierung entsprechen die wachsenden Schwierigkeiten, auf die man in der Behandlung bestimmter Patienten stieß, was zur Folge hatte, daß man der Auflösung eines Rätsels im Kindheitskonflikt – wie noch im Falle des Wolfsmannes – nun weniger Bedeutung beimaß; statt dessen wuchs das Bedürfnis nach einer genaueren Kenntnis der frühen Entwicklungsstadien des Kindes, zumal man es mehr und mehr mit Patienten zu tun hatte, die deutlichere Regressionen zeigten. Besonders kennzeichnend für die Weiterentwicklung der Theorie nach Freud ist jedoch, daß seine in sich homogene theoretische Konstruktion durch eine vielfältige Entwicklung in verschiedenen Richtungen abgelöst wurde, die durch die theoretischen Grundentscheidungen der beherrschenden Gestalten in der nachfreudschen Epoche der Psychoanalyse markiert werden. Daraus ergibt sich für den Leser von heute, der nach der Einheit in dieser Vielfalt Ausschau hält, eine gewisse Verwirrung. Deshalb gebe ich den historischen Blickwinkel im folgenden auf und referiere die wichtigsten Beiträge entsprechend der Perspektive ihrer Autoren.

1. *Hartmanns Perspektive: Der genetische, der strukturelle und der adaptive Gesichtspunkt*

Wenn Hartmann auch wenig über den Affekt geschrieben hat, so haben seine theoretischen Anschauungen doch eine Anzahl vor allem angelsächsischer Autoren beeinflußt. Der bekannteste unter ihnen ist Rapaport (1953). Hartmanns Konzeption ist psycho-biologisch; er bemüht sich darum, die erblichen Prädispositionen, die Abfuhrfunktion und die sozio-kommunikative Funktion zu integrieren. Problematisch wird dieses Vorgehen bei der Deutung der Grundbegriffe, die in eine psychologische Richtung umgebogen werden: Ich-Psychologie statt Psychoanalyse des Ichs. Daß er seine Hypothesen in der Biologie zu verankern sucht, tut seiner psychologischen Denkungsweise keinen Abbruch. Das gilt auch für die soziologischen Aspekte, die gelegentlich eine Rolle spielen. Man kann sich fragen, ob die Ergänzung der drei metapsychologischen Gesichtspunkte durch den genetischen, den strukturellen und den adaptiven Gesichtspunkt diese Tendenz nicht noch verstärkt hat, sei es durch Hartmanns eigene Arbeiten oder dadurch, daß Psychologen (wie Rapaport) die psychoanalytische Theorie auf diese Weise für annehmbarer hielten. Um diese Theorie weiterhin zu klären, haben sie Widersprüche unterdrückt, die man besser so lange respektiert hätte, bis die psychoanalytische Erfahrung eine genauere Formulierung dessen, was ihnen zugrunde liegt, gestattet. Eine fruchtbare Dunkelheit ist mehr wert als eine voreilige Klärung. Man könnte es für paradox halten, daß wir den Psychologen eine derartige Rolle innerhalb einer psychoanalytischen Bewegung beimessen, die gerade darum bemüht ist, sich von ihrem Einfluß freizuhalten. Aber hier liegt nicht das Problem. Man muß sich vielmehr fragen, ob in einer psychoanalytischen Gruppe, die durch die medizinische Ausbildung geprägt ist, die Psychologie nicht notwendigerweise als einzige mit der Medizin in Einklang zu bringende Disziplin erscheint, der man die Lösung all jener Probleme überträgt, die man von der medizinischen Ausbildung her nicht wirksam angehen kann. Es ist bemerkenswert, daß bei Rapaport, der eher dem Buchstaben als dem Geist des Freudschen Werkes die Treue hält, die Beziehung des Affekts zum Signal niemals zu einer Reflexion über das *Zeichen* und speziell über die Sprache in ihrem Verhältnis zu den Affekten führt. Auch wenn der ökonomische Gesichtspunkt beibehalten wird, führt er doch nicht zur Reflexion der psychischen Umwandlungsprozesse. Die gesamte Konzeption steht im Zeichen der Entwicklung einer Hierarchie von »Motivationen«.

Mitunter allerdings führt die genetische Orientierung auf der Grundlage empirischer Beobachtungen zu wertvollen Überlegungen, wie etwa in der Arbeit von Engel (1962), der die Reaktionen auf das Trauma in einen aktiven und einen passiven Typus aufteilt. Den depressiven Rückzug (depression withdrawal) beschreibt er als Flucht in die Bewegungslosigkeit angesichts der Katastrophe, die narzißtische Abkehr als eine Wendung zu einem präobjektalen Stadium der Undifferenziertheit. Die Notwendigkeit, von einer biologischen Basis auszugehen, wird in der Arbeit von Moore (1968) betont. Die adaptive Funktion wird gleichermaßen von Max Schur (1969) vertreten, der sich nicht vor der These scheut, bestimmte autonome Apparate dienten der Entwicklung des Es ebenso wie der des Ichs. Vor diesem theoretischen Hintergrund gesteht man dem Affekt dann auch eine kognitive Funktion zu, die in der Signalangst zum Ausdruck kommt. Auf Hartmann geht auch die Einführung des Begriffs »Selbst« zurück, der von der englischen Schule in besonderer Weise gebraucht wird. Die Austauschbeziehungen zwischen Selbst und Objekt werfen das Problem der gegenseitigen Besetzungen des einen und des anderen auf, der Besetzungen der Selbst-Darstellungen (self presentations) und der Selbst-Bilder (self images). Ein Absinken dieser Art von Besetzung löst demzufolge einen Es-Schub aus, der für einen stürmischen Affektausbruch verantwortlich ist. Im Hinblick auf die narzißtische Wunde (Scham, Erniedrigung) zeugen die Affekte von einem Versagen der Selbstkontrolle, eine Ansicht, die schon Fenichel vertreten hat. Wenn hierbei auch die Rolle des mütterlichen Objekts als eines äußeren angemessen berücksichtigt und die nachfolgende Verinnerlichung zum Teil geklärt wird, wird doch andererseits das Phantasieerleben anscheinend zu wenig beachtet. Im Rahmen dieser Konzeption erscheint das Ich mehr und mehr als eine *Zentrale* für die Modulierung und Regulierung der Affekte im Dienste der Anpassung an die Realität. Wenn auch behauptet wird, diese Orientierung stelle nur die Weiterentwicklung der Ansichten des späten Freud über das Ich dar, so kann man sich doch mitunter des Gefühls nicht erwehren, der psychische Apparat werde hier auf einige Mechanismen reduziert, deren Funktionieren allzusehr vereinfacht wird. Es hat den Anschein, als würden die Grundstrukturen des Affekts in einen biologischen Bereich jenseits der Psychoanalyse verlagert und als würde, seit Freud das Ich als den Sitz der Angst erkannte, diese Instanz fast das gesamte Interesse der psychoanalytischen Beiträge zu diesen Fragen auf sich ziehen. Das Ich erscheint eher unter dem Blickwinkel der Affektbeherrschung als unter dem des subjektiven, reichhaltigen, vielseitig-widersprüchlichen Affekterlebens. Von daher erklärt sich zum Teil die Skepsis der amerikanischen Autoren gegenüber den metapsychologischen Konzeptionen der englischen Schule, wo diese die primären Affekte, statt sie der Biologie zu überlassen, in die ursprüngliche Objektbeziehung hineinnehmen und die Existenz einer Phantasiewelt postulieren, die bei den Psychoanalytikern auf der anderen Seite des Atlantiks, wenn überhaupt, nur geringes Ansehen genießt. Der Kernpunkt der Frage liegt darin, daß es keine Einigkeit über das gibt, was in den unterschiedlichen theoretischen

Orientierungen als »Objekt« bezeichnet wird.

Wollte man sich andererseits an die Mechanik des psychischen Apparats halten, so würde das die entgegengesetzte Kritik hervorrufen. Eine solche Orientierung ist an sich nicht zu verurteilen, *wenn man sich auf die Ebene höchster theoretischer Verallgemeinerung begeben will.* Aber meist geht man diese Frage auf einer mittleren Ebene der *Modellbildung* an, die dazu verleitet, den psychischen Apparat so weit wie möglich dem neuro-psychologischen Apparat anzugleichen. Es ist jedoch kein Zufall, wenn Freud dieser Orientierung stets mißtraut hat – und er tat dies gewiß nicht, weil er der Biologie eine geringere Bedeutung beimaß. Wenn man sich für eine solche Orientierung entscheidet, hätte man, wie G. Klein (1967) andeutet, zweifellos sehr viel weiter gehen müssen. Leider macht sich der Einfluß der Psychologie auch hier geltend. Andere Arbeiten, die sich zwar auch auf Hartmann beziehen, erwecken, jedenfalls bei mir, doch den Eindruck, der klinischen Wahrheit sehr viel näher zu stehen. Die älteste von ihnen ist die zu Recht berühmte Studie von Edith Jacobson (1953). Ihre Klassifizierung der Affekte beruht zwar auch auf Hartmanns (man müßte hinzufügen Kris' und Löwensteins) Begriff der intra- und intersystemischen Spannungen, und auch sie stellt den adaptiven Bezugsrahmen und die Beherrschung der Affekte in den Mittelpunkt ihrer Untersuchung; aber dennoch stellt sie auf dem Hintergrund einer beachtlichen klinischen Erfahrung mit Affektpsychosen Freuds Idee der Abfuhr noch einmal in Frage und ersetzt sie durch eine stärker prozeßorientierte Dynamik. In der Tat muß der Affekt in seiner Entwicklung begriffen werden; er entsteht aus der Spannung und entwickelt sich bis zur Abfuhr. Spannungen und Abfuhrvorgänge existieren gleichzeitig an verschiedenen Stellen des psychischen Apparats. Ausgehend von extremen Schwankungen zwischen Lust- und Unlustaffekten, reguliert das Lustprinzip deren Variationen hin auf ein mittleres Spannungsniveau. E. Jacobson bringt den Lust- und Unlustaffekten ein gleich starkes Interesse entgegen. Sie stellt vor allem einen homöostatischen Gesichtspunkt der Affektregulierung in den Vordergrund, ohne sich auf eine rein phänomenologische Betrachtungsweise zu beschränken.

Eine homöostatische Optik herrscht auch bei Joffe und Sandler (1968) und Sandler (1972) vor; sie legen aber den Akzent vor allem auf die Konstitution des Sicherheitsgefühls, dessen Genese sie, ausgehend von seiner psychophysiologischen Basis, untersuchen. Die zunehmende Differenzierung des Sicherheitsgefühls geht mit der Entfaltung der Vorstellungswelt des Kindes einher, die sich von ihren automatischen Grundlagen löst. Das Sicherheitsgefühl lernt das Kind durch das Erleben von Gefühlszuständen kennen. Es wird bereichert durch ein ganzes Spektrum von Nuancen, durch die sich diese Gefühlszustände von der Befriedigung primitiver Triebregungen (besonders nach deren Durchbruch) unterscheiden, und durch die Fähigkeit, zwischen Befriedigung und Bedürfnis zu differenzieren. Die desorganisierende Rolle der Angst schwächt das Sicherheitsgefühl und begünstigt den Rückfall auf unangemessene Reaktionen. Man könnte sagen, daß Sandler vor allem die narzißtischen Grundlagen des Affekts im Auge hat. Die Anpassung ist notwendig zur Aufrechterhaltung eines bestimmten Grundzustands. Die Signalfunktion der Angst gewährleistet durch ihre den Gefahrenumständen angemessene Reaktion die Sicherheit des Individuums. Von nun an tritt ein Mechanismus in Aktion, der die Nachrichten aus dem Inneren und aus der Außenwelt beständig prüft, um dem Auftreten des bewußten Affekterlebnisses zuvorzukommen. Die Affektfunktion befindet sich in einem Zustand andauernder Veränderung, man könnte sagen in einem permanenten Alarmzustand, wobei sie in jedem Augenblick die jeweiligen Bilder des Selbst und des Objekts auswertet und nach Idealzuständen des Ichs strebt (Ideal-Ich). Jede allzu große Abweichung von diesem gnadenvollen Zustand wird abgewiesen, weil sie eine schmerzhafte Erfahrung nach sich ziehen würde, die lange Zeit hindurch nur verneint werden kann. Die Widersprüche zwischen einem körperlichen Ungleichgewichtszustand und einem Ich, das sein Gleichgewicht in einer auf Abwehr hinauslaufenden adaptiven Lösung gefunden hat, können sich vervielfachen, woraus sich bestimmte psychosomatische Symptome erklären ließen.

Man kann diese Arbeiten in einen Zusammenhang mit der von A. Peto stellen (1967), die der Beherrschung der Affekte gewidmet ist. Der auf die Überlegungen Hartmanns und Nunbergs über die synthetische Funktion des Ichs zurückgehende Gedanke einer zentralen Instanz wird auch hier wiederaufgenommen. Aber für uns ist Petos Arbeit, in der die Anregung durch klinische Erfahrungen spürbar ist, dort interessant, wo sie ein anschauliches Bild der Modulation entwirft, die die affektiven Prozesse im Verhältnis von Beherrschung und Unterliegen regulieren. Eine dialektische Sicht der psychoanalytischen Situation ermöglicht es, daß wir uns eine Vorstellung machen von den beobachtbaren Variationen zwischen dem Affekt, der in die übrigen Elemente des analytischen Prozesses integriert bleibt, und den archaischen, stürmischen Affektzuständen, die alle Möglichkeiten des psychischen Apparats, sie zu bändigen, übersteigen. An diesem Punkt kann man eine Verbindung zwischen den Überlegungen Petos und denen von M. Bouvet (1960) herstellen.

A. Valenstein (1962) entwickelte eine originelle Konzeption dessen, was er als »Affektualisierung« bezeichnet. Diesem Vorgang begegnet man bei einer heftigen Dramatisierung des Affekterlebens, die jede »Einsicht« blockiert, die analytische Situation auf eine kathartische Erfahrung zurückwirft und jedes »Durcharbeiten« verhindert.

Es besteht eine klare Verbindung zwischen dieser Form der Abwehr und dem Widerstand durch das »Zuviel-Empfinden« (trop éprouver) bei Bouvet (1956) ebenso wie zu B. Lewins (1964) Konzeption der Deckaffekte (screen affects), denen auf emotionalem Gebiet die von ihm beschriebenen leeren Traumfolien entsprechen. B. Lewin hat auf die Auflösung affektbestimmter Verdichtungen hingewiesen, die wir leisten, um Affekt und Intellekt funktional und struktural unterscheiden zu können.

A. Valenstein glaubt, daß, wenn einmal eine gewisse Anzahl von affektiven Krisen durchgestanden ist, eine wirkliche analytische

Arbeit möglich ist. Die theoretischen Folgerungen, die man hieraus für den Komplex Vorstellung – Affekt im Unbewußten ziehen kann – wobei wir uns hier in größerer Nähe zu Freud als zu Hartmann befinden –, führen uns zu einer genaueren Prüfung des für den Affekt spezifischen Typs von Wahrnehmung. Dabei lenkt Valenstein unsere Aufmerksamkeit auf den Begriff der *conation*, als Ausdruck für eine Wunsch- und Wollenskraft, die zum Handeln drängt.

Die Arbeit, die sich anscheinend am weitesten von Hartmanns Perspektive entfernt, ist die von R. Schafer (1964). Das Verdienst dieses kritischen, vielleicht allzu phänomenologisch orientierten Aufsatzes liegt darin, daß er den Affekt aus einer nicht-genetischen Perspektive beschreibt. Er untersucht die Bedeutung der Komplexität der Affekte, die Mehrdeutigkeit, die sich auf ihren expressiven Wert auswirkt (dessen Vorhandensein ebensowenig ein Beweis für die Echtheit eines Gefühls ist wie sein Fehlen unbedingt ein Zeichen von Verstellung sein muß), und betont die Notwendigkeit, die Affekte als Teil einer umfassenderen Konfiguration zu betrachten. Die Fähigkeit zur Affektbeherrschung als Kriterium für Reife stellt er in Frage. Diesem Ziel diene eher ihr komplexes, widersprüchliches, mehrdeutiges Wesen. Schließlich kommt die kommunikative Funktion der Affekte nicht nur in bezug auf andere Menschen zur Wirkung. (In dieser Hinsicht hat sich Modell [1971] bemüht, unserer Unkenntnis der Rolle der Affekte in der kollektiven Psychologie abzuhelfen.) Über die Kommunikation zwischen den Menschen hinaus sind die Affekte auch in der Kommunikation des Einzelnen mit sich selbst am Werke. L. Rangell (1967) hat sich darüber gewundert, daß das Thema der Affekte in der analytischen Literatur allzusehr vernachlässigt wurde. Wenn dem so ist, so liegt der Grund vielleicht darin, daß man den Affekt angesichts des Fortschritts unserer Überlegungen auf diesem Gebiet nicht mehr isoliert betrachten kann, sondern jene schwierigen Fälle mit einbeziehen muß, wo die affektive Problematik im Vordergrund steht, aber doch selbst in eine umfassendere Perspektive eingebettet ist. Diesen Weg haben zum Beispiel zahlreiche Analytiker der *British Society* beschritten.

Ich möchte nun meine Überlegungen zu dieser Denkrichtung, die ich ein wenig willkürlich unter den Namen Hartmanns gestellt habe, weil dieser mir die darin vorherrschende Tendenz zu bezeichnen scheint, mit einigen allgemeineren Bemerkungen abschließen, die aus der Lektüre der neuesten Beiträge zu unserem Thema erwachsen sind (Pulver, 1971; Brenner, 1974; der Bericht von Castelnuovo-Tedesco, 1974 b, über das Round-Table-Gespräch auf dem Kongreß der *American Psychoanalytic Association* im Winter 1973). Man kann sich fragen, ob das Fehlen einer allgemein akzeptierten Affekttheorie nicht auf die Begrenztheit des analytischen Feldes zurückzuführen ist. Was man im Bereich der klassischen Indikationen der Analyse über die Affekte sagen konnte, ist an eine Grenze gestoßen, über die man nicht mehr hinausgehen kann oder über die man zumindest nicht hinausgegangen ist. Worin die mehr oder weniger nützlichen Klärungen auch bestehen mögen (Pulver, 1971; Castelnuovo-Tedesco, 1974 a), alles erweckt doch den Anschein, als könne die Achtung vor den klinischen Fakten über eine phänomenologische Beschreibung nicht hinausführen, die dann in metapsychologischen Begriffen paraphrasiert wird, ohne daß dadurch irgend etwas Neues hinzukäme. Im Gegenteil, der Gebrauch, den man in dieser Sichtweise von der Metapsychologie macht, führt nicht zur weiteren Klärung des Problems, er verstellt es nur. Immer kommt in diesen Debatten das Bedürfnis nach einer theoretischen Vereinheitlichung um jeden Preis zum Ausdruck. So kann etwa C. Brenner (1974) eine einheitliche Affekttheorie nur von einer Position aus vorschlagen, auf der das eigentliche Problem als gelöst gilt. Er nimmt nämlich die Kombination von Gefühlen und *Vorstellungen* in die Struktur des Affekts hinein, während die eigentliche Frage doch gerade lautet, worin sich jene »Vorstellung«, die einen integralen Bestandteil des Affekts ausmachen soll, von dem unterscheidet, was man gemeinhin als Vorstellung oder als Inhalt bezeichnet. Wenn Freud angesichts dieses Rätsels gezögert hat, so deshalb, weil er sich der Auswirkungen, die es auf der Ebene der psychischen Funktionen hat, d. h. seiner Konsequenzen für die Verknüpfung der psychischen Prozesse untereinander vollkommen bewußt war. Angesichts dieser Schwierigkeiten suchen die amerikanischen Autoren neuen Halt bei Untersuchungen, die die aus der analytischen Praxis gewonnenen Erkenntnisse vervollständigen können. Natürlich suchen sie diese zusätzlichen Informationen in der Entwicklungsforschung. Dabei kann uns diese nur über das kindliche *Verhalten* ins Bild setzen, während die Untersuchungsbedingungen der Empathie des Forschers klare Grenzen setzen. Daraus ergibt sich unter anderem, daß die zugrunde liegende Konzeption des Ichs immer mehr in Richtung auf das Handeln umgebogen wird, während doch in der analytischen Situation die wertvollsten Erkenntnisse gerade dadurch gewonnen werden, daß das Subjekt durch die analytische Beziehung gezwungen ist, das Handeln zurückzustellen. Wenn man zu einer allgemeineren Untergliederung gelangen wollte, könnte man drei Richtungen unterscheiden:

- Die *psychoneurologische* Richtung (Moore, 1974), deren Autoren den Affekt zu den zerebralen oder psychophysiologischen Strukturen in Beziehung setzen (die Beziehung des Affekts zu den automatischen oder reflexartigen motorischen Reaktionen).
- Die *informationstheoretische* Richtung (Rangell, 1974), deren Autoren anscheinend die Tatsache übersehen, daß die Informationstheorie auf der Ausschließung der Affekte basiert.
- Die *psychologische* Richtung, deren Autoren es darum geht, Gesichtspunkte einer linearen Entwicklungskonzeption und der phänomenologischen Introspektion mit Hilfe eines heimlichen Behaviorismus miteinander zu verbinden.

Alle diese Richtungen konvergieren in dem zentralen Begriff der Anpassung, obgleich doch der Affekt von allen Komponenten der menschlichen Psyche derjenige ist, dessen adaptiver Wert am brüchigsten bleibt, wenn man an einer strengen Auffassung des Begriffs festhält. Man wundert sich über die Zurückhaltung, mit der die amerikanischen Autoren der Rolle der Affekte des Analytikers in der analytischen Situation begegnen. Dabei denke ich nicht an die begrenzte Perspektive der therapeutischen »Instrumente«, sondern an einen Blickwinkel, in dem Praxis und Theorie zueinander kommen könnten, um die gemeinsame Leistung von Affekt und Verbalisierung zu verstehen, und von dem aus sich Folgerungen für die intrapsychische und intersubjektive Kommunikation und Semantik ziehen ließen. In dieser Hinsicht muß man feststellen, daß das Fehlen einer Bezugnahme auf die psychischen Funktionen des Analytikers mit einer sehr beschränkten Auffassung des Objektbegriffs Hand in Hand geht.

2. *Die Perspektive der Objektbeziehungen und der Einfluß Melanie Kleins*

Die Psychoanalytiker der *British Society* waren darum bemüht, das Wesen des affektiven Erlebens tiefer zu ergründen, indem sie sich weniger distanziert verhielten und auf eine Reihe von theoretischen Vorsichtsmaßregeln verzichteten, um jene Qualität des Erlebens zu retten, die der Analytiker an seinem Patienten erfährt. Die bereits erwähnte Arbeit von Ernest Jones (1929) hatte die Vorstellung einer gegenseitigen Überlagerung verschiedener Affekttypen in den Vordergrund gestellt. Wir wollen hier vor allem den von ihm gefundenen Begriff der *Aphanisis* festhalten, der schon damals die klinischen Konfigurationen ankündigt, von denen in den letzten Jahren häufig die Rede ist: die Vernichtung des Affekts, die massive Hemmung, verbunden mit dem drastischen Verbot, sich auch nur die geringste libidinöse Befriedigung zu gestatten, Versteinerung etc. ... Obgleich sich das von Jones Beschriebene nicht völlig mit dem deckt, wovon heute die Rede ist, darf man, wie ich meine, doch davon ausgehen, daß sich in den Arbeiten Ferenczis aus derselben Zeit bereits ankündigt, was wir heute in der Affektschwäche unserer am meisten gestörten Patienten erkennen. Aber es ist dann vor allem die Beziehung Affekt – Abfuhr, die von Glover (1939) und Brierley (1937) in Frage gestellt wird. Glover treibt seine Forschungen bis zu dem, was Freud bereits 1915 als »Affektbildungen« bezeichnete, später dann aber lieber als »Affektvermischung« definierte. Die Affekte, für die sich Glover – vielleicht unter dem Einfluß von Melanie Klein – besonders interessierte, sind uns heute vertraut: Affektausbruch und Affekte einer explosiven Desintegration. Meiner Meinung nach muß seine Beschreibung im Zusammenhang mit seiner allgemeineren Konzeption der Ich-Kerne verstanden werden.

In Marjorie Brierley (1937) findet der Affekt dann seine beste Fürsprecherin. Sie war eine der ersten, die verstanden hat, daß man *besser von Objekbesetzungen als von affektiven Ladungen der Vorstellungen* sprechen sollte, und die das Unzureichende des quantitativen Gesichtspunkts betonte. Dieser Aufsatz spiegelt sehr deutlich die Tendenz der englischen Schule wider, die ursprüngliche affektive Entwicklung mit den Objektbeziehungen zu verknüpfen. Die Besetzung geht der Differenzierung und der Ausbildung des kognitiven Unterscheidungsvermögens voraus. Man sieht, daß es den englischen Autoren nicht darum geht, den Affekt ins Feld der Biologie abzudrängen, sondern vielmehr darum, ihn in den Rahmen eines ursprünglichen Empfindungsvermögens zu stellen, dessen Überreste der Analytiker in der analytischen Situation durch Übertragung und Gegenübertragung aufsuchen muß. Die Bedeutung der letzteren als affektive Instrumente hat Paula Heimann (1950) gezeigt; daraus ergibt sich, daß der Analytiker vor seinem eigenen Beteiligtsein an der Beziehung nicht zurückschrecken darf; daß er bereit sein muß, seine eigenen Affekte als emphatische Resonanzräume der Affekte des Analysanden zu befragen und daß er sie in einer Art von Identifikation mit dessen Selbst oder einer Identifikation mit der Wirkung, die das Selbst beim Objekt hervorzurufen wünscht, erlebt. In dieser Hinsicht hat der Aufsatz von Marjorie Brierley wirklich ein neues Zeitalter des Affektverständnisses eröffnet. Ihr zufolge ist die Ausprägung der primären Affekte an deren Trägerobjekte (carriers) gebunden. Das erinnert bereits an den Begriff des »holding« bei Winnicott. Die Rolle, die den ursprünglichen Mechanismen der Introjektion und der

Projektion zukommt, ebenso wie die Korrelationen, die sich aus den Beziehungen des Ichs zu den guten und den bösen Objekten ergeben, werden hier klar beschrieben. Anstatt die Idee psychischer Reife zu verteidigen, der stets der Geruch einer normativen Moral anhaftet, hält sie daran fest, daß niemand zur vollständigen Integration seines Ichs gelangt. Über die Existenz von unbewußten Affekten, in ihrer Terminologie: von Prä-Affekten (pre-affects), besteht kein Zweifel. In jedem Falle ist die Affektsprache älter als die gesprochene Sprache. Diese bereits von Freud gemachte Beobachtung ist in unserem Konzept einer *Affektsprache* enthalten. Schon Rycroft (1968) hat darauf hingewiesen, daß eine der Besonderheiten der Affekte darin besteht, daß sie von anderen erspürt werden und daß sie beim anderen identische oder entgegengesetzte Reaktionen induzieren. Und man kann ohne Vorbehalt der Formel von Marjorie Brierley zustimmen, mit der sie die für die analytische Praxis erforderlichen Eigenschaften als eine »Kombination aus verständiger Einsicht und affektivem Verständnis« umschreibt.

Auch wenn man in der Arbeit von Marjorie Brierley nur wenige Anzeichen für den Einfluß Melanie Kleins findet, muß man doch beachten, daß deren Denken eine große Wirkung auf ihre Kollegen in der *British Society* hatte. Sie hat zwar wenig über den Affekt geschrieben, aber sie hat doch festgestellt, daß der bildliche Ausdruck, mit dem sie das Funktionieren des psychischen Apparats bezeichnet, sich auf das bezieht, was sie in Ermangelung eines besseren Wortes »Erinnerungen in Form von Gefühlen« (memories in feelings) nennt (1937). Man darf annehmen, daß Melanie Klein den klassischen Freudschen Gegensatz zwischen Vorstellung und Affekt durch die *elementare Einheit des phantasierten Affekts* ersetzt hat, der dem Diskurs des Patienten zugrunde liegt. Zweifellos ist das Werk Melanie Kleins als solches von Bedeutung; aber noch wichtiger ist es durch die Anregungen, die es anderen Autoren gegeben hat. Innerhalb der Gruppe um Melanie Klein hat Bion die Affekte in einen Entsprechungszusammenhang mit dem Denken gebracht. Beim

Patienten tritt »Ich fühle, daß« an die Stelle von »Ich denke, daß« (Bion, 1963). Bion zeigt sehr genau, wie die durch projektive Identifikation hinausgeschleuderten massiven Affekte in den psychischen Apparat zurückkehren, der unfähig ist, diesen übergroßen Zuwachs zu beherrschen, der es unmöglich macht, die Nicht-Brust zu denken und der die Entwicklung des Denkens entstellt.

Fairbairn (1952), der sich vom Kleinschen System absetzt, scheint vor allem das unbewußte Phantasieren abzulehnen, mit dessen Hilfe Melanie Klein sich eine Vorstellung von der kindlichen Psyche machen wollte. Dabei kommt es zu der paradoxen Situation, daß er zwar die schizoiden Faktoren der Persönlichkeit, d. h. die Abwehr gegen den Affektausdruck betont, aber doch tiefer in die Welt des Affekts eindringt, indem er mit dem biologischen Denken Freuds radikal bricht. In dieser Hinsicht kommt seiner Arbeit über die Hysterie beispielhafte Bedeutung zu. Die Frage nach der Orthodoxie oder Heterodoxie Fairbairns scheint uns zweitrangig angesichts der Fortschritte, die er den Psychoanalytikern ermöglichte, die, wie etwa Winnicott, ihre Aufgabe stärker in der Fortführung von Freuds Bemühungen sehen. Winnicott, der keine Affektkonzeption im eigentlichen Sinne ausgearbeitet hat, spricht faktisch (1945) von nichts anderem als der primären Affektentwicklung. Die Bedeutung, die Winnicott in der Kur den Affekten der beiden Partner innerhalb der analytischen Situation beimißt, hat ihn dazu veranlaßt, den hellsichtigen Aufsatz über den »Haß in der Gegenübertragung« (1949) zu schreiben. Sein Ansatz führt zu folgender Überlegung: Ebensowenig wie im analytischen Prozeß die Affekte des Analytikers übergangen werden können, darf eine Konzeption der – zunächst affektiven – Entwicklung des Kindes die Affekte der Mutter oder ihre Fähigkeit ausschließen, diese Affektbotschaften zuzulassen, zu zügeln und sie dem Säugling in einer Form zu übermitteln, die von dessen Selbst integriert werden kann. An diesem Punkt tritt jede Affektkonzeption aus ihrer Beschränkung auf das Individuum heraus und geht über in den Rahmen affektiver Kommunikation, deren

Eigenart noch genauer zu bestimmen wäre. Mit Winnicott ändert sich nicht allein die Weise, in der man den Affekt betrachtet – hier bricht ein wirklich neuer Gedanke hervor, der an die Stelle der kategorialen Einordnung der Affekte die Bezugnahme auf das Erleben des analytischen Klimas setzt, auf die Augenblicke, in denen die Regression die beiden Partner in eine Welt mit sich fortzieht, in der es nicht mehr sinnvoll ist, vom Affekt als einem isolierten Faktum zu sprechen. Ebensowenig sinnvoll erscheint es, sich in der analytischen Kommunikation der Kleinschen Phantasiestrukturen zu bedienen. Wenn man sie dem Patienten mitteilt, erlegen sie dessen Erfahrung eine Beschränkung auf, die der Entwicklung des Prozesses innerhalb des analytischen Rahmens schädlich ist: vor allem, weil diese Deutungen es dem Patienten nur um den Preis einer Entpersönlichung der Beziehung gestatten, dem, was er erlebt, einen Sinn zu geben; um den Preis einer Einschließung in die Deutungsmuster, die das Unbekannte allzuschnell auf das Bekannte zurückführen und sich als ungeeignet für eine Art von Beziehung erweisen, in der der Analytiker die Entwicklung eigentlich durch seine Toleranz gegenüber den regressiven Bedürfnissen seines Patienten erleichtern soll, indem er dessen Erleben nicht in eine Form preßt, die die Bewegungsfreiheit seiner psychischen Funktionen einschränkt. Denn was die Patienten, die von einer affektiven Kommunikation abhängig sind, benötigen, ist die Teilhabe des Analytikers an ihrem Erleben (was nicht bedeuten muß: sein heimliches Einverständnis mit diesem Erleben) in einem nicht-intrusiven Austausch, der ihnen ein Gefühl der Existenz vermittelt, in dem für ihr schweigsames Selbst ausreichender Platz zur Verfügung steht und in dem sie einen Zugang zur Bedeutung ihres Zustandes finden können, ohne daß dies sogleich eine Verengung ihrer Innenwelt nach sich zieht. Es ist sehr wohl möglich, daß die Beschreibung, die die an Melanie Klein orientierten Autoren vom Funktionieren des psychischen Apparats liefern, in großen Teilen zutrifft. Aber diese Genauigkeit ist Produkt einer bestimmten Sichtweise, die gerade die Frage ausläßt, die uns einzig interessiert: wie läßt dieses Funktionieren sich modifizieren? Von hier aus ist es dann nötig, Wege der Kommunikation mit dem Patienten zu finden, die für diesen nicht unannehmbar sind; die eine Veränderung der Wahrnehmungsweise erfordern, mit der wir ihn begreifen, und gleichzeitig eine Deutungstechnik, die nicht von außen zu ihm spricht – auch dann nicht, wenn sie ihm etwas von dem mitteilt, was in ihm das Verborgenste ist. Was vom Patienten zugelassen werden kann, muß zumindest teilweise im Einklang mit der Art und Weise stehen, wie er selbst die Gegebenheiten seiner Innenwelt und die der Außenwelt aufnimmt. Dies ergibt sich aus den Beiträgen von Milner (1968) und Khan (1969, 1971), die in der von Winnicott gewiesenen Richtung weitergegangen sind.

3. *Affekt und Sprache in der französischen Diskussion*

Zwar ist das Problem des Affekts in Frankreich vor allem im Rahmen der Auseinandersetzungen um das Werk Jacques Lacans zur Sprache gekommen, aber man muß doch zwei Positionen außerhalb dieser Debatte erwähnen. J. Mallet (1969) bleibt der klassischen Freudschen Konzeption treu. Die Bedeutung seiner Arbeit beruht auf zwei Punkten: Zum einen trifft er die Unterscheidung zwischen »appetitiven« Affekten (affects appetitifs) und »hemmenden« Affekten (affects inhibiteurs), für die die Angst ein Musterbeispiel ist. Hieraus ergibt sich die Unterscheidung zwischen Affekten, die vom Ich akzeptiert werden, und solchen, die vom Ich zurückgewiesen werden. Zum anderen unterscheidet er zwischen »appetitiven« Affekten und »reaktiven« Affekten (affects réactionnels). Die mit dem Affekt verbundene Komplexität rührt daher, daß gerade der Affekt es dem Ich gestattet, sich in den von ihm empfundenen Zuständen und in seiner Beziehung zum Körper zu erproben. Für das Ich stellt er also eine Information dar, aber eine Information, die das Ich dazu verpflichtet, Stellung zu nehmen. Auf der anderen Seite entgeht er der Kontrolle des Ichs, das zwar das Handeln hemmen kann, aber gezwungen ist, sich vom Affekt »entzünden« zu lassen. Während sich das Ich gegen den Trieb durch Veränderung des Ziels oder Ersetzung des Objekts durch ein anderes zur Wehr setzen kann, eröffnet die gegen den Affekt gerichtete Abwehr nicht die gleichen Möglichkeiten der Verstellung (die zudem noch eine indirekte Befriedigung zuließen). Auch weil sich der Affekt in dieser Weise der Kontrolle entzieht, gewinnt er eine kommunikative Bedeutung, die zu neuen Abwehrmaßnahmen zwingt, wenn auf diesen Bahnen unangebrachte und unzeitige Botschaften übermittelt werden. Man begreift, daß die Austauschbeziehungen zwischen der Quelle des Affekts, dem Es, und ihrem eigentlichen Bereich, dem Ich, und die Beziehungen im Ich selbst in bezug auf das Objekt Anlaß zu konflikthaften Spannungen geben, die schwerer zu beherrschen sind als im Falle der Vorstellungen.

Während Mallet das affektive Funktionieren auf der allgemeinsten Ebene beschreibt, bemüht sich Bouvet (1956), die charakteristischen Züge der prägenitalen Strukturen aufzudecken, wo Stärke und Heftigkeit der Affekte noch ganz im Vordergrund stehen. Ohne Rücksicht auf Feinheiten stellen sie absolute Forderungen, die von exzessiven Projektionen durchsetzt sind. Wie Valenstein bemerkt er den defensiven Charakter der emotionellen Abfuhrprozesse, in denen sich der Affekt durch die Abfuhr auflöst, um die Verarbeitung zu vermeiden: die intensive Wiederbelebung ist von keiner tiefer wirkenden Arbeit begleitet, sondern sucht in der Entäußerung unmittelbare Entlastung. Tatsächlich ist für diese Art von Widerstand eher eine affektive Labilität als die Intensität der Abfuhr verantwortlich.

Das Werk Jacques Lacans (1966) ist unter anderem deshalb von Interesse, weil es die Auseinandersetzung mit dem Affekt angeregt hat. Trotz der immer zahlreicher werdenden Übersetzungen von Lacans Schriften und trotz des Interesses, das sie wecken, ist das Denken dieses Autors im großen und ganzen nach wie vor wenig bekannt. Es ist nicht unsere Absicht, es hier im Detail zu untersuchen, wir möchten nur seine Position im Hinblick auf den Affekt herausarbeiten. In dieser Perspektive muß man daran erinnern, daß die fundamentale These Lacans – »Das Unbewußte ist strukturiert wie eine Sprache« – im Zusammenhang mit dem Strukturalismus steht, jener Denkrichtung der letzten Jahrzehnte, die fast nichts mit dem gemein hat, was in der zeitgenössischen Psychoanalyse als struktureller Gesichtspunkt bezeichnet wird. Lacan hat ausdrücklich und mit großer Klarheit die Ansicht vertreten, es sei vergeblich, dem Affekt als dem Ausdruck eines undifferenzierten psychischen Funktionierens einen konzeptuellen Status geben zu wollen (1966, S. 799; dt. Schriften II, S. 173). Die Originalität von Lacans Position innerhalb des modernen Strukturalismus beruht auf seiner Konzeption des »Signifikanten«. Dieser Ausdruck, mit dem de Saussure einen der beiden Teile bezeichnete, die gemeinsam das Zeichen ausmachen (der andere heißt »Signifikat«), bezieht sich auf die Einheit des Lautmaterials und wird im System Lacans zum Grundelement der dem Unbewußten eigenen Modalität des Sinns, dessen Funktionieren es uns gestattet, rückwirkend Hypothesen über das Subjekt zu formulieren. Subjekt und Struktur stehen also in einem dialektischen Verhältnis zueinander. Es ist sinnlos, das Subjekt außerhalb des Funktionierens der Struktur zu stellen. Lacan zufolge ist es wichtig, die Bedeutung, die sich an die Leistungen des Bewußtseins anschließt, vom Handeln des Signifikanten zu unterscheiden. Eine andere berühmt gewordene Formel von ihm lautet: »Der Signifikant ist das, was für einen anderen Signifikanten ein Subjekt darstellt.« Schematisch betrachtet, gibt es zwei Grundelemente des Sinns, zwischen denen ein Agens auftritt. Dieses Agens wird aus der Perspektive des Unbewußten betrachtet, setzt aber wie in jedem intelligiblen Verhältnis eine Beziehung voraus und stellt sich allein aufgrund der Tatsache, daß eine Beziehung *vorhanden ist*, dar. Im ganzen gesehen greift Lacan in seinem System das grundlegende psychoanalytische Faktum auf, das Freud (wenn er von Energie spricht) *Bindung* oder (wenn er vom analytischen Material spricht) *Assoziation* nennt, und bemüht sich, dafür eine begriffliche Grundlage zu schaffen. Dieser Ansatz erscheint uns vollkommen berechtigt; er führt aber in die Irre, insofern sich Lacan auf die Struktur der Sprache stützen muß, damit sein System funktioniert. Daß er sich auf die Sprachstruktur stützen muß, hat seinen Grund natürlich darin, daß für die moderne Linguistik die Klassifizierung der Signifikanten im Sinne de Saussures nichts anderes ist als die Strukturierung des Systems. Die Frage lautet, ob die Abhängigkeit der wesentlichen Elemente der analytischen Kommunikation von der gesprochenen Sprache eine hinreichende Rechtfertigung für die Schaffung eines psychoanalytischen Modells nach dem Paradigma der Sprache ist, auch wenn das Modell Lacans von dem Modell abweicht, auf das sich das Paradigma in der Linguistik bezieht. Es ist zum Beispiel nicht ausgeschlossen, daß sich in Zukunft linguistische Untersuchungen – ich denke etwa an den Begriff der Tiefenstruktur bei Chomsky (1968) – dem Zusammenhang der Grundmuster der Sprache in ihren Beziehungen zu anderen, der Sprache fremden Grundmustern zuwenden, was – ausgehend vom Begriff einer Pluralität von Codes – eine Umarbeitung der Informationstheorie nach sich ziehen müßte. Ein Psychoanalytiker könnte hier die Frage nach der Wechselwirkung verschiedener Codes und ihrer Vermischung ergänzen durch die Hypothese eines Konflikts zwischen den verschiedenen Codes. In diese Richtung scheinen gewisse interdisziplinäre Auseinandersetzungen zu gehen, bei denen die Psychoanalytiker leider fehlen (Kolloquium des Centre Royaumont, E. Morin u. M. Piatelli-Palmarini, 1974).

Die Analytiker, die die Postulate dieses psychoanalytischen Ansatzes nicht akzeptieren, haben sich bemüht, das Unzureichende und Ungenaue daran nachzuweisen, indem sie aufgriffen, was er außer acht ließ. Sie haben eine andere Konzeption der Beziehungen von Trieb und Unbewußtem verfochten (de M'Uzan, 1967 a, b), oder sie haben den Anspruch des Affekts auf eine mehr von der klinischen Erfahrung ausgehende Betrachtungsweise bekräftigt. So hat David (1966, 1967 a, b) sogar ein neues klinisches Phänomen beschrieben, das er als Affektperversion (perversion affective) (1972) bezeichnet, in der die Selbst-Affektation und die Lust, die aus der Zurückhaltung und Aufspeicherung der Affektentladung gewonnen wird, der Triebrealisierung vorgezogen wird. Viderman (1970) hat uns an die unauflösliche Wirkung von Kraft und Sinn in der analytischen Erfahrung erinnert und deutlich gemacht, daß der Ort der Sprache in der Psychoanalyse nicht im Rahmen der Linguistik bestimmt werden kann.

Meine eigene Position (Green, 1962, 1966, 1970, 1973) unterscheidet sich von den soeben genannten insofern, als ich eine Kritik des Lacanschen Systems anstrebe, die von dessen eigenen Hypothesen, denen ich zum Teil zustimme, ausgeht. Denn es genügt nicht, den Affekt einfach deshalb zu betonen, weil er im System Lacans vernachlässigt ist. Man sollte dieses System vielmehr als ein Anzeichen dafür auffassen, daß es notwendig ist, gewisse grundsätzliche Fragen in bezug auf den Affekt neu zu überdenken. Wenn man die Sprache als Bezugsrahmen des Unbewußten auffaßt, dann müssen wir beachten, in welche Lage die Worte angesichts der Aufgabe geraten, eine Erfahrung mitzuteilen, die dadurch definiert ist, daß sie sich nicht in Worte übersetzen läßt. Ich möchte betonen, daß es, wenn sich der Patient durch sein Sprechen zu erkennen gibt, vollkommen unmöglich ist, den Worten in den verschiedenen psychischen Zuständen, in denen sie geäußert werden, stets das gleiche Gewicht zu geben. Der Hinweis auf die Sprache aber bringt jedenfalls einen homogenen Korpus, von den Phonemen bis zu den Sätzen, und eine vereinheitlichte Struktur ins Spiel, die die der Sprache selbst ist. Das Unbewußte ist jedoch aus heterogenen Elementen zusammengesetzt: Sach- und Affektvorstellungen bilden seinen Kern. Aber dieser Kern steht in Verbindung mit dem Körper, dem Handeln, der Sprache. Von daher erklärt sich die Existenz von Ketten aus Sach- und Wortvorstellungen, aus Vorstellungen von Affekten, Körperzuständen und Handlungen. Freud schreibt (1913, S.405): »Aber das Unbewußte spricht mehr als nur einen Dialekt.« Wenn man dieses gesamte Material nicht als

Signale, sondern als Signifikanten betrachtet, sieht man zum einen, daß dieser entlehnte Terminus eine solche Ausdehnung erfährt, daß er sich nicht länger auf das Vokabular der Linguistik beschränken läßt, und zum anderen, daß Lacans »signifikante Kette« (chaîne signifiante) die *Heterogenität des Signifikanten* impliziert. Ich möchte daraus für die Theorie den Schluß ziehen, daß der Affekt, da man ihm eine semantische (statt einer kognitiven) Funktion zuerkennt, an die Stelle des Signifikanten treten sollte, wenn wir keinen anderen Ersatzterminus finden können, um das Sinn-Element zu bezeichnen; wobei das Wort »Sinn« hier wohlgemerkt im Rahmen einer psychoanalytischen strukturellen Semantik verwendet wird. Das Vorkommen von Formen affektiver Kommunikation im analytischen Material sollte uns nicht dazu verleiten, die sprachliche Kommunikation und die nicht- oder extra-verbale Kommunikation einander entgegenzusetzen und voneinander zu trennen; man sollte im Gegenteil die gemeinsame Basis suchen, von der aus verschiedene Modi von Intelligibilität unterschiedliche Ausdrucksformen annehmen. All dies macht es erforderlich, die verschiedenen Typen von Bindung oder von Verkettung sowie die sich daraus ergebenden konfligierenden Wechselbeziehungen zu untersuchen. Diese sind ihrerseits von den fundamentalen Konflikten des psychischen Apparats abhängig, die wir mit unseren begrifflichen Werkzeugen nur sehr unzureichend in die Theorie übertragen können und die uns zwingen, mehr oder minder angemessene Begriffspaare und Alternativen zu verwenden: z. B. Ich und Anpassung bei Hartmann, unbewußte Phantasie und Objektbeziehung bei Melanie Klein, Sein und Erfahrung bei Winnicott. Die Bezugnahme auf die Sprache ist zwar verdienstvoll, weil sie den Akzent auf die Struktur legt – was tatsächlich von entscheidender Wichtigkeit ist, soweit es sich um die Struktur der unbewußten Intelligibilität handelt –, sie umgeht jedoch die entscheidenden Fragen, die sich mit der Strukturierung stellen: Was ist strukturierbar? Durch was? Durch wen? Um zu welchem Typus oder zu welchen Typen von Strukturierung zu gelangen? Muß man auf eine allgemeine Struktur schließen, die der gemeinsame Ort verschiedener Strukturierungen wäre? Oder muß man im Gegenteil von einem Nebeneinander von Strukturen ausgehen, die nur gelegentlich miteinander in Verbindung treten? Was bedeutet der pragmatische, wenn nicht theoretische Hinweis auf den Begriff der Integration in der Psychoanalyse? Handelt es sich nur um ein Zusammentreffen zwischen dem Subjekt und seiner Struktur oder bildet sich hier eine neue Funktion aus?

Alle diese Fragen verweisen auf den Prozeß der Signifikation (procès de la signification) in der Beziehung zum Anderen. Aber der Prozeß der Signifikation ist an die »Verkettung« (mise en chaine) des Affekts gebunden, eine Vorstellung, die an Freuds Begriff der Bindung anschließt, wenngleich Freud sich dabei auf die psychische Energie oder auf die Vorstellungen bezog. Diese Kette ist jedenfalls nicht linear wie bei der Sprache: Sie ist zugleich polygraph (aufgrund der Heterogenität des Kommunikationsmaterials) und polyphon und macht verschiedene Typen von Codes mitteilbar: affektive, vorstellungsmäßige, sprachliche. Angesichts dieser Struktur gilt es, den Affekt, ebenso wie die Sprache, als Produkt einer *psychischen Arbeit* zu verstehen. Der ökonomische Gesichtspunkt sollte in diesem Zusammenhang nicht bloß als Ausdruck der Quantität verstanden werden, sondern als das Prinzip der *Umwandlung von Quantitäten in Qualitäten und von Quantitäten und Qualitäten untereinander.* Eine Sprache ohne Affekt ist eine tote Sprache; ein Affekt ohne Sprache ist nicht mitteilbar. Die Sprache steht zwischen Schrei und Schweigen. Oft macht das Schweigen den Schrei psychischen Schmerzes hörbar, und hinter dem Schrei steht der Ruf nach dem Schweigen als Besänftigung.

Die klinischen Strukturen zeigen sehr deutlich, daß der Affekt hier nicht die beschränkte Rolle spielt, die Freud ihm zugewiesen hat, und daß man sehr wohl die verschiedenen Arten von Gefahr unterscheiden muß, für die die Abwehrmechanismen mehr oder weniger heikle Lösungen gefunden haben. Zwischen der Kastrationsangst und den undenkbaren Ängsten, zwischen der Angst vor Vernichtung und der namenlosen Angst bestehen gewiß Verbindungen, uns interessieren aber die Unterschiede. Die gleiche Beobachtung kann man bei den positiven Affekten machen, deren theoretische Verarbeitung nicht so weit vorangekommen ist, weil sie dem Analytiker anscheinend weniger Schwierigkeiten bereitet. Es ist aber bemerkenswert, daß der Bereich der Perversion heute in ganz anderer Weise unsere Aufmerksamkeit weckt (R. Stoller, 1975). Lacans Begriff des Symbolischen als Schlüssel zum System des Unbewußten wäre annehmbarer, wenn man ihn auf ein Paradigma beziehen könnte, das nicht das Paradigma der Sprache wäre, sondern das, welches die Sprache möglich macht. D. W. Winnicott (1971) scheint dies am besten verstanden zu haben. Tatsächlich erhält die Kritik an der Ausschließung des Affekts solches Gewicht, weil dieser Begriff für jede authentische Überarbeitung der Theorie unerläßlich ist.

Letzten Endes unterscheide ich zwei Affekttypen:

1. Der Affekt, der sich dem übrigen signifikanten Material der unbewußten (oder vorbewußten) Kette integriert; in diesem Falle ist der Affekt der Organisation der Kette untergeordnet, und sein Sinn liegt in der Abfolge, deren Bestandteil er ist. Wie die Vorstellung und jedes andere Material, das in die Bildungen des Unbewußten eintritt, übernimmt der Affekt hier die Funktion eines Signifikanten.

2. Aufgrund seiner Intensität und seiner Bedeutung sprengt der Affekt die unbewußte Kette, wie ein Fluß aus seinem Bett tritt; er desorganisiert die Verbindung und zerstört die Sinnstrukturen. In diesem zweiten Falle hat man es nicht mit einem Signalaffekt des Ichs zu tun, sondern vielleicht mit direkten Triebregungen des Es, die die Barriere des Ichs durchbrochen haben und nun in einer Art von Blitzangriff mit Gewalt in sein Inneres eindringen. Die Desorganisation der Kette ist verantwortlich für die traumatischen Affekte, die eine lähmende Wirkung haben oder eine zwanghafte Neigung zum Handeln auslösen, jedenfalls solange sie nicht eine Erstarrungsreaktion nach sich ziehen. Während der Affekt im vorauf gegangenen Fall im Rahmen einer Beziehung bleibt, die der Umwand-

lung durch Bearbeitung in der Analyse zugänglich ist, übersteigt er im zweiten Fall die Möglichkeiten zumindest der klassischen Analyse und zwingt den Patienten zu Abwehrmaßnahmen, die dessen psychisches Leben verstümmeln.

Wenn es leicht ist, dort mit Lacan übereinzustimmen, wo er zu sagen scheint, das Problem des Affekts liege in seiner Verbindung zu einem Körper, »dessen Eigentümliches darin besteht, in der Sprache zu wohnen« (1973), so bleibt die Frage doch so lange unbeantwortet, wie es keinen Konsens über die Beziehung der psychischen Realität zum Körper gibt.

M. de M'Uzan (1970) hat eine psychoanalytische Konzeption dieser Beziehungen aus dynamischer Perspektive vorgelegt, die aufgrund seiner Sachkenntnis in psychosomatischen Fragen zu einer gesicherten Unterscheidung zwischen dem Affekt als psychischem Phänomen und der psychosomatischen Ökonomie geführt hat (vgl. auch McDougall, 1974). Gewiß wird der Leser erstaunt sein, daß ich mich für das Verständnis affektiver Phänomene so wenig wie möglich auf Hypothesen über die Entwicklung des Kindes stütze. Das mag seltsam, zumindest paradox erscheinen. Aber diese Enthaltsamkeit übe ich ganz bewußt, um die Verwirrung, die mir in diesem Bereich zu herrschen scheint, nicht noch zu vergrößern. Diese Verwirrung beruht darauf, daß man ein Modell der Intelligibilität der analytischen Kommunikation mit der impliziten Annahme vermischt, es bestehe eine Verbindung zwischen ihr und der frühesten Entwicklungsgeschichte. Die Diskussion um die Notwendigkeit, zwischen der Wiederholung des Vergangenen und der nachträglichen Restrukturierung dieses Vergangenen zu unterscheiden, trägt nichts zu unserem Verständnis bei; sie zeigt nur, wie leicht wir in Versuchung geraten, unsere Schwierigkeiten mit der Konzeptualisierung dessen, was sich in der Aktualisierung der Kommunikation ereignet, stets auf den Entwurf einer zeitlichen Abfolge der unbewußten psychischen Mechanismen zurückzuführen, der kaum noch psychoanalytisch zu nennen ist. Aber auch das *hic et nunc* ist keine Lösung: Sie würde auf den gleichen Voraussetzungen fußen, nur die Technik wäre eine andere.

Persönliche Bemerkungen

Ich möchte diesen Beitrag mit einigen Hinweisen auf die Richtung künftiger Forschungen beschließen; es geht mir dabei vor allem um die folgenden Punkte:

Weil Freud den Affekt als Abfuhrprozeß gekennzeichnet hat, neigte man dazu, ihn als physiologisches Phänomen zu betrachten, das von einem korrespondierenden psychischen Ausdruck begleitet wird. Damit hat man jedoch eine Konzeption Freuds vereinfacht, die trotz ihrer zeitgebundenen Formulierung sehr viel differenzierter war. In den »Vorlesungen zur Einführung in die Psychoanalyse« (1917 c, S. 410) findet man die genaueste deskriptive Definition:

> »Was ist nun im dynamischen Sinne ein Affekt? Jedenfalls etwas sehr Zusammengesetztes. Ein Affekt umschließt erstens bestimmte motorische Innervationen oder Abfuhren, zweitens gewisse Empfindungen, und zwar von zweierlei Art, die Wahrnehmungen der stattgehabten motorischen Aktionen und die direkten Lust- und Unlustempfindungen, die dem Affekt, wie man sagt, den Grundton geben.«

Auf den ersten Blick erscheint diese Unterscheidung zwischen der Wahrnehmung der inneren Bewegung und der Qualität des Affekts als unbedeutend. Sie erhält ihr Gewicht vielleicht angesichts von Patienten, deren Analyse Schwierigkeiten aufweist, die mit der Angst vor einer Affektüberflutung verbunden sind. Der seltsam unbestimmte Charakter ihrer Affekte erscheint ihnen bedrohlich und belastet ihre Beziehung zum Objekt. Der Tendenz zur Diffusion dieses Affekts liegt hier vielleicht weniger die häufig als nicht ausdrückbar empfundene Qualität des Affekts zugrunde. Eher erscheint das Auftauchen eines Affekts mit Unlustqualität und häufig von destruktivem Typus, sei er projiziert oder nicht, hier als ein Versuch, die Diffusion aufzuhalten, weniger als voller Ausdruck der ursprünglichen affektiven Qualität. Aber diese Beschreibung reicht nicht aus. Ebenso dachte Freud über seine Definition:

> »Ich glaube aber nicht, daß mit dieser Aufzählung das Wesen des Affektes getroffen ist. Bei einigen Affekten glaubt man tiefer zu blicken und zu erkennen, daß der Kern, welcher das genannte Ensemble zusammenhält, die Wiederholung eines bestimmten bedeutungsvollen Erlebnisses ist. Dies Erlebnis könnte nur ein sehr frühzeitiger Eindruck von sehr allgemeiner Natur sein, der in die Vorgeschichte nicht des Individuums, sondern der Art zu verlegen ist« (a. a. O.).

Er spielt hier wie auch an anderer Stelle auf die Analogie zwischen dem Aufbau des Affekts und dem Aufbau des hysterischen Anfalls an, die er an dieser Stelle beide als »Reminiszenzen« bezeichnet. Man darf erstaunt sein, daß er in »Konstruktionen in der Analyse« (1937), wo er den Affekten und den affektiven Triebregungen viel Platz einräumt, gerade auf diese Funktion nicht zu sprechen kommt, wenn er nach den verschiedenen Formen der Gedächtnisbildung in der frühesten Kindheit fragt und darauf eingeht, was das Kind in der Phase vor dem Erwerb der Sprache erlebt hat. Der Grund hierfür liegt zweifellos darin, daß Freud in diesem Augenblick den Affekt und seinen ansteigenden Druck mit dem Trieb identifiziert, der sich in den zwanghaften Glauben an Wahnvorstellungen umsetzt. In diesem Fall würde man verstehen, daß die Angst vor der inneren Bewegung der Diffusion des Affekts das Subjekt weniger durch den Ausdruck der affektiven Qualität als durch ihre wahnhafte Potentialität bedroht. Die Hypothese eines phylogenetischen Ursprungs des Affekts, der wir allerdings mit Vorbehalten begegnen, betont, daß, wenn das Ich der Sitz des Affekts ist, dieses Ich bei sich etwas zulassen muß, das seiner Struktur vollkommen fremd ist. Dagegen läßt die Vorstellung von einer Modalität des Affekts, deren Modell mit dem hysterischen Anfall verglichen werden kann, die Annahme zu, daß auch die primitivsten Affektformen zu einer komplexen Organisationsform tendieren.

Das ganze Problem scheint mir auf dem Brachland zwischen den beiden Affekttypen zu liegen, die schon Freud erahnte und für die ich hier theoretische Neuformulierungen vorgeschlagen habe: zwischen dem Affekt mit semantischer Funktion als Element der signifikanten Kette und dem Affekt, der über diese Verkettung hinausschießt und sich ausbreitet, indem er die Glieder der Kette zerbricht. Die analytische Situation bietet die Gelegenheit zur Begegnung mit einem Objekt, die zu einer projektiven Übertragung führt, deren Bedeutung sich aus dem ursprünglichen Zusammenhang ergibt und mit Hilfe des Analytikers in die Kommunikation des Patienten reintegriert werden kann, indem sie innerhalb des analytischen Rahmens im nachhinein annehmbar gemacht wird.

Andererseits führt die Deutung des Analytikers in schwierigen Fällen eher zur Auslösung eines auto-traumatischen Prozesses der inneren Abwehr, einer reaktiven Abwehr gegen eine innere Leere, angesichts deren sich der Patient nur durch eine lebhafte und sehr häufig schmerzhafte Affektivität seine Existenz beweisen kann und bei der der Affekt nicht der Übermittlung einer Bedeutung dient, sondern – in den Grenzen seines inneren Raumes – die Funktion der Externalisierung des Selbst auf alle Teile des psychischen Apparats erfüllt, die vom Objekt bedroht sind. An dieser Stelle führt der Affekt zur Ausprägung der tiefgreifendsten Konflikte. Die Auswirkungen zweier verschiedener Phänomene überlagern sich: Zum einen das Eindringen der Affekte ins Ich, das nicht nur ihre Gewalt oder ihre Roheit, sondern auch ihr widersprüchliches Wesen, analog zu den Gegensatzpaaren der Triebregungen, fürchtet. Das Ich fühlt sich durch die Einführung dieser Spannungen bedroht; es sieht die Homogenität gefährdet, die es in seinem Inneren zu errichten bestrebt ist. Zum anderen entsteht eine Verwirrung zwischen Affekt und Objektbesetzung, als ob der Affekt den Narzißmus des Ichs bedrohte, der für die Ausbildung der Selbst-Beobachtung des Ichs notwendig ist. Diese Funktion kann in dem Falle nicht aufgegeben werden, wo der Affekt nur die Wahl läßt zwischen der Trennungsangst, die zum Tod des Affekts führt, und der Angst vor dem Eindringen, die vom Ich als Notwendigkeit erlebt wird, die Selbst-Beobachtung aufzugeben; ihrer bemächtigt sich das Objekt, um das Ich an die auf das Objekt projizierten Triebregungen heranzuführen und es ihnen zu unterwerfen. Das Spezifische des Objekts, das der Analytiker ist, und die Unumgänglichkeit der mit ihm über die stets unzureichende sprachliche Vermittlung hergestellten Beziehung führen, wenn der analytische Rahmen, der der Ausweitung der Beziehung Grenzen setzt, nicht gesprengt wird, notwendig dahin, daß die Unmöglichkeit, den Affekt in Handeln umzusetzen, in einem Schneeballeffekt reaktiviert wird. Die Grenzen des gesprochenen Wortes und die formalen Sprachkonventionen wirken dann nur als zusätzliche innere Erregungen, die die inneren Spannungen erhöhen. Die Lösung scheint hier der Ausbruch oder, genauer gesagt, das Herausdrängen des Affekts über eine Reihe repetitiver Reaktionen zu sein, die die Denkfunktion beeinträchtigen. Es handelt sich dabei nicht um Funktionen innerhalb des Primärprozesses; denn wenn dem so wäre, hätte der Analytiker, der mit ihrer Entzifferung beschäftigt ist, keinen Anteil an der Spannung des Patienten. Das Eindringen, die Ohnmacht, die Verzweiflung führen zu einer inneren Panik, die das Subjekt in die Enge treibt, oder dazu, daß es mit Hilfe verschiedener Mechanismen die Grenzen des psychischen Raumes überschreitet: durch Verwirrung, die faktisch eine Ausstreuung und eine Verdünnung der konflikthaften Spannungen darstellt; durch das kathartische Agieren, das wie ein heftiger Affektsturm wirkt; durch Somatisierung; durch perverse Erregung oder durch Überbesetzung der äußeren Wahrnehmung, die die gesamte psychische Aufmerksamkeit für sich in Anspruch nimmt. Alle diese Manöver entspringen dem Streben nach Dissoziation und Spaltung, das im Zustand der Isolation funktionieren kann und zur Einrichtung eines toten Raums im Inneren des Subjekts führt. Dabei bin ich mir wohl bewußt, daß ich mit diesem Klärungsversuch über die Ebene einer veranschaulichenden *Metapher* nicht hinauskomme.

Es ist verlockend anzunehmen, daß alle diese Abwehroperationen von unbewußten Phantasien umgeben sind, und der projektiven Identifikation eine bedeutende Rolle beizumessen. Ich möchte darauf antworten, daß unsere Theorie der Projektion noch zahlreiche dunkle Stellen aufweist und daß ich mich weigere, diese durch Schematisierungen aufzuhellen, die die Analytiker dazu bringen, in ihren wissenschaftlichen Beiträgen gewisse Patienten nachzuahmen und zu Stereotypen zu greifen, die eine Art von Agieren in der Theorie darstellen. Mir scheint es wichtig, daß die unbewußten Phantasien psychische Elaborate sind, die eine Arbeit des psychischen Apparats voraussetzen. Das Funktionieren der Patienten, wie es uns in ihrem Material entgegentritt, legt den Gedanken nahe, daß, wenn die ursprünglichsten, von den an M. Klein orientierten Autoren beschriebenen, unbewußten Phantasien dem psychischen Apparat unterständen, diese Patienten nicht jene Übertragungsreaktionen zu präsentieren brauchten, die sie uns zeigen. Man kennt die Hypothese, die Übersetzung dessen, was dem Analytiker mitteilbar ist, in unbewußte Phantasien habe in der Deutung genau den Zweck, die Arbeit voranzubringen, die der Patient selbst anscheinend nicht zu leisten imstande ist. Aber ich glaube, diese Annahme bringt ernsthafte Nachteile mit sich. Anstatt die Beziehung zu lockern und dem Patienten ein Gefühl von Freiheit zu geben, muß die Entlastung von der Affektüberflutung anscheinend mit einem überstürzten Begreifen bezahlt werden, das in eine bestimmte Sinn-Richtung mündet, aber in eine verschlossene. Letzten Endes kommt man mit Deutungen in der Nachfolge M. Kleins dahin, zu sagen, dieses oder jenes Element des Materials »repräsentiere« die Mutter oder das Objekt und liefert einen sprachlichen Träger, der diese Vorstellung induzieren soll, was nicht das gleiche ist wie ein Suggerieren. Das beachtliche Verständnis der Nachfolger M. Kleins für die archaischen Strukturen soll hier ebensowenig in Frage gestellt werden wie ihre therapeutischen Absichten. Das wirkliche Problem besteht jedoch darin, anzuerkennen, daß sich die Vorstellung, die tatsächlich ein unverzichtbares Material für die psychische Ausarbeitung ist, durch eine psychische Leistung geschaffen werden muß, die man dem Subjekt nicht ersparen kann und die nicht dadurch erbracht wird, daß der Analytiker »vorfabrizierte« Vorstellungen (also die verbalisierten unbewußten Phantasien) mitteilt. Daß diese Ausarbeitung der Vorstellung nach wie vor im Zentrum unserer analytischen Arbeit steht, ersehen wir daraus, daß mehr als ein dreiviertel Jahrhundert nach der Erfindung der Psychoanalyse der Traum (der Alptraum inbegriffen), wie wir ihm auch begegnen, für uns eine persönliche Schöpfung der psychischen Aktivität geblieben ist, deren Wert als Hinweis auf die Arbeitsmöglichkeiten des psychischen Apparats unersetzlich ist. Denn es geht nicht darum, von anderen ausgearbeitete Vorstellungen zu injizieren, es gilt vielmehr, jene Prozesse zu fördern, die es gestatten, daß sich der Analysand diese Vorstellungen aneignet. Ein Paradoxon dieser affektiven Strukturen besteht darin, daß sie selbst zwar von den primitivsten, archaischsten und heftigsten Reaktionen bestimmt sind, daß sie aber gegenüber den feinsten, subtilsten und differenziertesten Affektqualitäten beim anderen höchst sensibel bleiben. Das Subjekt kann diese Qualitäten also beim anderen intuitiv wahrnehmen, vermag aber nicht das Risiko einzugehen, sie für sich selbst anzunehmen.

Das Problem liegt darin, den Patienten dabei zu unterstützen, aus seiner inneren psychischen Realität eine Vorstellung vom anderen zu entwickeln, so daß die Koexistenz mit diesem zu einer Erfahrung werden kann, die zwar weiterhin konflikthaft ist, aber auf eine erträgliche, von beiden Seiten erwünschte Weise. Dies ist nur möglich durch ein Erwecken der Wahrnehmung der psychischen Realität des Selbst und durch Einrichtung einer lebendigen intrapsychischen Kommunikation.

Was unsere Optik in bezug auf den Affekt von der Freuds unterscheidet, ist meiner Meinung nach weder sein hydraulisches Modell des psychischen Apparats noch sein Verweis auf die Biologie oder auf den ökonomischen Gesichtspunkt. In diesen Fragen stören uns eher die Formulierungen, in die er seine Gedanken kleidet, als diese Gedanken selbst. Dagegen weichen wir, wie mir scheint, beträchtlich von ihm ab, wo er das Postulat aufstellt, »daß alle Vorstellungen von Wahrnehmungen stammen, Wiederholungen derselben sind« (Freud, 1925, S. 14). Ich glaube, wir messen den Affekten heute eine sehr viel größere Bedeutung für die Umwandlung der Erinnerungsspuren zu, wenn nicht sogar für ihre Schaffung. Implizit stellen wir uns die Frage nach den Erinnerungsspuren der affektiven Wahrnehmungen. Möglicherweise liegt das Problem darin, daß *der psychische Apparat sich die Spuren der affektiven Erfahrungen einschreibt, noch bevor er imstande ist, Erinnerungsspuren der Wahrnehmung zu bilden, und daß die ganze psychische Arbeit darauf zielt, die Vorstellungen von den widersprüchlichen affektiven Infiltrationen zu befreien, die allgemein zur Diffusion tendieren, während die Bestimmung der Vorstellungen in der Artikulation liegt*. Dem, was als nicht repräsentierbar (nicht in eine Vorstellung umwandelbar) erlebt wird, einen Inhalt zu geben, ist eine der fundamentalen Aufgaben des psychischen Apparats. Wenn der Inhalt verknüpft ist mit dem Sinn, so müssen wir uns doch daran erinnern, daß der Un-Sinn unterschiedliche Bedeutungen umfaßt: das *Chaos* und das *Nichts*. Die Verwechslung dieser beiden liegt zahlreichen Mißverständnissen zugrunde.

Damit der Sinn aus dieser Alternative hervortreten kann, müssen wir unsere vorgefaßten theoretischen Ansichten aufgeben, die ihre heuristischen Grenzen jetzt erwiesen haben. Was mich angeht, so sehe ich nur einen Ausweg aus unseren Schwierigkeiten: die Erforschung dessen, was ich als *primäre Symbolisierung* bezeichne, in der sich die Grundstrukturen des gelebten Sinns, ohne von der Unterscheidung zwischen Affekt und Vorstellung zu wissen, in einer Art von primärer Logik bilden, als Ausdruck einer minimalen Semantik des Unbewußten, in der wir auf die Figuren einer psychoanalytischen Rhetorik stoßen: zwanghafte Wiederholung, doppelte Verkehrung (ins Gegenteil und Wendung gegen das Selbst), Antizipation, Spiegelwahrnehmung, Einschließung, Ausschließung, Komplementbildung, Vermittlung zwischen Innen und Außen, Ausbildung der Kategorie des Vermittelnden, die Situation zwischen demselben und dem anderen, Ausprägung beweglicher Grenzen, vorübergehende Spaltung, Schaffung von Substituten, affektiven Grundierungen (screen, écran) und *schließlich* projektive Identifizierung. Man wird verstehen, daß ich die Richtung der im Gang befindlichen Untersuchung hier nur andeuten kann. Aber dies sind die Vorbedingungen für die Beziehungen zwischen der Symbolisierung und der Abwesenheit von Objekten, auf die ich in meinem Beitrag für den Londoner Kongreß hingewiesen habe (Green, 1975).

Um die Vernunft des Irrationalen zu umreißen, müssen wir uns des psychoanalytischen Realismus entledigen, der alle unsere Theorien durchdringt, selbst jene, die wir für die irrealsten halten. Und wenn wir darin übereinstimmen, daß es darum geht, bei unseren Patienten eine Weise des Überlebens in ein reichhaltiges Erleben umzuwandeln, so werden wir dieses Ziel nicht aufgrund unserer bloßen guten Absichten oder mit Hilfe unserer intuitiven Fähigkeiten erreichen. Wir werden es nur erreichen, wenn wir jener Komplexität des menschlichen Geistes gerecht werden, die uns Freud im Bruch mit der Routine des traditionellen Denkens in Angriff zu nehmen gelehrt hat. Zum Schluß möchte ich an einen Satz aus dem *Entwurf* erinnern (1950, S. 323), der unsere Überlegungen leiten sollte: »Die *Quantität* der φ-Erregung drückt sich in Ψ aus durch *Komplikation*« (Hervorhebung von mir, A. G.). Es ist an uns, ausgehend von der heutigen klinischen Erfahrung, hieraus die Schlußfolgerung zu ziehen.

Zusammenfassung

Zusammenfassend läßt sich sagen, daß Freud bei der Untersuchung des Affekts von kohärenten symptomatischen Gruppierungen der neurotischen Syndrome ausging und sie zum Kriterium für die Differenzierung der unterschiedlichen Schicksale der Vorstellungen und der Affekte in den Bereichen des Bewußten und des Unbewußten machte. In dem Maße, wie sich sein Werk entfaltete und seine klinische Erfahrung zunahm, kam er mit der letzten Triebtheorie und dem zweiten topischen Modell immer mehr dazu, das ursprüngliche Gleichgewicht zugunsten des Affekts und auf Kosten der Vorstellung aufzugeben, die Bedeutung der Angst hervorzuheben und zwischen ihren verschiedenen Aspekten zu differenzieren – vor allem aber dahin, den Trieb mehr und mehr unabhängig von der Vorstellung des

Inhalts zu betrachten. Auch wenn er den Wert des Begriffs der Qualität (in Lust- und Unlustzuständen) erst spät erkannte, muß doch auch immer wieder an den ökonomischen Gesichtspunkt erinnert werden, damit dieser nicht vernachlässigt wird. Die letzte Phase seines Werkes war gekennzeichnet durch die Hervorhebung der ursprünglichen Verzweiflung des Kleinkindes, der Unreife seines Ichs bei der Geburt und durch die Akzentverschiebung hin zum Primärobjekt, das Freud in seiner ersten Phase vor allem als Lustobjekt (als Motor der Verdrängung) begriffen hat und das in der Folge nun zum Überlebensobjekt wird, das der Aufrichtung des Ichs gegen die desorganisierende Gewalt der Triebe dient, solange es ihnen noch unterlegen ist. Jedenfalls hält Freud bis zum Schluß an dem Gegensatz von Vorstellung und Affekt fest.

In der nächsten Phase begann man, die Probleme neu zu sehen. Die Entwicklungen der Syndrome bilden nicht mehr die relevanten Grenzen zur Evaluation des psychischen Funktionierens. Wo man sich auf sie bezog, geschah das, um die Unterschiede zwischen den klassischen Neurosen und den klinischen Aspekten der modernen Praxis deutlich zu machen, in der differenzierte Anordnungen von Syndromen weniger interessant sind als bestimmte Funktionsweisen, die man nicht mehr nosographisch, sondern an Hand allgemeiner Strukturtypen unterscheidet (Charakterneurosen, Borderline-Fälle, Depression, psychotische und psychosomatische Strukturen etc.). Während man sich weiterhin auf die Instanzen des zweiten topischen Modells bezog, stützte sich die Formulierung der klinischen Erfahrung stärker auf die Objektbeziehungen und die Abwehrmechanismen. Die Unterscheidung von Affekt und Vorstellung verlor mehr und mehr an Boden gegenüber einer anderen, von der man glaubte, sie stehe implizit besser im Einklang mit der analytischen Situation: nämlich der Unterscheidung zwischen Besetzung und unbewußter Phantasie; gleichzeitig setzte sich eine Grundtendenz immer mehr durch: die Untersuchung der Frühgeschichte der Mutter-Kind-Beziehung, die aus verschiedenen Gesichtspunkten und mit unterschiedlichen Methoden erfolgt, bei der jedoch die affektiven Faktoren im Vordergrund stehen.

Schließlich trat auf verschiedenen Wegen der Begriff des Selbst in Erscheinung, der bis dahin von der Objektbeziehung gewissermaßen unterdrückt worden war. Parallel dazu wurde die Phantasiefunktion, ohne ihre Eigenart zu leugnen, in einen Zusammenhang mit der Erlebnisfunktion gestellt. Beide wurden im Rahmen der Kommunikation zwischen Analytiker und Patient und der Kommunikation im Inneren eines jeden von ihnen aufgegriffen. So wird es erforderlich, den Wert, die Funktion, die Auswirkungen und die spezifischen Modi des affektiven Ausdrucks im Zentrum des psychischen Funktionierens und der Veränderungen zu untersuchen, die im Rahmen der von der Analyse erwarteten Umwandlungen als wünschenswert erscheinen. Hier stellt sich nun aber die Frage nach den verschiedenen Modi der Bedeutung, die vom Material transportiert werden, nach den verschiedenen Möglichkeiten, um sie übermitteln, und nach dem Reaktionstyp, den sie induzieren oder vom Analytiker fordern. Daraus ergibt sich eine dreifache Frage: Welches ist die angemessenste Form, auf die affektive Kommunikation des Patienten zu antworten, um ihm eine bessere intrapsychische Kommunikation zu ermöglichen? Welche Art von Logik kommt bei dieser Art von Austausch auf beiden Seiten ins Spiel? Welches Verhältnis besteht zwischen der Affektivität in dieser Beziehung und dem, was man die affektive Logik nennen könnte?

IV. Analytiker, Symbolisierung und Abwesenheit im Rahmen der psychoanalytischen Situation

Über Veränderungen der analytischen Praxis und Erfahrung

D. W. Winnicott zum Gedächtnis

Tyger, tyger burning bright
In the forests of the night
What immortal hand or eye
Dare frane thy fearful symmetry

W. Blake, The Tyger
(Songs of experience)

Jeder Analytiker weiß, daß die Unlust, die zunehmende Beeinträchtigung und schließlich das Leiden wesentliche Bedingungen dafür sind, daß ein Patient sich zu einer Analyse entschließt. Und was in diesem Punkt für den einzelnen gilt, gilt auch für die Gruppe der Psychoanalytiker. Niemand wird erstaunt sein, wenn ich offen ausspreche, daß die Psychoanalyse durch eine Krise geht, nachdem sie ihre große Zeit hatte, und sich jetzt ein tiefes Unbehagen bemerkbar macht. Die Ursachen dieses Unbehagens sind sowohl innerer als auch äußerer Natur. Lange Zeit ist es den Abwehrmechanismen gelungen, die inneren Ursachen zu umgehen und ihre Bedeutung herabzuspielen. Jetzt ist es die Außenwelt, die uns Unlust bereitet und dadurch zwingt, die Analyse nicht mehr hinauszuschieben. Es bleibt zu hoffen, daß wir das, was wir uns bei unseren Patienten wünschen, in uns selbst verspüren: den Wunsch nach einer Veränderung.
Eine Analyse der gegenwärtigen Situation müßte auf drei Ebenen erfolgen:

1. Eine Analyse der Widersprüche zwischen der Psychoanalyse und dem sozialen Umfeld.
2. Eine Analyse der Widersprüche innerhalb der psychoanalytischen Institutionen, diesen intermediären Bildungen zwischen der so-

zialen Realität einerseits und der psychoanalytischen Theorie und Praxis andererseits.

3. Eine Analyse der Widersprüche zwischen der psychoanalytischen Praxis und Theorie selbst.

Die Schwierigkeit liegt darin, diese drei Ebenen miteinander zu verbinden. Sie zu vermischen, würde zu einer Konfusion führen, sie zu trennen, zu einer Spaltung. Wenn die dritte Ebene uns nur befriedigende Diskussionsthemen böte, könnten wir dazu neigen, die beiden anderen zu ignorieren. Das ist jedoch nicht immer der Fall und hat wohl auch etwas mit den beiden anderen Ebenen zu tun. Wie dem auch sei, ich muß den anspruchsvollen Plan einer Verbindung der drei Ebenen auf später verschieben. Es mag heute genügen, bestimmte Widersprüche zwischen der psychoanalytischen Theorie und Praxis, von denen das Unbehagen ausgeht, zu untersuchen. Anna Freud hat uns durch ihre unmißverständliche und mutige Analyse der »Schwierigkeiten der Psychoanalyse in Vergangenheit und Gegenwart« (1969) – ausgehend von der Öffentlichkeit, den Patienten, den Analytikern – daran erinnert, daß diese uns den Weg zur Kenntnis des Menschen durch die negative Erfahrung mit der Neurose zugänglich gemacht habe. Wir haben heute die Gelegenheit, durch unsere eigene negative Erfahrung, über uns selbst zu lernen. Das gegenwärtige Unbehagen kann Anlaß zu einer Bearbeitung und Umwandlung sein.

In der vorliegenden Arbeit, die von den durch die psychoanalytische Praxis und Erfahrung erzielten Veränderungen handelt, möchte ich die folgenden Punkte entwickeln:

1. Die Rolle des Analytikers in einer erweiterten Konzeption der Gegenübertragung, die deren imaginative Bearbeitung einbezieht.
2. Die Funktion des analytischen Rahmens und seine Beziehungen zum seelischen Geschehen durch die Symbolisierungseffekte.
3. Der Platz des Narzißmus, im Gegensatz und komplementär zu dem der Objektbeziehungen in Theorie und Technik.

Veränderungen im psychoanalytischen Feld (Einschätzung der Veränderung aus objektiver und subjektiver Sicht)

Da ich mich auf die Darstellung der gegenwärtigen Veränderungen beschränken möchte, muß ich leider darauf verzichten zu zeigen, daß die Psychoanalyse seit ihren Anfängen niemals aufgehört hat, sich umzuformen. Dies trifft sowohl auf Freuds Werk zu (man lese nur in chronologischer Folge die technischen Schriften von »Die Freudsche psychoanalytische Methode« (1903) bis »Die endliche und unendliche Analyse« (1937 a), als auch auf die Schriften seiner ersten Mitarbeiter. Unter diesen hatte Ferenczi, dem wir eine Sonderstellung einräumen müssen, in oft recht ungeschicktem, leidenschaftlichem und widersprüchlichem Bemühen in seinen späten Schriften den künftigen Weg aufgezeigt (1928, 1929 a, 1929 b, 1931, 1933). Aber während die Veränderung kontinuierlich ist, ist die Wahrnehmung der Veränderung diskontinuierlich, wie wir aus den Behandlungen wissen. Oft, und das ist gerade heute der Fall, wird die Idee einer zwanzig Jahre zuvor durch irgendwelche isolierten Autoren angekündigten Veränderung zur täglichen Realität für jeden Analytiker. So zeigt die Lektüre der psychoanalytischen Literatur, daß Balint bereits 1950 einer seiner Arbeiten den Titel: »Changing therapeutical aims and techniques in psychoanalysis« gab, und daß Winnicott 1954 in »Metapsychological and clinical aspects of regression in the psychoanalytical set-up« die theoretischen Grundlagen für unser gegenwärtiges Verständnis des Problems legte.

Dieses Problem wollen wir zunächst von seiner »objektiven« Seite her angehen, das heißt den Patienten »an sich« betrachten, wie er uns in der Mehrzahl der Fälle begegnet, ohne einstweilen den Analytiker zu berücksichtigen. Khan (1962) stellt einen beeindruckenden Katalog solcher Fälle zusammen, die der Psychoanalyse neue Probleme aufgeben. Wir finden dort Bezeichnungen, die heute jedem Analytiker vertraut sind: Grenzfälle, schizoide Persönlichkeiten (Fairbairn

1940), »als ob«-Persönlichkeiten (H. Deutsch 1942), Identitätsstörungen (Erikson 1959), spezifische Ichdefekte (Gitelson 1958), »false personalities« (Winnicott 1956), die »Grundstörung« (Balint 1960).[1] Die Liste verlängert sich, wenn man auch einige französische Beiträge berücksichtigt: die prägenitalen Strukturen (Bouvet 1956), das operative Denken« psychosomatischer Patienten (Marty und de M'Uzan 1963), der Anti-Analysand (J. McDougall 1972). Schließlich gilt heute unsere Aufmerksamkeit den narzißtischen Persönlichkeiten (Kernberg 1970, 1974; Kohut 1971). Das Alter der meisten Beschreibungen, die uns durch die neuen diagnostischen Nachforschungen wieder zugänglich werden (Lazar 1973), berechtigt zu der Frage, ob die gegenwärtige Veränderung allein auf das vermehrte Vorkommen dieser Fälle zurückzuführen ist.

Die vor zwanzig und mehr Jahren angekündigte Veränderung hat sich vollzogen. Jetzt geht es darum, die sich ankündigenden Veränderungen zu erkennen. Anstatt, wie bisher, die objektive Seite des Problems darzustellen, ziehe ich die subjektive Betrachtung vor. Ich gehe von der Arbeitshypothese aus, daß die Wahrnehmung der sich gegenwärtig abzeichnenden Veränderung die Veränderung beim Analytiker betrifft. Ich werde weder darauf eingehen, wie der Analytiker durch die Haltung der sozialen Umwelt ihm gegenüber berührt wird, noch den Einfluß untersuchen, den die durch uns eingeführten Auswahl-, Ausbildungs- oder Kommunikationsmethoden haben. Obgleich die beiden Gesichtspunkte eine bestimmte Rolle spielen, werde ich mich auf die sich aus der analytischen Situation ergebende Praxis und Theorie beschränken, und das heißt, auf eine Sichtweise der psychischen Realität, wie sie sich aus der analytischen Situation ergibt, wie sie den Patienten den Analytiker erleben und sich vorstellen läßt. Denn letzten Endes gibt es eine Veränderung nur in dem Maße, in dem der Analytiker in der Lage ist, sie zu

[1] Diese Daten beziehen sich auf die Arbeit von Khan und stimmen mit unserer Bibliographie nicht überein. Diese bezieht sich auf spätere Arbeiten.

verstehen und sich darüber klar zu werden. Das soll nicht heißen, daß Veränderungen auf seiten der Patienten in Abrede gestellt werden, aber diese sind der Veränderung der Sensibilität und der Wahrnehmung des Analytikers untergeordnet. So wie der Patient die Außenwelt in Abhängigkeit von seiner Realität sieht, sehen wir seine psychische Realität in Abhängigkeit von unserer eigenen.

Mir scheint, daß die Analytiker sich zunehmend der Rolle bewußt werden, die sie sowohl in ihrer Einschätzung des Patienten bei den ersten Begegnungen als auch beim Zustandekommen der analytischen Situation und im Verlauf der Analyse spielen. Das Material des Patienten bleibt ihnen nicht äußerlich; es wird gerade durch die Erfahrung aus der Übertragung zu einem wesentlichen inneren Bestandteil. Der Analytiker hat sogar auf die Form der sprachlichen Mitteilung des Patienten Einfluß. Balint (1962) sagte 1961 auf einem Kongreß: »Because we analysts belong to different analytical tongues, patients speak differently to us; that ist why our languages here are different.«

Zwischen Patient und Analytiker stellt sich eine dialektische Beziehung her. Wie immer sich der Analytiker bemüht, mit seinem Patienten in dessen Sprache zu kommunizieren, dieser kann seinerseits, will er verstanden werden, nur in der Sprache des Analytikers sprechen. Und der Analytiker kann das, was er versteht, immer nur durch seine subjektive Erfahrung zum Ausdruck bringen, das heißt durch die Wirkung, die die Rede seines Patienten auf ihn ausübt, ohne sich auf die absolute Objektivität seines Zuhörers berufen zu können. Winnicott (1949 und später) zeigt, wie sehr er, um zu dem bis dahin verborgenen Material eines schwierigen Patienten Zugang zu gewinnen, einer mehr oder minder kritischen subjektiven Erfahrung bedarf, die mit derjenigen des Patienten übereinstimmt oder diese ergänzt. Es ist immer häufiger zu beobachten, daß Analytiker auf die Mitteilungen ihres Patienten hin ihre eigenen Reaktionen prüfen und sie in ihren Deutungen verwenden, neben – oder überwiegend vor – der inhaltlichen Analyse des angebotenen Materials.

Ich meine, daß einer der hauptsächlichsten Widersprüche, denen sich der Analytiker heute gegenübersieht, in der Notwendigkeit – und der Schwierigkeit – besteht, den interpretativen Code, der aus Freuds Werk und der klassischen Analyse hervorgegangen ist, mit den neuen Beiträgen aus der Klinik und der Theorie der letzten zwanzig Jahre in Einklang zu bringen und dies um so mehr, als diese kein homogenes Gedankengebäude darstellen. Eine wesentliche Veränderung in der Analyse von heute kommt von dem auf uns zu, was der Analytiker hört – vielleicht sogar nicht umhin kann, zu hören – und was bis dahin unhörbar war. Damit will ich nicht sagen, daß die Analytiker von heute ein geübteres Ohr haben als das ehemals der Fall war – man klagt oft über das Gegenteil –, sondern vielmehr, daß sie auch anderes hören, was früher die Schwelle der Vernehmbarkeit nicht überschritt.

Diese Hypothese deckt ein weiteres Feld ab als es die Vorschläge für eine Erweiterung des Gegenübertragungsbegriffes in seiner traditionellen Bedeutung tun (P. Heimann 1950; Racker 1968). Mit Neyraut (1974) bin ich der Meinung, daß die Gegenübertragung sich nicht auf die affektiv negativen oder positiven Wirkungen beschränkt, die durch die Übertragungen hervorgerufen werden, sondern alle seelischen Abläufe des Analytikers einbezieht, die nicht nur durch das Material des Patienten, sondern auch durch seine Lektüre oder seine Diskussionen mit Kollegen beeinflußt werden. Man kann sogar von einer rückwirkenden Beeinflussung der Übertragung durch die Gegenübertragung sprechen, ohne welche eine Bearbeitung des Angebots von seiten des Patienten nicht stattfinden kann. Damit überschreiten wir nicht die Grenzen, die Winnicott (1960 b) für die Gegenübertragung festgesetzt hat, indem er sie auf eine berufliche Haltung beschränkte. Darüber hinaus schließt diese erweiterte Auffassung der Gegenübertragung keine erweiterte Auffassung der Übertragung ein.

Diese Betrachtungsweise scheint mir durch die Tatsache gerechtfertigt, daß die schwierigen Fälle, auf die wir oben verwiesen, genau diejenigen sind, die den Analytiker auf die Probe stellen und sowohl seine Gegenübertragung – im strengen Sinne des Wortes – herausfordern, als auch eine intensivere persönliche Beteiligung von ihm verlangt. Für mich ist es leichter, von diesen Gesichtspunkten auszugehen, denn ich kann nur für mich selbst sprechen, da kein Analytiker allein in der Lage ist, die gegenwärtige analytische Situation umfassend darzustellen. Balint (1950) – ich hoffe, daß ich seiner Bemerkung nicht zuviel Gewicht beimesse – behauptete, daß die Sprachverwirrung auf der Seite der Analytiker liegt, indem jeder an seiner analytischen Sprache festhält. Wir versuchen, bei der Vielfalt der analytischen Dialekte, die aus der analytischen Grundsprache herausgewachsen sind (Laplanche und Pontalis, 1973), polyglott zu sein, aber unsere Bemühungen sind begrenzt.

Diskussion über die Indikationen der Psychoanalyse und die Probleme der Analysierbarkeit

Seit mehr als zwanzig Jahren geht es in der psychoanalytischen Literatur und bei Begegnungen zwischen Analytikern um die Peripetien einer nicht endenden Diskussion zwischen den Befürwortern der klassischen Analyse, die das psychoanalytische Feld einschränkt (Eissler 1953, Fenichel 1941, A. Freud 1954, Greenson 1967, Lampl-de Groot 1967, Loewenstein 1958, Neyraut 1974, Sandler et al. 1973, Zetzel 1956) und den Befürwortern der Erweiterung des psychoanalytischen Feldes (Balint, Bion, Bouvet, Giovacchini, Kernberg, Khan, M. Klein, Little, Milner, Modell, Rosenfeld, Searles, Segal, Stone, Winnicott).[2] Die ersteren befürchten die Einführung deformierender Parameter und gehen so weit, solchen therapeutischen Reaktionen von Patienten, wie sie im vorhergehenden Kapitel erwähnt wurden, die Bezeichnung Übertragung zu verweigern (vgl. die Diskussion bei Sandler et al., 1973), oder, wenn sie zugestehen, daß hier von Über-

[2] Wir verzichten auf Referenzen für die einzelnen Autoren, denn ihre Arbeiten beschäftigen sich insgesamt mit diesem Problem (vgl. die Bibliographie).

tragung gesprochen werden kann, diese Übertragungsformen jedenfalls als nicht bearbeitbar anzusehen (»intractables«, Greenson 1967). Die letzteren behaupten, das Wesentliche der psychoanalytischen Technik zu bewahren (Verweigerung aktiver Manipulationen, Aufrechterhaltung der Neutralität, selbst wenn diese wohlwollender ist, Übertragung als hauptsächlicher Bezug mit variabler Verwendung der Deutung), sich den Bedürfnissen der Patienten anzupassen und der Forschung neue Horizonte zu erschließen.

Diese Teilung ist relativer als es den Anschein hat. Man kann diejenigen Fälle, die in die Zuständigkeit der klassischen Analyse gehören und diejenigen, bei denen der Analytiker in unwegsamen Gebieten auf der Stelle tritt, nicht mehr exakt gegeneinander abgrenzen. Denn heute sind selbst innerhalb des sicheren Geländes manche Überraschungen möglich: das Auftreten eines verborgenen psychotischen Kerns, unerwartete Regressionen, Schwierigkeiten der Mobilisierung bestimmter tiefer Schichten, Rigiditäten der Charakterabwehr. All diese Züge führen oft zu mehr oder weniger endlosen Analysen. Eine neuere Arbeit von Limentani (1972) zeigt den wunden Punkt der Brüchigkeit unserer Vorhersagen auf, sowohl was die Patienten, als auch die Kandidaten angeht. Und, es kommt oft genug vor, daß das klinische Material einer Arbeit sich ebenso auf die Analyse von Kandidaten wie auf diejenige von Patienten stützt (»suitable for analysis is not synonymous with analysable«). Das bestärkt die Skepsis derjenigen, die der Ansicht sind, eine Beurteilung vor dem Zustandekommen der analytischen Situation sei illusorisch. Die Besten halten sich daran. Die Definition objektiver Indikationskriterien für eine Analyse (Nacht und Lebovici, 1956) und Prognose der Grenzfälle, um ein Beispiel zu nennen, ist interessant (Kernberg 1971), aber von relativer Bedeutung. Limentani weist bei der Beurteilung durch einen Dritten darauf hin, daß dessen theoretische Konzeptionen, persönliche Affinitäten, seine Resonanz auf den Patienten die endgültige Entscheidung erheblich beeinflussen. Es scheint schwierig, objektive und allgemeine Grenzen der Analysierbarkeit festzusetzen, die weder dem Erfahrungsgrad des Analytikers, noch seiner spezifischen Begabung oder seiner theoretischen Orientierung gerecht werden. Jede Beschränkung wird regelmäßig durchbrochen durch das Interesse am Patienten, vielleicht in einem geheimen Einverständnis, aber mit dem Wunsch, sich auf ein neues Abenteuer einzulassen. Übrigens kommt es nicht selten vor, daß man bei einem Befürworter der Indikationsbeschränkung der Psychoanalyse eine Beobachtung liest, die den von ihm ausgesprochenen Prinzipien widerspricht. Anstatt uns zu sagen, was wir tun oder nicht tun sollen, wäre es nützlicher, zu wissen, was wir faktisch tun. Denn es kann gut sein, wie Winnicott (1954) sagte, daß uns keine Wahl mehr bleibt. Ich meinerseits glaube nicht, daß jedweder Patient analysierbar sei, aber ich ziehe es vor zu denken, daß er es für mich nicht ist. Ich übersehe nicht, daß die Ergebnisse nicht unserem Ehrgeiz entsprechen und Mißerfolge häufiger sind, als wir es wünschten. Indessen können wir uns nicht, wie das in der Medizin oder in der Psychiatrie der Fall ist, mit einem objektiven Ansatz in bezug auf den Mißerfolg zufriedengeben, der durch die Geduld des Analytikers oder durch eine spätere Analyse in Frage gestellt werden kann. Wir müssen uns auch um seine subjektive Bedeutung für den Patienten kümmern. Winnicott hat uns darauf hingewiesen, wie notwendig der Patient den Mißerfolg der äußeren Umgebung in der Behandlung wiederholen muß, und wir kennen sein daraus resultierendes Omnipotenzgefühl, ob er sich nun nach Beendigung der Behandlung bessert oder in der gleichen Haltung verharrt. Es ist möglich, daß der einzige Mißerfolg, für den wir die Verantwortung zu tragen haben, in unserer Unfähigkeit liegt, den Patienten in Kontakt mit seiner psychischen Realität zu bringen. Grenzen der Analysierbarkeit können nur solche des Analytikers sein, des *alter ego* des Patienten. Zusammenfassend möchte ich sagen, daß das wirkliche Bemühen um die Indikation einer Analyse der Beurteilung des Abstandes gelten muß, der den Analytiker (aufgrund seiner Fähigkeit zum Verständnis und zur Kommunikation) von einem gegebenen Patienten trennt, ebenso der Beurteilung einer möglichen Wirkung dessen, was der Analytiker durch diesen Abstand hindurch dem Patienten vermitteln kann und wodurch der psychische Funktionsablauf bei einem Patienten im Sinne der Bearbeitung in der analytischen Situation mobilisiert werden kann. Es ist nicht weniger schlimm für den Analytiker, sich über seine eigenen Möglichkeiten zu täuschen, als über den Patienten. Auf diese Weise könnte es in der analytischen Familie für jeden einen Platz geben, ob er sich nun der klassischen Analyse oder der Erweiterung des analytischen Feldes widmet, oder, was häufiger der Fall ist, beide Arbeitsweisen kombiniert.

Die Revision des Neurosemodells und das implizite Modell der Grenzfälle

Bleibt das Zentrum der klassischen Analyse, die Neurose, indessen unberührt? Wir können uns hier nicht mit der Frage nach den Gründen des häufig festgestellten Rückgangs der Neurosen beschäftigen; das erforderte eine ausgedehnte Untersuchung. Die Neurose, ehemals als die Domäne des Irrationalen angesehen, wird heute eher in einem dreifachen Zusammenhang betrachtet: infantile Neurose, Erwachsenenneurose, Übertragungsneurose. Die Übertragungsanalyse dominiert, und vermittels der Widerstandsanalyse lösen sich die Knoten fast von selbst auf. Die Analyse der Gegenübertragung kann sich auf das Erkennen der konflikthaften Elemente beim Analytiker beschränken, die sich ungünstig auf den Ablauf der Übertragung auswirken. Letzten Endes ist die Rolle des Objekts Analytiker anonym und auswechselbar. Und wie das Objekt des Triebes in allen Komponenten das am leichtesten ersetzbare ist, bleibt seine Rolle in der Technik wie in der Theorie dunkel. Metapsychologisch betrachtet wäre das ein Individuum, das mit der begrenzten Unterstützung von seiten eines Objekts in der Lage ist, sich allein zu entwickeln, ohne aber im Objekt aufzugehen oder es zu verlieren.

Das implizite Modell der Neurose bei Freud stützt sich auf die Perversion (die Neurose als Negativ der Perversion). Man kann bezweifeln, daß die Pyschoanalytiker auch heute noch dieser Ansicht sind. Das implizite Modell der Neurose *und* der Perversion ist jetzt die Psychose. Diese Entwicklung zeichnet sich bereits im letzten Teil von Freuds Werk ab. Daraus folgt, daß die Psychoanalytiker heute weniger auf die der Neurose zugrundeliegende Perversion achten als auf die Psychose. Natürlich kann nicht die Rede davon sein, daß jede Neurose auf einem psychotischen Hintergrund entsteht, aber wir interessieren uns weniger für die perversen Phantasien der Neurosen als für die psychotischen Abwehrmechanismen, die wir hier in einer verhüllten Form antreffen. Wir sind beim Zuhören auf einen zweifachen Code eingestellt. Daran dachte ich, als ich weiter oben sagte, daß wir heute etwas hören, das früher unhörbar war. Und darauf zielen manche Autoren ab (Bouvet 1960), wenn sie davon sprechen, daß die Analyse einer Neurose solange nicht vollendet ist, bis sie diese Schicht erreicht hat, und sei es nur oberflächlich. Ein psychotischer Kern – vorausgesetzt, er ist mobilisierbar – bei einer Neurose läßt den Analytiker von heute weniger zurückschrecken als rigide Abwehrmechanismen. Genau das wirft für uns die Frage der Authentizität dieser Patienten auf, eine Authentizität, die selbst bei scheinbarer Wandlungsfähigkeit fehlen kann. Wenn man den psychotischen Kern erreicht hat, stößt man auf das Ausmaß der potentiellen Psychosefähigkeit des Patienten. Die augenblicklich zu beobachtende Verschiebung des Interesses auf die Grenzfälle ist wahrscheinlich mit darin begründet.

Ich werde jetzt in konventioneller Weise die Bezeichnung Grenzfälle (borderlines) verwenden, und zwar nicht, um eine klinische Vielfalt zu benennen, die sich von anderen abhebt (z. B. false personalities, Identitäts- oder Grundstörungen), sondern als klinisches Konzept, das sich in eine Vielfalt von Aspekten aufteilen läßt. Man sollte die Grenzfälle besser Grenzfälle der Analysierbarkeit nennen. Es könnte sein, daß sie in der modernen Klinik den Platz einnehmen, den die Aktualneurosen in der Freudschen Theorie hatten, mit dem Unterschied, daß es sich dabei um dauerhafte Organisationen, die verschiedene Entwicklungen nehmen können, handelt. Wie man weiß, wird das klinische Bild dieser Fälle gerade durch den Mangel an Strukturiertheit und Organisation bestimmt – nicht nur im Hinblick auf die Neurosen, sondern auch auf die Psychosen. Im Gegensatz zur Neurose haben wir hier das Fehlen einer kindlichen Neurose, den polymorphen Charakter der »Neurose« des Erwachsenen, die Verschwommenheit der Übertragungs«neurose«.

Das gegenwärtige Arbeitsfeld der Analyse bewegt sich zwischen zwei Extremen. Das eine von ihnen bildet die soziale »Normalität«, die J. McDougall (1972) Anlaß zu einer mitreißenden klinischen Beschreibung unter dem Titel »Der Anti-Analysand« gab. Dabei ist das Ausbleiben des analytischen Prozesses in einer gleichwohl akzeptierten analytischen Situation zu beobachten, wie auch die Übertragung trotz aller Anstrengungen des Analytikers, ihr Auftreten zu fördern, ja sogar zu provozieren, totgeboren bleibt. Der Analytiker fühlt sich in dem System der mumifizierten Objekte seines Patienten gefangen, in seiner Aktivität gelähmt und unfähig, in jenem auch nur die geringste Neugierde an ihm selbst auszulösen. Der Analytiker ist als Objekt überhaupt ausgeschlossen. Der Patient nimmt die Deutungsversuche des Analytikers für dessen Wahn, was bei diesem bald zur Abziehung der Besetzung von seinem Patienten und zur Trägheit führt, da er lediglich sein Echo hört. Das andere Extrem bilden Zustände, die ein gemeinsames Charakteristikum haben, sie sind nämlich alle mehr oder weniger Zustände der Regression zu Objektverschmelzung und völliger Abhängigkeit vom Objekt. Die Spielarten dieser Regression sind zahlreich, von der Glückseligkeit bis zum Schrecken und von der Allmacht bis zur vollkommenen Ohnmacht ist alles vertreten. Die Intensität dieser Zustände reicht von ihrem offenen Ausdruck bis hin zu versteckten Hinweisen. Diese zeigen sich z. B. als extreme Lockerung der Assoziationen, als Verschwommenheit des Denkens, als unpassende körperliche Regung auf der Couch, so als versuchte der Patient, mit Hilfe des Körpers zu kommunizieren, oder einfach immer, wenn die analytische Atmosphäre schwer und drückend wird. Hier werden die Gegenwart (Nacht 1963) und die Hilfe des Objekts unentbehrlich. Was vom Analytiker verlangt wird, ist mehr als seine affektiven Fähigkeiten und seine Empathie, es bedarf aller seiner geistigen Fähigkeiten, da beim Patienten jegliche Verstandestätigkeit ausgesetzt hat. Hier erhält die Gegenübertragung ihre umfassendste Bedeutung. Die Analysentechnik bei der Neurose ist deduktiv, bei den Grenzfällen induktiv. Daraus resultiert, daß sie immer ein Risiko ist. Welches immer die beschriebenen Spielarten sind, die Ursachen, die dafür geltend gemacht werden und die verschiedenen dann propagierten Techniken – man kann drei Sachverhalte hervorheben, die man bei der großen Mehrheit der Autoren, die solche Zustände beschrieben haben, wiederfindet (es ist unmöglich, sie alle aufzuführen, da sie so zahlreich sind):

1. Die Erfahrungen primärer Verschmelzung zeugen von einer Unterschiedslosigkeit zwischen Subjekt und Objekt mit Störungen der Ich-Grenzen.
2. Die besondere Art der Symbolisierung, die aus der dualen Organisation herrührt.
3. Die Notwendigkeit einer strukturierenden Integration durch das Objekt.

Den Raum zwischen diesen beiden Extremen (»Normalität« und Regression zur Objektverschmelzung) nimmt eine Vielfalt von Abwehrmechanismen gegen diese Regression ein, die ich vier grundlegenden Polaritäten zuordnen will. Die beiden ersten sind psychische Kurzschlußmechanismen, die beiden anderen psychische Grundmechanismen.

1. *Die somatische Erledigung.* Die Abwehr durch die Somatisierung verläuft hier geradezu entgegengesetzt zur Konversion. Die Regression löst den Konflikt aus der psychischen Sphäre, in dem sie ihn durch eine Triebentmischung der Psyche und des Somas in das Soma (und nicht in den libidinös besetzten Körper) ausstößt. Ihr Ergebnis ist eine asymbolische Bildung durch die Verwandlung libidinöser Energie in neutralisierte (ich verwende diesen Begriff in einem anderen Sinne als er sich bei Hartmann findet), die rein

somatisch ist und manchmal das Leben des Subjekts gefährden kann. Ich beziehe mich hierbei auf die Arbeiten von Marty, de M'Uzan und David (1963) und von M. Fain (1966). Es handelt sich darum, die Desintegration des Ichs als Folge einer für es selbst und das Objekt zerstörerischen Begegnung durch eine Erledigung zu vermeiden, dem die Bedeutung eines auf den nicht libidinös besetzten Körper gerichteten Agierens zukommt.

2. *Die Erledigung durch Agieren.* Das *acting-out* ist das äußerliche Gegenstück zum psychosomatischen *acting-in*. Es dient dem gleichen Zweck, nämlich der Entleerung der psychischen Realität. Die realitätsverändernde Funktion einer Handlung oder auch ihre kommunikative Funktion verblassen vor ihren expulsiven Tendenzen. Die Handlung erfüllt sich, und das darf nicht vergessen werden, in der Einverleibung des Objekts.

Die beiden eben besprochenen Mechanismen haben in bemerkenswerter Weise psychische Blindheit zur Folge. Das Subjekt wird seiner psychischen Realität gegenüber blind, entweder für die somatischen Triebquellen oder für deren Zielpunkt in der äußeren Realität, indem es den gesamten Zwischenraum der Bearbeitung kurzschließt. Beide Fälle erwecken im Analytiker den Eindruck, daß er sich mit der psychischen Realität des Patienten in keinerlei Kontakt mehr befindet; er muß sie sich in seiner Vorstellung entweder in den Tiefen des Somas oder in der Verbindung der sozialen Aktivitäten, die der Patient überbesetzt hat und die seine innere Welt ausblenden, konstruieren.

3. *Die Spaltung.* Der eigentliche Spaltungsmechanismus verbleibt in der psychischen Sphäre. Alle anderen von den Autoren der Kleinschen Schule beschriebenen Mechanismen, das heißt, die allgemein akzeptierten: projektive und introjektive Identifizierung, Verleugnung, Idealisierung, Omnipotenz, manische Abwehr etc., sind ihm nachgeordnet. Die Auswirkungen der Spaltung sind vielfältig. Sie reichen. vom Schutz einer geheimen Zone des Nichtkontakts, wo das Subjekt absolut allein (Fairbairn 1940, Balint 1968) und sein wahres

Selbst geschützt ist (Winnicott 1960 a, 1963 a) oder aber einen Teil seiner Bisexualität verbirgt (Winnicott 1971), bis zu Angriffen auf die Prozesse der Bindung im Denken (Bion 1957, 1959, 1970; Donnet und Green 1973) und zur Projektion der schlechten Anteile des Selbst und des Objekts (M. Klein 1946) mit einer unverkennbaren Realitätsverleugnung. Der Analytiker ist dieses Mal in der psychischen Realität, aber er fühlt sich dort entweder von einem nicht zugänglichen Teil abgetrennt, oder seine Interventionen werden fragmentiert, indem sie als Verfolger und Eindringlinge empfunden werden.

4. *Die Entziehung der Besetzung*. Ich spreche hier von einer primären Depression, fast im physischen Sinne des Wortes, die sich durch eine radikale Entziehung der Besetzung konstituiert, wodurch ein Zustand der Leere, des Nichtseins und des Nichts intendiert wird. Es handelt sich um einen Mechanismus, der für mich auf der gleichen Ebene liegt wie die Spaltung, und sich von den sekundären Depressionen unterscheidet, die nach den Kleinschen Autoren einem reparativen Zweck dienen. Der Analytiker fühlt sich hier mit einem von Objekten leeren Raum identifiziert oder ist außerhalb dieses Raums.

Aufgrund dieser beiden Mechanismen muß man annehmen, daß, unabhängig von allen anderen Abwehrmaßnahmen, das fundamentale Dilemma des Patienten in der Alternative besteht: *Psychotisch werden oder sterben*.

Das implizite Modell der Neurose verwies uns auf die Kastrationsangst. Das implizite Modell dieser Grenzfälle verweist uns auf den Widerspruch, der durch das Gegensatzpaar Trennungsangst – Angst vor Eindringen gebildet wird. Hier erweist sich die Bedeutung des Begriffs Distanz (Bouvet 1956, 1958). Die Wirkung dieser doppelten Angst, die zuweilen quälende Formen annimmt, scheint mir nicht wesentlich im Hinblick auf die Problematik des Wunsches, wie bei der Neurose, sondern im Hinblick auf die Ausbildung des Denkens (Bion 1957). Wir haben, zusammen mit J. L. Donnet (1973) unter dem Namen *blande Psychose* etwas beschrieben, was wir für den fundamentalen psychotischen Kern halten, gekennzeichnet durch das blande Denken, die Hemmung der Vorstellungsfunktionen, die Bi-Triangulierung (*bi-triangulation*), in der der Geschlechtsunterschied, der zwei Objekte voneinander trennt, die Spaltung eines einzigen, guten oder schlechten Objekts verschleiert, und das Subjekt unter dem Ansturm der als verfolgend und eindringend erlebten Kräfte und der Wirkung der durch den Objektverlust hervorgerufenen Depression steht.

Das Vorhandensein von Grundmechanismen, die dem psychotischen Formenkreis angehören, und ihren Abkömmlingen genügt nicht zur Charakterisierung der Grenzfälle. Die Analyse zeigt uns in der Tat, daß solche Mechanismen und die von A. Freud (1936) beschriebenen Abwehrmechanismen sich überlagern. Viele Autoren machen mit unterschiedlichen Bezeichnungen auf diesen doppelten Sektor des psychotischen und neurotischen Teils der Person aufmerksam (Bion 1957, Gressot 1960, Bergeret 1970, Kernberg 1972, Little und Flarsheim 1972). Die Koexistenz dieses doppelten Sektors kann das Resultat einer »Patt«-Situation zwischen Realitätsprinzip und sexueller Libido einerseits, Lustprinzip und aggressiver Libido andererseits sein, wobei jeder Aufbruch des Ichs zur Realität mit aggressiven Elementen durchsetzt ist. Da aber umgekehrt jede Destruktivität eine, wenn auch sehr rudimentäre, libidinöse Wiederbesetzung eines Objekts zur Folge hat, sind die beiden Aspekte der Libido (Sexualität und Aggressivität) schlecht voneinander getrennt. Diese Patienten reagieren sehr empfindlich auf Verlust, besitzen aber auch die Fähigkeit, Objekte in Form fragiler und gefährlicher Objektsubstitute (Green 1973) wiederzugewinnen. Diese Fähigkeit treffen wir im psychischen Geschehen abwechselnd mit den Vorgängen der Mischung und Entmischung an. Für den Analytiker bedeutet das eine permanente Überschätzung oder Unterschätzung seiner Objektfunktion und des Entwicklungsgrades des analytischen Prozesses.

Präzisieren wir nun, was wir bei der »blanden Psychose« beobachten. In diesem psychotischen Kern ohne sichtbare Psychose sind die bei dem Subjekt zu beobachtenden Beziehungen nicht dual, sondern triangulär, das besagt, daß Mutter und Vater in der ödipalen Struktur repräsentiert sind. Indessen sind es weder die Geschlechtsunterschiede, noch ihre Funktionen, die diese beiden Objekte zutiefst voneinander unterscheiden. Die Unterscheidung geschieht nach zwei Kriterien: das gute und das schlechte Objekt einerseits, die Nichtexistenz (oder der Verlust) und die beherrschend Präsenz andererseits. Auf der einen Seite ist das gute Objekt unerreichbar, außerhalb des Zugänglichen oder niemals genügend dauerhaft präsent; auf der anderen Seite ist das schlechte Objekt immer zudringlich und verschwindet nur für einen kurzen Aufschub. Man versteht demnach, daß es sich um eine Dreiecksbeziehung handelt, die auf einer Beziehung zwischen dem Subjekt und zwei symmetrisch entgegengesetzten Objekten, die nur eines darstellen, gründet. Daher der Ausdruck zweifache Dreierkonstellation. Meist werden diese Beziehungen ausschließlich aufgrund der Liebe-Haß-Verbindungen beschrieben. Das genügt nicht. Wir meinen, daß ein Einfluß dieser Beziehungen auf das Denken hinzukommt. In der Tat führt die beherrschende Präsenz zu dem Beeinflussungsgefühl des Wahns und die Unerreichbarkeit zur Depression. In beiden Fällen wird das Denken betroffen. Und warum? Weil es in beiden Fällen nicht möglich ist, die Abwesenheit zu konstituieren. In der Tat mobilisiert das als Eindringling stets gegenwärtige Objekt, das permanent den persönlichen psychischen Raum durchdringt, eine dauernde Gegenbesetzung, um gegen diesen Einbruch zu kämpfen, der die Ressourcen des Ichs erschöpft oder erzwingt, sich seiner durch die Evakuierung auf dem Wege der expulsiven Projektion zu entledigen. Da es niemals abwesend ist, kann es nicht gedacht werden. Umgekehrt kann das unerreichbare Objekt, das niemals – oder jedenfalls nicht für eine zureichende Dauer – in den persönlichen Raum mitgenommen werden kann, ebenfalls nicht nach dem Modus einer imaginären oder metaphorischen Präsenz konstituiert werden. Dazu müßte es vom schlechten Objekt erst verjagt worden sein. Und ebenso wäre, wenn das schlechte Objekt den Platz räumte, der psychische Raum, der nur vorübergehend von dem guten Objekt eingenommen werden kann, gänzlich entvölkert. Dieser Konflikt führt zur vergöttlichenden Idealisierung eines guten, unerreichbaren Objekts (wobei das Ressentiment gegen diese Nichtverfügbarkeit aktiv verkannt wird) und zur diabolischen Verfolgung durch das schlechte Objekt (das Festhalten an dieser Situation wird ebenfalls verkannt). Bei diesen Fällen kommt es weder zu einer manifesten Psychose, bei der die Projektionsmechanismen sich voll entfalten, noch zu einer ausgeprägten Depression, in der die Trauerarbeit geleistet werden könnte. Der erreichte Effekt ist diese Lähmung des Denkens, die sich in einer negativen Hypochondrie des Körpers und besonders des Kopfes ausdrückt: Gefühl der Leere im Kopf, einer Lücke in der geistigen Aktivität, Konzentrations- und Erinnerungsunfähigkeit etc. Der Kampf gegen diese Eindrücke kann später eine artefizielle Denkaktivität in Gang setzen: Wiederkäuen, Pseudozwangsdenken, wahnähnliche Reden etc. (Segal 1972). Man könnte meinen, daß das lediglich Verdrängungswirkungen sind. Aber genau das ist nicht der Fall. Wenn ein Neurotiker über die gleichen Phänomene klagt, nehmen wir mit guten Gründen an, wozu uns der Kontext berechtigt, daß er gegen Wunschvorstellungen kämpft, die vom Über-Ich abgelehnt wurden. Wenn es sich um einen Psychotiker handelt, schließen wir auf die Existenz unterschwelliger Phantasien. Diese sind, wie ich meine, nicht »hinter« der Leere wie beim Neurotiker, sondern »nach« der Leere. Das heißt, wir treffen hier auf Formen von Wiederbesetzungen. Ich meine, daß in einem zweiten Ansatz kaum bearbeitete, grobe Triebregungen in einem leeren Raum aufeinanderprallen. Die Position des Analytikers diesen Phänomenen gegenüber wird durch die Struktur des Patienten bestimmt. Der Analytiker antwortet auf die Leere mit einer intensiven Denkanstrengung und versucht das zu denken, was der Patient nicht denken kann und was sich in einem Bemühen um Phantasievorstellungen ausdrückt, um diesem seelischen Tod nicht anheimzufallen. Umgekehrt kann er angesichts der sekundären, wahnhaften Projektion in Verwirrung geraten, ja völlig gelähmt werden. Die Leere hat nach Auffüllung verlangt, die Überfülle fordert die Entleerung. Die Suche nach einem ausgewogenen Austausch gestaltet sich schwierig. Füllt man die Leere durch die Deutung zu früh, so wiederholt man das Eindringen des schlechten Objekts; läßt man aber die Leere wie sie ist, wiederholt man die Unerreichbarkeit des guten Objekts. Wenn der Analytiker in einem Zustand der Verwirrung oder gar Lähmung gerät, ist er nicht mehr in der Lage, die Überfülle einzudämmen, die sich schrankenlos ausbreitet. Und wenn man schließlich auf diese Überfülle mit einer verbalen Hyperaktivität antwortet, so kann das, selbst bei den besten Absichten, nur eine Antwort im Sinne eines interpretativen Talions-Gesetzes sein. Die einzige Lösung besteht darin, dem Patienten die Vorstellung einer Bearbeitung anzubieten und sein Angebot in einen Raum zu stellen, der weder leer noch vollgepfropft ist – in einen durchlüfteten Raum. Ein solcher Raum ist weder der des »das bedeutet nichts«, noch der des »das bedeutet das«, sondern der des »das könnte das bedeuten«. Es ist der Raum des Potentiellen und der Abwesenheit, denn, wie Freud als erster gesehen hatte, die Vorstellung des Objekts bildet sich in dessen Abwesenheit, der Quelle allen Denkens. Aber die Sprache zwingt uns hier Grenzen auf, denn natürlich heißt »Bedeuten-Können« nicht, sich in Worten ausdrücken, mit denen sich ein Inhalt verbindet, sondern eine Kommunikation in den elementarsten Formen zu vermitteln – ein Streben mittels einer Bewegung zum Objekt hin, eine Bewegung, deren Ziel gänzlich undefiniert ist. Vielleicht rechtfertigt das Bions Empfehlung (1970), zu einem Zustand ohne Gedächtnis und Wunsch zu gelangen, wohl um auf die bestmögliche Weise den Zustand des Patienten in sich aufzunehmen. Als Ziel wird angestrebt, mit dem Patienten in doppelter Weise zu arbeiten: seinen Inhalten einen Behälter zu geben und seinem Behälter einen Inhalt, dabei aber jederzeit die Mobilität der Grenzen und die Polyvalenz der Bedeutungen im Kopf zu haben, mindestens im Kopf des Analytikers.

Da die Analyse aus der Erfahrung mit den Neurosen entstanden ist, hat sie als Ausgangspunkt Gedanken, die auf Wünsche gerichtet sind. Heute können wir behaupten, daß es solche auf Wünsche zielende Gedanken nur gibt, weil es Gedanken überhaupt gibt, indem wir diesen Ausdruck in einer sehr weitgefaßten Bedeutung verstehen, der auch die rudimentärsten Denkformen einschließt. Es ist nicht zu befürchten, daß die Bedeutung, die heute dem Denken zugemessen wird, von einer Idealisierung ausgeht. Die Originalität der psychoanalytischen Theorie besteht seit den Anfängen von Freud darin, das Denken mit dem Trieb zu verbinden. Wir müssen sogar weiter gehen und behaupten, daß der Trieb die ursprünglichste Form des Denkens darstellt. Zwischen dem Trieb und dem Denken bestehen eine ganze Reihe intermediärer und wechselnder Verkettungen, die Bion formuliert hat. Aber es wäre ungenügend, sie als hierarchisch geschichtete Verbindungen anzusehen: Triebregungen, Affekte, Sachvorstellungen, Wortvorstellungen sind untereinander verbunden und beeinflussen ihre Struktur gegenseitig. Das gerade ist den Bildungen des Unbewußten eigen. Aber der psychische Raum ist begrenzt, die dort herrschenden Spannungen sind erträglich und die irrationalsten Realisierungen sind Erfolge des psychischen Apparates. Eine Wunscherfüllung im Traum ist eine Erfüllung des psychischen Apparates nicht nur, weil der Traum den Wunsch verwirklicht, sondern weil der Traum selbst die Verwirklichung des Wunsches zu träumen ist. Oft wurde die analytische Sitzung mit dem Traum verglichen. Wenn dieser Vergleich berechtigt ist, dann deshalb, weil, gleich wie der Traum in bestimmter Weise begrenzt ist (Aufhebung des Wahrnehmungspols und der Motorik), das auch für die analytische Sitzung durch die Bedingungen des analytischen Settings gilt. Durch diese Konzentration wird die spezifische Funktionalität der verschiedenen Elemente der psychischen Realität aufrechterhalten. Aber all dies gilt für die klassische Analyse der Neurose und ist Gegenstand der Revision bei den schwierigen Fällen.

Aktuelle Probleme aus der parallelen Entwicklung von Theorie und Praxis. Der psychische Funktionsablauf und der analytische Rahmen

Bei der parallelen Entwicklung der psychoanalytischen Theorie und Praxis lassen sich drei Abschnitte unterscheiden. Aus Raumgründen kann ich hier nur ein Schema geben, das, wie jedes Schema, von relativer Exaktheit ist, weil es die komplexere Realität ignoriert, die Begrenzungen aufhebt und die verschiedenen Strömungen einander durchdringen läßt.

1. Im ersten Abschnitt ist die psychoanalytische Theorie auf die historische Realität des Patienten gerichtet. Sie entdeckt den Konflikt, das Unbewußte, die Fixierungen etc. Nach dem Strukturmodell wendet sie sich dem Studium des Ichs und der Abwehrmechanismen zu (A. Freud 1936), das durch die psychoanalytische Ichpsychologie (Hartmann 1951) erweitert wird. Auf der Ebene der Praxis werden mit den empirisch erarbeiteten Mitteln der psychoanalytischen Methode Übertragung und Widerstand untersucht (Lagache 1952), ohne daß dabei technische Neuerungen eingeführt werden.

2. Im zweiten Abschnitt verlagert sich das Interesse auf die Objektbeziehungen, die in einem sehr unterschiedlichen Sinne verstanden werden, z. B. Balint (1950), Melanie Klein (1940, 1946), Fairbairn (1940, 1952), Bouvet (1956), Modell (1969), Spitz (1956, 1965), Jacobson (1964). Parallel hierzu wird der Begriff Übertragungsneurose nach und nach ersetzt durch den Begriff des psychoanalytischen Prozesses als zeitlicher Organisationsform des Ablaufs der Behandlung, der inneren Abfolge der psychischen Vorgänge im Patienten, oder des Austausches zwischen Patient und Analytiker (Bouvet 1954, Meltzer 1967, Sauguet 1969, Diatkine und Simon 1972).

3. Im dritten Abschnitt zeichnet sich eine Entwicklung ab, die an den psychischen Funktionsablauf des Patienten anknüpft (Bion, Psychosomatische Schule von Paris), während aus der Praxis Fragen zur Funktion des analytischen Rahmens kommen (Winnicott 1954,

Little 1958, Milner 1969, Khan 1962, Stone 1961, Lewin 1954, Bleger 1966, Donnet 1973, Giovacchini 1972 a), als Bedingung der Möglichkeit zur Kenntnis des analytischen Objekts und zur Veränderung, die durch die spezifische Instrumentalität des Rahmens bewerkstelligt werden soll. Die Frage ist epistemologisch und praktisch zugleich. Zusammenfassend können wir sagen, die analytische Situation bestehe aus den verschiedenen Momenten der analytischen Beziehung, in der dank der Setzung und Begrenzung des analytischen Rahmens ein Prozeß in Gang kommt, dessen Auswirkungen sich aus dem Spiel von Übertragung und Gegenübertragung ergeben.[3]

Konkret heißt das: in einer klassischen Analyse assimiliert der Patient nach anfänglichen Überraschungen alle Elemente der Situation, die den Ablauf der Analyse ermöglichen (Regelung des Stundenplans, feste Dauer der Sitzungen, liegende oder sitzende Position, Begrenzung der Kommunikation auf die Verbalisierung, freie Assoziationen, Ende der Sitzungen, regelmäßige Unterbrechungen, Zahlungsmodalitäten). Im Banne des Fremden, das sich in ihm abspielt, vergißt der Patient den Rahmen und läßt bald die Übertragung sich entwickeln, wie um das Fremde an ein Objekt anzuheften. Die Einzelheiten des Rahmens sind nur Gegenstand von Deutungen anläßlich gelegentlicher Modifikationen. Bleger (1966) und andere haben es so ausgedrückt, daß der Rahmen einen schweigenden, stummen Fundus, eine Konstante darstellt, die den Variablen des Prozesses ein gewisses Spiel ermöglicht. Es ist gewissermaßen ein Nicht-Ich, das seine Existenz nur durch eine Unvollkommenheit enthüllt. Man kann ihn mit dem gesunden Körper vergleichen, der ebenfalls stumm ist; vielleicht aber hat uns Winnicott einen besseren Vergleich angeboten, den mit der hilfreichen Umgebung.

Unsere Erfahrung hat sich durch die Analyse von Patienten erweitert, die den Rahmen nicht als hilfreiche Umgebung verwenden können. Es ist, als ob durch den Nichtgebrauch der Rahmen irgendwo

[3] Diese Definition vervollständigt die von Bleger gegebene.

in ihnen intakt bleibt (Donnet 1973). So kam man denn von der Analyse des Inhalts zur Analyse des Gefäßes, das heißt zur Analyse des Rahmens selbst. Es gibt Entsprechungen auf anderen Ebenen: das »holding von Winnicott bezieht sich auf die Bemühungen um das äußere Objekt, der »container« von Bion auf die innere psychische Realität. Es genügte nicht mehr, in der Analyse die Objektbeziehungen zu untersuchen, selbst wenn man sie als eine »two bodies psychology« ansieht. Es wurde auch notwendig, sich über den Raum zu befragen, in dem diese Beziehungen abliefen, ihre Grenzen und ihre Brüche, sowie den zeitlichen Ablauf, in dem sie sich mit ihrer Kontinuität und ihren Diskontinuitäten entwickelten.

Es können zwei Situationen eintreten. Die erste wurde bereits erwähnt, wo der stumme Rahmen vergessen wird, wie abwesend ist. Auf dieser Ebene spielt sich die Analyse zwischen Personen ab; dadurch wird es möglich, Zugang zu den Substrukturen dieser Personen zu gewinnen, zu den intrapsychischen Konflikten (Rangell 1969) und sogar Partialobjektbeziehungen zu analysieren, die in einem funktionierenden Ganzen erhalten bleiben, soweit die Atmosphäre der Sitzung nicht erstarrt und die Prozesse relativ durchsichtig sind. Die Deutungen dürfen subtil sein. Die Anspannung der Personen läßt die aus dem Rahmen erwachsende Anspannung in den Hintergrund treten.

Bei der zweiten Situation drängt sich die Präsenz des Rahmens auf. Es kommt zu einem Gefühl, als ob irgend etwas gegen den Rahmen vorginge. Dieses Gefühl kann der Patient haben, aber vor allem hat es der Analytiker. Er spürt die Wirkung einer Spannung, eines inneren Drucks, wobei ihm bewußt wird, daß er durch die analytische Situation und in der analytischen Situation zu operieren hat, wie um sie vor einer Bedrohung zu bewahren. Dieser Druck führt ihn in eine Welt, die er nur vermuten kann und die ihn zur Imagination zwingt. Hier verläuft nun die Analyse nicht zwischen Personen, sondern zwischen Objekten. Als ob die Personen ihre Realität verloren hätten, um einem unzureichend definierten Objektfeld Platz zu machen. Die Flüchtigkeit bestimmter Vorstellungen kann plötzlich Gestalt annehmen, indem sie aus einem fließenden Geschehen auftaucht, aber an den Grenzen des eben noch Darstellbaren. Oft hat der Analytiker Eindrücke, die noch ganz undeutlich sind und weder die Gestalt von Bildern, noch von Erinnerungen an frühere Situationen der Behandlung annehmen. Bei dem ganzen Geschehen scheint es sich um die Reproduktion bestimmter Triebschicksale zu handeln, die Gefühle von Umschlossensein und Entwicklung vermitteln. Nach intensiver Arbeit gelingt es schließlich, diese Regungen dem Bewußtsein des Analytikers kommunikabel zu machen, bevor er wie durch eine innere Mutation diese Inhalte in Wortsequenzen umwandeln kann, um sie dem Patienten zum geeigneten Zeitpunkt mitzuteilen. Ist der Analytiker innerlich zu einem gewissen Abschluß gekommen, und das geschieht oft noch vor der Verbalisierung, wandelt sich die affektive Störung in ein Gefühl der Befriedigung, eine passende Erklärung gefunden zu haben, die die Rolle einer theoretischen Konstruktion in dem Sinne spielt, den Freud diesem Ausdruck gab, wenn er von »infantilen Sexualtheorien« sprach. Für den Augenblick spielt es keine Rolle, ob diese Theorie wahr oder falsch ist – es bleibt immer Zeit, sie später im Lichte anderer Erfahrungen zu korrigieren – was zählt, ist, daß es gelingen konnte, das Formlose zu binden und es in eine Form zu bringen. Alles geschieht so, als ob es der Analytiker wäre, der zu einem analogen Ergebnis kommen konnte, zu einer halluzinatorischen Wunschvorstellung, wie das Kind oder der Neurotiker. Es ist oft die Rede von einem Omnipotenzgefühl, das der Realisierung des halluzinatorischen Wunsches folgt. Aber die Omnipotenz beginnt vorher. Sie heftet sich an das Gelingen, – die Verwandlung des formlosen in eine Form, die einen Sinn hat und die als Dechiffrierungsmodell für eine spätere Situation dienen kann. Die beschriebene Arbeit der Formgebung muß vom Analytiker geleistet werden, weil dem Patienten nur eine Form mit minimaler Strukturierung gelingt, nicht genug gebunden um einen Sinn zu bekommen, aber gerade genug, um die Denkformen des Analytikers, von den elementarsten bis zu den entwickeltsten, zu mobilisieren, und die immer angefangene und niemals, es sei denn provisorisch, vollendete Symbolisierungsarbeit auszuführen.

Unsere Beschreibung kann für bestimmte kritische Augenblicke einer klassischen Analyse zutreffen, wenn die tiefsten Schichten erreicht sind, oder für die allgemeine Analyse dieser schwierigen Fälle im Gegensatz zu denen der klassischen Analyse. Aber es sei daran erinnert, daß eine solche Arbeit nur möglich ist mittels der Aufrechterhaltung des analytischen Rahmens und die durch dessen Konstanz sich ergebenden Garantien, die hier die Anstrengung der Person ersetzen. Und das, um die Isolierung der analytischen Situation aufrechtzuerhalten, die Unmöglichkeit der Entladung, die Eingeschränktheit des auf die psychische Sphäre reduzierten Kontakts, die Gewißheit, daß dieses verrückte Denken die Grenzen des Behandlungszimmers nicht überschreiten wird, daß die Sprache, die ihm als Vehikel dient, eine metaphorische bleibt, die Gewißheit, daß die Stunde enden, eine andere ihr folgen wird, und daß die lastende Wahrheit dieses Gedankens, der wahrer ist als die Realität, sich auflöst, wenn sich die Tür hinter dem Patienten schließt. Anstelle der Behauptung, daß der analytische Rahmen eine Objektbeziehung reproduziert, finde ich es angemessener zu sagen, daß er die Entwicklung einer solchen erst ermöglicht. Wir haben diese Beschreibung auf den psychischen Funktionsablauf zentriert anstatt auf die Triebäußerungen und die Abwehrmechanismen, die ihm zugrunde liegen und über die schon viel gesagt worden ist, während der psychische Funktionsablauf im analytischen Rahmen noch ein weites Feld bleibt, das zu entdecken ist.

Als die Theorie der Objektbeziehungen sich zu entwickeln begann, war man zunächst bemüht, die gegenseitigen Aktionen (in Begriffen innerer Prozesse) des Ichs und des Objekts zu beschreiben. Die Tatsache, daß im Begriff Objektbeziehung das Wort Beziehung das wichtigste war, wurde nicht genügend beachtet. Das heißt, unser Interesse hätte sich dem zuwenden sollen, was zwischen den Ausdrücken liegt, die durch diese Aktionen verbunden werden, oder zwischen den Wirkungen verschiedener Aktionen. Anders ausgedrückt: das Studium der Beziehungen gilt eher den Verknüpfungen als den Begriffen, die durch die Beziehungen verbunden werden. Die Natur der Verknüpfung verleiht dem Material seine eigentliche psychische Charakteristik, die für die intellektuelle Entwicklung verantwortlich ist. Diese Arbeit wurde aufgeschoben, bis Bion sich um die Untersuchung der inneren Prozesse bemühte und Winnicott um den Austausch zwischen innen und außen.

Betrachten wir zuerst den zweiten Fall. Wir kennen das, was im Inneren des Patienten vorgeht, nur durch seine sprachliche Vermittlung hindurch, während uns die Kenntnis der Quelle der Kommunikation und dessen, was zwischen diesen beiden Schranken abläuft, fehlt. Aber wir können unsere Unkenntnis dieses inneren Raumes durch die Beobachtung der Wirkung ersetzen, die diese Kommunikation auf uns hat, durch das, was sich zwischen unseren affektiven, sogar körperlichen Eindrücken und unserem psychischen Funktionsablauf ereignet. Natürlich können wir nicht behaupten, daß genau das sich im Patienten abspielt, sondern nur, daß das, was in uns vorgeht, ein Analogon davon ist. Und so situieren wir also die Kenntnis dessen, was sich in unserem inneren Raum abspielt, in dem Raum zwischen ihm und uns. Die Mitteilung des Patienten – die sich von dem, was er lebt und fühlt, unterscheidet – wird in dem Übergangsraum zwischen ihm und uns situiert, ebenso wie unsere mitgeteilte Deutung. Dank Winnicott kennen wir die Funktion des Übergangsfeldes, des potentiellen Raumes, der die Mutter und das Kind eint und trennt, der eine neue Objektkategorie schafft. Unserer Meinung nach ist die Sprache die Erbin der ersten Übergangsobjekte.

Ich erwähnte oben die Arbeit der Symbolisierung und möchte jetzt erläutern, warum die inneren Prozesse des Analytikers die Konstruktion der Symbolisierung zum Ziel haben. Die Auffassung des Symbols, auf die ich mich hier beziehe, geht über seine eingeschränkte Verwendung in der Psychoanalyse hinaus, folgt aber sehr eng seiner ursprünglichen Definition. Das Symbol ist »… das aus zwei Teilen bestehende Zeichen, an deren Zusammenpassen sich die Besitzer der beiden Teile erkennen …« (Dictionnaire Robert; dtsch. Hoffmeister »Wörterbuch der philosophischen Begriffe«). Geschieht das nicht im psychoanalytischen Rahmen? Nichts zwingt bei dieser Definition zu der Annahme, daß die beiden Teile des Symbols gleich sind. Selbst wenn die analytische Arbeit den Analytiker zu einer großen Anstrengung zwingt, die ihn schließlich dazu bringt, in seinem Geist ein Bild des psychischen Funktionsablaufs beim Patienten zu formen, so vervollständigt er das, was dem Patienten fehlt. Wir sagten, daß er den fehlenden Teil ersetzt, um die Beziehung zwischen den Quellen der Mitteilung und der Bildung der Mitteilung durch die Beobachtung homologer Vorgänge in sich selbst zu verstehen. Aber letzten Endes gehört das wirkliche analytische Objekt weder zum Patienten noch zum Analytiker, sondern es besteht in der Vereinigung dieser beiden Mitteilungen in dem potentiellen Raum, der zwischen ihnen liegt, begrenzt durch den Rahmen, der bei jeder Trennung aufgebrochen und bei jeder Vereinigung rekonstituiert wird. Wenn wir annehmen, daß der Patient und der Analytiker durch die Vereinigung dieser Teile (was sie leben und mitteilen) konstituiert werden, und jeder Teil das Double des anderen darstellt – ich verwende das Wort Double hier in der Bedeutung einer weiten Homologiebeziehung und unterstelle die Existenz von Differenzen – , kann man davon ausgehen, daß das analytische Objekt von zwei Doubles gebildet wird, wobei das eine zum Patienten, das andere zum Analytiker gehört. Es genügt, den Patienten zuzuhören, um sich darüber klar zu werden, daß sie sich ständig darauf beziehen. Denn die Bedingung der Bildung eines analytischen Objekts ist das Zustandekommen von Beziehungen der Homologie und der Komplementarität zwischen Analytiker und Patient. Was unsere Formulierung der Deutung bestimmt, ist nicht die Einschätzung dessen, was wir fühlen oder verstehen. Die Formulierung der Deutung – oder der Verzicht darauf – gründet immer auf dem Maß des Abstandes zwischen dem, was der Analytiker mitteilen will, und dem, was der Patient davon aufnehmen kann, um das analytische Objekt zu bilden (was wir die nützliche Distanz und die wirksame Differenz nennen). So gesehen, macht der Analytiker nichts anderes, als einen verhüllten Sinn entschleiern, er stellt einen Sinn her, der vor der analytischen Beziehung niemals bestand (Viderman 1970). Wir sagen, daß er einen abwesenden Sinn herstellt (Green 1974). In der Behandlung gründet sich die Hoffnung auf einen potentiellen Sinn (Khan 1974), der die Vereinigung des anwesenden und abwesenden Sinnes zu einem analytischen Objekt ermöglicht. Aber diese Sinnbildung ist niemals vergeblich. Wenn sie Objektivität in Anspruch nehmen kann, kann sie einen Bezug von Korrespondenz, von Homologie mit dem in Anspruch nehmen, was unserem Bemühen in der Gegenwart oder in der Vergangenheit entgeht. Sie ist dessen *double*.

Diese Konzeption des *double* (Green 1970, 1974) hilft uns, aus dem Dialog zwischen Tauben herauszukommen, d. h. zwischen denjenigen, die glauben, die Regression in ihren extremsten Formen, wie wir sie in der Behandlung sehen, sei die Produktion des infantilen, initialen Zustandes und die Deutung die quasi objektive Reproduktion der Vergangenheit (weil sie auf Ereignisse oder innere Prozesse abzielt), und denjenigen, die die Möglichkeit bezweifeln, solche Zustände oder die Objektivität unserer Rekonstruktionen zu erreichen. In der Tat ist die Regression in der Behandlung immer metaphorisch. Durch sie wird ein reduziertes und umgearbeitetes Modell des infantilen Zustandes konstituiert, mit dem jedoch eine Verbindung der Homologie besteht, ebenfalls wie mit der Deutung, die den Sinn erhellt, aber ohne Wirkung bleibt, wenn keine Verbindung der Korrespondenz hergestellt ist. Mir will scheinen, daß die wesentliche Funktion der oft verschrienen Varianten der klassischen Analyse, indem sie die Elastizität des analytischen Rahmens variiert, lediglich darauf abzielt, die Minimalbedingungen der Symbolisierung zu untersuchen und zu bewahren. Alle Arbeiten, die von der Symbolisierung bei psychotischen oder präpsychotischen Strukturen handeln, sagen, wenn auch anders formuliert, das gleiche. Der Patient egalisiert, aber symbolisiert nicht (»symbolische Gleichsetzung«, H. Segal 1957): er begreift den anderen nach dem gleichen Modell wie sich selbst (»projektive Reduplikation«, Marty et al. 1963). Das erinnert auch an Kohuts Beschreibung der Spiegelübertragung (1971). Für den Patienten stellt der Analytiker nicht die Mutter dar, er ist die Mutter (Winnicott 1954); der Begriff des »als ob« fehlt (Little 1958); wir können auch den Begriff des direkten Agierens heranziehen (de M'Uzan 1968). Wir können annehmen, daß es sich dabei um eine der dualen Beziehung eigene Form handelt. Schließlich wäre der Zustand der mangelnden Differenzierung zwischen Selbst und Objekt zu betonen, die Verzweiflung der Grenzen bis hin zur narzißtischen Fusion. Paradox daran ist, daß diese Situation nur selten zu einem total chaotischen und formlosen Zustand führt, daß aber sehr schnell die Gestalten der Dualität in dem undifferenzierten Ganzen auftauchen. Den dualen Beziehungen, die den Austausch mit dem Objekt kennzeichnen, kann man hinzufügen, was ich innere duale Beziehung mit dem Selbst nennen möchte, und was man bei der Wichtigkeit der Mechanismen der doppelten Verkehrung findet (gegen die eigene Person und umgekehrt), von denen Freud sagt, daß sie vor der Verdrängung da seien (Green 1967 b). Ähnlich läßt sich auch die Idee eines Spiegels im Austausch mit dem Repräsentanten des äußeren Objekts mit der Idee eines inneren Spiegels des Selbst (im Hinblick auf es selbst) verbinden. All das scheint darauf zu verweisen, daß die Fähigkeit zur Reflexion eine fundamentale Gegebenheit des Menschlichen ist. So erklärt sich die Notwendigkeit des Objekts als Bild des Gleichen (siehe den Artikel von Winnicott über die Spiegelrolle der Mutter, 1971). Die symbolischen Strukturen sind wahrscheinlich zum größten Teil angeboren. Indessen wissen wir heute durch die Untersuchungen über die Kommunikation der Tiere wie auch durch die psychologischen, und psychoanalytischen Arbeiten, daß sie der Intervention des Objekts bedürfen, damit der potentielle Zustand zum gegebenen Zeitpunkt realisiert werden kann.

Ohne die Wahrheit der klinischen Beschreibungen anzweifeln zu wollen, muß diese Dualität jetzt relativiert werden. Die Verbalisierung, wie desorganisiert sie immer sein mag, führt zu einer Distanz zwischen dem Selbst und dem Objekt. Aber man kann bereits unterstellen, daß, sobald das von Winnicott so genannte subjektive Objekt geschaffen ist, sich eine sehr primitive Dreiecksbeziehung zwischen dem Selbst und dem Objekt abzeichnet. Wenn wir uns jetzt dem Objekt Mutter zuwenden, so sind wir gezwungen, die Anwesenheit eines Dritten zu unterstellen. Wenn Winnicott uns sagt, daß es so etwas wie ein Kind, das sich Säugling nennt und das auf das Paar hinweist, das es mit der mütterlichen Fürsorge bildet nicht gibt, sind wir versucht, hinzufügen, daß es ein solches durch Mutter und Kind gebildetes Paar, ohne Vater nicht gibt. Denn das Kind repräsentiert die Vereinigung von Mutter und Vater. Das ganze Problem rührt daher, daß wir in einem Bemühen um Realismus – selbst in den kühnsten imaginären Konstruktionen – zu erfahren versuchen, was sich im Kopf des Patienten allein (das heißt mit seiner Mutter) abspielt, ohne daß es uns gelingt, zu denken, was sich zwischen ihnen abspielt. Nun, zwischen ihnen ist der Vater, der immer irgendwo im Unbewußten der Mutter da ist (Lacan 1966), auch wenn er gehaßt oder verbannt wird. Es stimmt, daß der Vater in dieser Beziehung abwesend ist. Aber zu sagen, er sei abwesend, bedeutet, daß er weder anwesend noch inexistent ist, wohl aber eine potentielle Präsenz hat. Die Abwesenheit ist eine intermediäre Situation zwischen der Anwesenheit (bis zum Eindringen) und dem Verlust (bis zur Vernichtung). Immer mehr Analytiker sind der Meinung, daß, wenn sie die Erfahrung durch die Mitteilung ins Wort bringen, sie nicht nur diese Erfahrung erhellen, sondern die potentielle Anwesenheit des Vaters einführen. Das geschieht nicht, indem sie ihn explizit erwähnen, sondern durch die schlichte Einführung eines dritten Elements in diese Dualität.

Wenn wir uns des Spiegel-Gleichnisses bedienen – das Freud als erster erwähnt hat und das ich wieder zu Ehren bringe, wobei ich zugebe, daß es deformierende Spiegel gibt – wird immer vergessen, daß die Konstitution des Paares Bild und Objekt jenes dritte Element erfordert, das der Spiegel selbst ist. Ebenso nur, wenn man von der dualen Beziehung in der Analyse spricht, das dritte Element, der Rahmen, der dem homolog ist, vergessen. Man sagt, der Rahmen stelle das »holding« und die mütterliche Fürsorge dar, aber man vernachlässigt die Arbeit des Spiegels selbst, was in der Analyse der schwierigen Fälle deutlich wird. Wir meinen, daß das psychische Gegenstück der physischen Aktivitäten der mütterlichen Fürsorge allein dazu geeignet ist, die physische Aktivität metaphorisch zu übersetzen, indem diese letztere durch den Rahmen dem Schweigen zugewiesen wird. Unter dieser Bedingung kann sich in der psychoanalytischen Situation die Symbolisierung ereignen. Der psychische Funktionsablauf beim Analytiker wurde mit der Phantasieaktivität der Tagträume der Mutter verglichen (Bion 1962), und diese ist unbestreitbar integrierender Bestandteil des holding und der mütterlichen Fürsorge. Angesichts der diffusen Entladung des Patienten, die sich ungestüm an der Oberfläche ausbreitet, antwortet der Analytiker, indem er sich seiner Empathiefähigkeiten bedient, durch eine vorbedachte Bearbeitung, die auf der Hemmung des Triebziels beruht. Die Wirkung dieser Zielhemmung beim Patienten hindert jede Speicherung der notwendigen Erfahrung bei der Bildung der Erinnerungsspuren, von denen die Gedächtnisaktivität abhängt, um so mehr, als die Entladung von destruktiven Elementen infiltriert wird, die sich der Bildung von Verbindungen widersetzen und deren Angriffe den Denkprozessen gelten. Alles läuft so ab, als ob der Analytiker jetzt die Niederschrift der Erfahrung vornimmt, die nicht hat stattfinden können. Daher kommt der Gedanke, daß diese Patienten mehr in den aktuellen Konflikten befangen sind (Giovacchini 1972 c, 1973). Die Antwort durch die Gegenübertragung ist eine solche, die auf der Seite des Objekts hätte gegeben werden müssen.

Der Trieb sucht die Befriedigung mittels des Objekts, aber wenn dies infolge der vom Rahmen auferlegten Zielhemmung unmöglich wird, verbleibt ihm der Weg der Bearbeitung und der Verbalisierung. Wie kommt es, daß diese Bearbeitung beim Patienten mißlingt und vom Analytiker nachgeholt werden muß? Im normalen psychischen Funktionsablauf hat jedes der Materialien, deren sich der psychische Apparat bedient, die Eigenschaft einer spezifischen Funktionalität und einer Vektorisierung (vom Trieb zur Verbalisierung), die die Bildung einer Korrespondenzbeziehung zwischen den verschiedenen Funktionen ermöglicht (Beispiel: Beziehung zwischen Wahrnehmungs- und Denkidentität). Der ganze psychische Funktionsablauf basiert auf einer Reihe von Verbindungen, die aufeinander bezogen sind. Das einfachste Beispiel hierfür ist die Korrespondenz zwischen dem nächtlichen Traum und den Tageswunschphantasien. Andere, kompliziertere Verbindungen ließen an einen Vergleich zwischen Primär- und Sekundärprozeß denken. Diese Beziehungen sind nicht allein solche der Opposition, sondern auch der Kollaboration, denn wäre es anders, wir könnten niemals von einem System zum anderen gelangen und beispielsweise einen manifesten Inhalt in einen latenten Inhalt übersetzen. Aber wir wissen, daß das nur durch eine intensive Arbeit möglich ist. Der Traumarbeit entspricht die Arbeit der Traumanalyse. All das schließt ein, daß diese Verbindungen auf der Basis einer funktionellen Unterscheidung hergestellt werden können: daß der Traum als ein Traum angesehen wird, ein Gedanke als ein Gedanke, etc., daß gleichzeitig der Traum etwas anderes ist als ein simpler Traum, ein Gedanke etwas anderes als ein simpler Gedanke etc. Hier stellt sich die zweifache Natur der Bindung dar: Vereinigung und/oder Trennung. Das nennen wir die inneren Verbindungen der Symbolisierung. Diese binden die verschiedenen Elemente der gleichen Bildung (im Traum, die Phantasien; die Gedanken etc.), und die Bildungen zwischen ihnen garantieren zugleich die Kontinuität und die Diskontinuität des psychischen Lebens. In der analytischen Arbeit heißt das für den Patienten, daß er den Analytiker zugleich als das nimmt, was er ist, und das, was er nicht ist, d. h. als ihn selbst und nicht als ihn selbst, aber daß er das unterscheiden kann, und umgekehrt, daß der Analytiker die gleiche Haltung dem Patienten gegenüber einnehmen kann.

Bei den Strukturen, von denen die Rede ist, besteht eine große Schwierigkeit, innere Verbindungen der Symbolisierung herzustellen, weil die verschiedenen Typen wie Sachen benutzt werden (Bion 1962, 1963). Die Träume, weit entfernt davon, ein mit dem Körper verbundenes Objekt der psychischen Realität zu bilden (Pontalis 1974), das einen persönlichen inneren Raum begrenzt (Khan 1972 c), haben, wenn sie möglich sind, eine Entleerungsfunktion; die Phantasien können eine Zwangsaktivität darstellen, dazu bestimmt, eine Leere auszufüllen (Winnicott 1971), oder werden als Fakten betrachtet (Bion 1963), die Affekte haben eine Darstellungsfunktion (Green 1973), die Handlungen haben nicht mehr die Macht, die Realität umzuwandeln. In den besten Fällen können sie eine Kommunikationsfunktion haben, aber meist erleichtern sie die Psyche von einer unerträglichen Reizqualität. Der ganze psychische Funktionsablauf ist geprägt von dem Vorbild der Handlung, was darauf zurückzuführen ist, daß die massiven Affektquantitäten, die nicht der Bearbeitung des Denkens unterzogen wurden oder nur eine Karikatur des Denkens erreichten, nicht reduziert werden konnten (Segal 1972). Bion hat (1963) das Studium des inneren psychischen Funktionierens sehr weit vorangetrieben. Der ökonomische Gesichtspunkt erhält hier seine ganze Bedeutung unter der Bedingung, ihn nicht auf die quantitativen Beziehungen zu beschränken und die Rolle des Objekts bei der Umwandlungsfähigkeit einzubeziehen. Der Rahmen hat ebenfalls die Aufgabe, die extremen Spannungen zu tolerieren und sie mittels des psychischen Apparates des Analytikers zu reduzieren, um endlich zu den Denkobjekten zu gelangen, die den potentiellen Raum besetzen können.

Ohne dessen gewahr zu werden, stehen wir jetzt vor einem dritten Modell des psychischen Apparates, das wir vom analytischen Raum aus in Begriffen von Selbst und Objekt erarbeitet haben. Aber während das Objekt zur ältesten psychoanalytischen Tradition gehört, bleibt das erst kürzlich in Erscheinung getretene Selbst ein unpräzises Konzept, das zudem in sehr verschiedenen Bedeutungen verwendet wird (Hartmann 1950, Jacobson 1964, Winnicott 1960 a). Das wiedererwachte Interesse am Narzißmus, nachdem er durch die Perspektive der Objektbeziehungen verdunkelt worden war, zeugt von der Schwierigkeit, die Forschung auf letzterem Gebiet voranzutreiben, ohne daß die Notwendigkeit einer komplementären Perspektive fühlbar wird, von der das Konzept des Selbst seinen Ausgang nahm. Indessen muß jede ernsthafte Diskussion des Problems die Frage des primären Narzißmus erörtern. Die totale Ablehnung des Konzepts mit überzeugenden Argumenten durch Balint (zugunsten der primären Liebe) hat manche Autoren nicht gehindert, die Autonomie des primären Narzißmus zu verteidigen (Grunberger 1971; Kohut 1971). Rosenfeld (1971 b) hat ihn an den Todestrieb geheftet, aber den Objektbeziehungen untergeordnet. Die Ungewißheit unserer Meinungen auf diesem Gebiet geht wahrscheinlich auf Freud zurück, der, nachdem er den Narzißmus in die Theorie eingeführt, sein Interesse sehr schnell abgezogen hatte, um sich dem Todestrieb zuzuwenden, von dem wir wissen, in welchem Maße er von den Analytikern übergangen wurde. Die Kleinsche Schule, die Freud in diesem Punkt fortführte, hat, so scheint es, die Verwirrung aufrechterhalten, indem sie den Todestrieb mit der ursprünglich auf ein Objekt projizierten Aggressivität identifiziert hat, und zwar auch dann, wenn es sich um ein inneres Objekt handelt, das nach außen tendiert.

Das Wiederauftauchen des Narzißmus beschränkt sich nicht auf die expliziten Referenzen. Eine immer breitere Strömung neigt zur Desexualisierung des analytischen Feldes, als ob man ganz unbemerkt zu einer restriktiven Konzeption der Sexualität zurückkehrte. Es wurden Konzeptionen entwickelt, die sich auf ein zentrales, nicht libidinöses Ich stützen (Fairbairn 1952) oder auf einen Seinszustand (being), dem man jede Triebqualität verweigert (Winnicott und seine Schüler). Ich meine, daß es sich hier nur um Probleme handelt, die eine Beziehung zum primären Narzißmus haben, wie Winnicott (1971) es trotz allem vorhergesehen hat, ohne aber Genaues darüber auszusagen. Das rührt daher, daß die Definition des primären Narzißmus bei Freud widersprüchlich ist. Bald bezeichnet er damit die Vereinigung der autoerotischen Triebe, die zum Gefühl der individuellen Einheit beitragen, bald eine ursprüngliche Besetzung des nicht geeinten Ichs ohne jeden Hinweis auf die Einheit. Die Autoren stützen sich bald auf die eine, bald auf die andere der beiden Definitionen, ich selbst stütze mich auf den zweiten Aspekt. Im Gegensatz zu Kohut bin ich der Ansicht, daß es gerade die Orientierung der Besetzung ist, die die primäre narzißtische Natur kennzeichnet (das grandiose Selbst, die Spiegelübertragung und die Idealisierung des Objekts), was eventuell das Objekt in der Form des sekundären »Selbst-Objekts« einschließt. Diese Aspekte haben eine Beziehung zum vereinigenden Narzißmus und nicht zum primären Narzißmus im eigentlichen Sinne.

B. Lewin (1954) hat uns daran erinnert, daß der Schlafwunsch, das heißt der Wunsch, zu einer so vollständig wie möglichen narzißtischen Regression zu kommen, in der analytischen Situation die Szene beherrscht, ganz so, wie er der eigentliche Wunsch des Traumes ist. Der Narzißmus des Schlafes und der des Traumes sind verschieden. Es ist bemerkenswert, daß die orale Triade, die er beschreibt, eine doppelte Beziehung enthält (essen – gegessen werden) und eine Tendenz zum Nullpunkt (in Schlaf verfallen). Nach der Beschreibung des falschen Selbst, das auch als ein Double betrachtet werden kann, weil es an der Peripherie des Selbst zustandekommt durch die Erschaffung eines Bildes von ihm selbst, gemäß dem Wunsch der Mutter, kommt Winnicott in einem bemerkenswerten Artikel zu dem Schluß, daß das wahre Selbst in einem Zustand permanenter Nicht-Kommunikation schweigend und isoliert ist. Selbst der Titel dieser Arbeit ist erhellend: »Communicating and non-communicating leading to the study of certain opposites« (1963 a). Hier hat es noch den Anschein, daß die Konstruktion der Ge-

gensätze mit einem Zustand von Nichtkommunikation in Beziehung steht. Dieses Fehlen von Kommunikation ist für Winnicott keineswegs pathologisch, denn es zielt auf den Schutz des für das Selbst Wesentlichsten ab, das niemals mitgeteilt werden darf und das der Analytiker zu respektieren wissen muß. Aber jenseits dieses Schutzraumes, der die subjektiven Objekte beherbergt, scheint es, daß Winnicott am Ende seines Werkes noch weiter gegangen ist (vgl. den Zusatz von 1971 zum Artikel über die Übergangsobjekte und 1974), indem er eine radikalere Formulierung dieser Probleme fand, die der Rolle und der Bedeutung des Leeren gerecht wird. Zum Beispiel: »Emptiness is a prerequisite to gather in«[4] und »It can be said that only of nonexistence can existence start«[5] (Winnicott 1974). All das stellt Freuds metapsychologische Hypothese des *primären absoluten Narzißmus* erneut zur Diskussion, aber nicht in der Bedeutung von Einheit, sondern als Tendenz, so nahe wie möglich an den Nullpunkt der Erregung heranzukommen. Hierfür schärft uns die Klinik immer mehr den Blick, und vom technischen Standpunkt aus empfiehlt ein Autor wie Bion (1970) – immerhin ein Kleinianer –, einen gedächtnis- und wunschlosen Zustand anzustreben, einen Zustand des Unerkennbaren, der aber Ausgangspunkt für jede Erkenntnis ist. Diese Konzeption des Narzißmus war, obwohl sie nur von der Minderzahl der Analytiker akzeptiert wird, Gegenstand fruchtbarer Reflexionen, die aber zumeist dem positiven Aspekt des Narzißmus galten, dem Vorbild für den Zustand der Übersättigung, der auf die Befriedigung folgt und die Herstellung der Ruhe ermöglicht. Ihr negatives Gegenstück wurde nur mit viel Widerstand theoretisch bearbeitet. Indessen haben alle Autoren erkannt, daß die meisten Abwehrmanöver der Grenzfälle und der Psychosen nicht allein der primitiven Angst persekutorischer Natur mit den zu ihr gehörenden Vernichtungsdrohungen gelten, sondern auch der Konfrontation mit

[4] »Die Leere ist die Vorbedingung für die innere Sammlung.«

[5] »Man kann sagen, daß die Existenz nur von der Nichtexistenz ausgehen kann.«

der Leere, die wahrscheinlich den unerträglichen Zustand darstellt, der von den Patienten gefürchtet wird, und dessen Narben ein Gefühl ewiger Unbefriedigtheit hinterlassen.

Nach meiner Erfahrung sprechen die Rückfälle, die aggressiv gefärbten Verschlimmerungen, die periodischen Zusammenbrüche nach spürbaren Fortschritten für ein Bedürfnis, um jeden Preis eine Beziehung mit dem schlechten inneren Objekt beizubehalten. Wenn das schlechte Objekt seine Macht verliert, scheint es keine andere Lösung zu geben, als es wieder erscheinen zu lassen, in Form eines anderen Objekts, das dem vorhergehenden wie ein Bruder ähnlich ist, und mit dem das Subjekt sich identifiziert, um seine Auferstehung herbeizuführen. Es geht weniger um die Unzerstörbarkeit des schlechten Objekts oder um den Wunsch, sich mit seiner Hilfe der Kontrolle zu versichern, als um die Furcht, daß sein Verschwinden das Subjekt in dem Horror der Leere zurückläßt, ohne daß jemals an seine Ersetzung durch das immerhin disponible gute Objekt gedacht würde. Das Objekt ist schlecht, aber es ist gut, daß es existiert, selbst wenn es nicht als gutes Objekt existiert. Die Abfolge von Destruktion und Wiedererscheinen, die an eine Hydra mit vielen Köpfen erinnert, scheint das Modell einer Theorie – in einem zuvor bereits verwendeten Sinne – von der Konstruktion eines Objekts zu wiederholen, das von Freud als Objekt des Hasses bezeichnet wurde. Aber diese zwanghafte Wiederholung ist an die Tatsache gebunden, daß die Leere hier nur negativ besetzt werden kann. Das Verlassen des Objekts führt nicht zur Besetzung eines persönlichen Raumes, sondern zu einem tantalusartigen Streben nach dem Nichts, das das Subjekt auf einen bodenlosen Abgrund zutreibt, bis zur negativen Halluzination seiner selbst. Diese Versuchung des Nichts ist – viel mehr als die Aggressivität, die lediglich eine Konsequenz davon ist, – die wirkliche Bedeutung des Todestriebes. Wird sie durch das Ausbleiben der mütterlichen Fürsorge begünstigt, geschaffen? Man fragt sich, warum soviel Fürsorge nötig ist, um ihr Auftauchen zu vermeiden. Da auf der Seite des Objekts irgend etwas nicht geschehen ist, ereignet sich also weiter nichts als diese Flucht in das Nichts. Als ob es darum ginge, den Zustand der Ruhe und des Seelenfriedens, der auf die Befriedigung folgt, durch dessen Gegenteil zu erlangen, die Nichtexistenz jeder Hoffnung auf Befriedigung. Das ist die Lösung der Hoffnungslosigkeit, wenn der Kampf aufgegeben wurde. Selbst diejenigen Autoren, die die Aggressivität sehr weit fassen, sahen sich genötigt, die Existenz solcher Vorgänge anzuerkennen (Stone 1971). Dabei trifft man auf die Spuren des psychotischen Kerns (blande Psychose), sowie darauf, was kürzlich das »blank self« genannt wurde (Giovacchini 1972 b).

Es gilt also, die beiden Wirkungen des primären Narzißmus zu verbinden: die positive Wirkung, die nach der Sättigung auf die Regression folgt, und die negative Wirkung, die aus dem Leeren und dem Nichts die tödliche Ruhe macht.

Wir haben eine Theorie des primären Narzißmus (1967 b) als Struktur und nicht allein als Zustand, der neben dem positiven Aspekt (sichtbar und lautstark) der guten oder schlechten Objektbeziehung dem negativen Aspekt (unsichtbar und schweigend) Platz macht, vorgelegt. Dieser negative Aspekt bildet sich zur gleichen Zeit, in der die mütterliche Fürsorge die Objektbeziehung konstituiert, durch Introjektion der diese Fürsorge umrahmenden Struktur durch negative Halluzination der Mutter während ihrer Abwesenheit. Das ist die Kehrseite des Zustandes, den wir in der halluzinatorischen Wunschbefriedigung haben.

Der so begrenzte Raum, der neben dem Raum der Objektbeziehungen liegt, ist ein neutraler Raum und kann von dem von ihm abgetrennten Raum der Objektbeziehungen erhalten werden, um die Grundlage der Identifizierung zu schaffen, wenn die Beziehungen die Kontinuität des Existenzgefühls begünstigen, oder kann sich im Gegenteil selbst entleeren durch das Streben nach Nicht-Sein im Ausdruck einer idealen Selbstgenügsamkeit, die sich zunehmend bis zur Auslöschung reduziert (Green 1967 b, 1969 a). Aber die Dinge dürfen nicht nur in räumlichen Begriffen ausgedrückt werden. Der radikalen Besetzungsentziehung entspricht zeitlich die ungeheure Geschwindigkeit, mit der Erfahrung aufgehoben (ganz jenseits der Verdrängung) und »tote Zeiten« geschaffen werden, wo keine Symbolisierung mehr stattfinden kann (vgl. »Verwerfung« bei Lacan 1966).

Die dieser Theorie entsprechende Praxis ist in der Analyse zu beobachten, und sie verlangt ein Maximum an Stimulierung der imaginativen Funktionen des Analytikers, während der Exzeß der Projektionen eine betäubende Wirkung hat. Aber selbst in der klassischen Analyse bleibt etwas davon zurück. So kommen wir dazu, die Frage des Schweigens in der Behandlung neu aufzugreifen. Zu sagen, der Patient bewahre neben dem Austausch der Kommunikation eine Zone des Schweigens, ist nicht genug. Es muß hinzugefügt werden, daß die Analyse so abläuft, als ob der Patient die Funktion dieses Schweigens dem Schweigen des Analytikers delegiert. Hinzu kommt, daß sich die Analyse zwischen den Doubles der Mitteilung und dem Schweigen des Nullpunktes entwickelt. Indessen wissen wir, daß das Schweigen in bestimmten, begrenzten Situationen wie ein Schweigen des Todes erlebt werden kann. Das stellt uns vor eine schwierige technische Wahl. Das eine Extrem stellt die von Balint vorgeschlagene Technik dar, die sich bemüht, so wenig wie möglich Erfahrung zu organisieren, indem er diese Erfahrung unter dem wohlwollenden Schutz des Analytikers und seiner aufmerksamen Zeugenschaft sich entwickeln läßt, um den Neubeginn (»new beginning«) zu begünstigen. Das andere Extrem stellt die Technik der Kleinianer dar, deren Ziel im Gegenteil darin besteht, soviel Erfahrung wie möglich durch deutende Verbalisierung zu organisieren. Aber besteht da nicht ein Widerspruch, wenn wir davon ausgehen, daß die Objektbeziehungen des psychotischen Teils der Persönlichkeit eine überstürzte Bildung erfahren haben und wir nun darauf mit Deutungen antworten, bei denen man riskiert, die gleiche Überstürzung zu reproduzieren? Besteht hier nicht die Gefahr, den psychischen Raum vollzustopfen, während man dazu verhelfen muß, die positive Besetzung des leeren Raumes zu konstituieren? Was ist dergestalt strukturiert?

Das Skelett der Erfahrung oder dessen Fleisch, das der Patient zum Leben braucht? Trotz dieser Einschränkungen bekunde ich meine Achtung angesichts der Schwierigkeit der Fälle, die die Kleinianer in Behandlung nehmen. Zwischen diesen beiden Extremen empfiehlt die Technik von Winnicott, die dem Rahmen einen Platz zuweist, die Annahme dieser ungeformten Zustände und die nicht eindringende Haltung, indem das Fehlen der mütterlichen Sorgfalt verbal ersetzt wird, um dem Entstehen einer Beziehung zum Ich und zum Objekt bis zu dem Moment beizuwohnen, wo der Analytiker zum Übergangsobjekt werden kann und der analytische Raum ein potentieller Spielraum und eine Sphäre der Illusion.

Ich stimme mit der Technik von Winnicott überein, ich bemühe mich um sie, ohne sie zu beherrschen, ich tue das trotz der Gefahr der induzierten Abhängigkeit, weil sie mir die einzige zu sein scheint, die dem Begriff Abwesenheit gerecht wird. Das Dilemma, der Gegensatz zwischen der eindringenden Anwesenheit – die zum Wahn führt – und der Leere des negativen Narzißmus – der zum psychischen Tod führt – wird modifiziert durch die Verwandlung der Wahninhalte in Spiel und die des Todes in Abwesenheit durch die Schaffung des intermediären Feldes des potentiellen Raumes. Das zwingt uns zur Beachtung des Begriffes Distanz (Bouvet 1958). Die Abwesenheit ist potentielle Anwesenheit, Bedingung der Möglichkeit nicht nur der Übergangsobjekte, sondern auch der für die Gedankenbildung notwendigen potentiellen Objekte (die »Nicht-Brust« von Bion 1963, 1970). Diese Objekte sind nicht anwesend oder materialisierbar, sie sind Beziehungsobjekte. Die Analyse kann vielleicht nur auf die Fähigkeit des Patienten, in Gegenwart des Analytikers allein sein zu können, abzielen (Winnicott 1958), aber in einer durch das Spiel bevölkerten Einsamkeit. Diese Sicht ist entweder zu rigide oder zu ideal, und man kann annehmen, daß es sich darum handelt, Primär- in Sekundärprozesse umzuwandeln. Genauer müßte man sagen, daß es darum geht (1972), ein Spiel zwischen Primär- und Sekundärprozeß zu organisieren. Dies könnte durch Prozesse geschehen, die ich tertiäre nennen möchte (1972), und die nichts anderes als Beziehungsprozesse sein können.

Schlußbemerkungen

Abschließen bedeutet hier nicht, die Arbeit abzuschließen, sondern die Diskussion zu eröffnen und den anderen das Wort überlassen. Die Lösung der Krise, durch die die Psychoanalyse hindurchgeht, hängt nicht nur von ihr selbst ab. Aber die Psychoanalyse hält einen Teil der Karten in der Hand, die über ihr Schicksal entscheiden werden. Ihre Zukunft hängt davon ab, wie sie das Freudsche Erbe bewahren und die späteren Erwerbungen integrieren wird. Für Freud gab es kein vorgängiges Wissen. Ohne Zweifel bedurfte es seines schöpferischen Genies, um die Psychoanalyse zu schaffen. Freuds Werk ist unser Wissen geworden. Nun kann kein Psychoanalytiker die Psychoanalyse praktizieren und sie am Leben erhalten durch Anwendung eines Wissens. Auch er muß im Rahmen seiner Möglichkeiten seine Kreativität beweisen. Darin liegt vielleicht der Grund, daß manche von uns die Grenzen der Analysierbarkeit erweitert haben. Es ist bemerkenswert, daß der Versuch der Analyse dieser Zustände einen raschen Aufschwung imaginativer Theorien zur Folge hatte. Für manche zuviel: das heißt zuviel Theorien und zuviel Imaginatives. All diesen Theorien ist das Bemühen gemeinsam, eine Prähistorie zu konstruieren, für die kein geschichtliches Zeugnis zu erhalten ist. Das zeigt uns vor allem, daß wir nicht auf einen Ursprungsmythos verzichten können, ganz wie das Kind darauf angewiesen ist, Theorien, sogar einen Roman über seine Geburt und seine Kindheit zu konstruieren. Nun ist es nicht unsere Aufgabe, zu imaginieren, sondern zu erklären und umzuwandeln. Freud hatte immerhin den Mut, zu schreiben: »Ohne metapsychologisches Spekulieren und Theoretisieren – beinahe hätte ich gesagt: Phantasieren – kommt man hier keinen Schritt weiter« (1937 b).

Wir können nicht akzeptieren, daß unsere Theorien Phantasien sind. Das beste ist wohl, zu akzeptieren, daß sie nicht Ausdruck wissenschaftlicher Wahrheit sind, sondern eine Approximation – ein Analogon davon. Also kann es nicht schaden, einen Ursprungsmythos zu konstruieren, wenn wir nur wissen, daß es ein Mythos ist.

Die psychoanalytische Theorie der letzten zwanzig Jahre hat sich beträchtlich entwickelt, soweit es den genetischen Gesichtspunkt betrifft (siehe die Diskussion bei Lebovici und Soulé 1970). Ohne auf die Kritik unserer psychoanalytischen Entwicklungskonzeption einzugehen, von denen viele mir eine zeitgenössische, nichtpsychoanalytische Konzeption zu verwenden scheinen, halte ich den Augenblick für gekommen, sich mehr den Problemen der Kommunikation zuzuwenden, ohne diese auf die verbale Kommunikation einzuschränken, die frühesten Kommunikationsformen jedoch mit einzubeziehen. Das hat mich veranlaßt, die Rolle der Symbolisierung, des Objekts, des analytischen Rahmens und auch der Nichtkommunikation zu betonen.

So wird es uns vielleicht auch möglich, über die Kommunikationsprobleme der Psychoanalytiker nachzudenken. Außenstehende sind oft darüber erstaunt, daß diejenigen, deren Beruf darin besteht, ihren Patienten zuzuhören, sich untereinander so wenig zuhören. Es wäre mein Wunsch, daß diese Arbeit, die zeigt, daß wir alle ähnlichen Problemen gegenüberstehen, zu diesem gegenseitigen Zuhören beitragen möge.

Zusammenfassung

Diese Arbeit folgt einer persönlichen Hauptlinie, berücksichtigt aber die psychoanalytischen Beiträge der anderen.

1. Die Betonung der Veränderung beim Analytiker sollte zeigen, daß außer den Veränderungen beim Patienten mit dem Double gerechnet werden muß, das sich aus der Veränderung beim Analy-

tiker ergab, und zwar dank dessen Fähigkeit, durch Komplementarität in seinem psychischen Funktionsablauf eine dem Patienten homologe Gestalt zu konstruieren.

2. Das Problem der Indikation zu einer Analyse wurde unter dem Winkel des Abstandes angeschnitten, der zwischen dem Verständnis des Analytikers und dem Material des Patienten besteht, und dem der Evaluierung der mobilisierenden Wirkung der Mitteilung des Analytikers auf den psychischen Funktionsablauf des Patienten, das heißt auf seine Möglichkeit – die bei jedem Fall und für jeden Analytiker eine andere ist –, ein analytisches Objekt (ein Symbol) durch die Vereinigung der beiden Teile zu bilden.
3. Die Beschreibung des impliziten Modells der Grenzzustände, indem der Spaltung (Bedingung der Bildung eines Double) eine dominierende Stellung eingeräumt wird, und die Besetzungsentziehung (als Streben nach dem Punkt Null) zeigen uns, daß die Grenzzustände uns mit dem Dilemma »Wahnvorstellungen haben oder sterben«, das Problem der Grenzen der Analysierbarkeit aufgeben.
4. Es wurde versucht, die Bedeutung des analytischen Rahmens und des psychischen Funktionsablaufs aufzuzeigen und die Bedingungen für die Bildung des analytischen Objekts mit der Symbolisierung zu verbinden. Das Hinzukommen des durch den Rahmen konstituierten Dritten zu der dualen Beziehung wurde berücksichtigt.
5. Der Platz des primären Narzißmus bringt eine zu dem Vorhergehenden komplementäre Sicht. Das heißt, daß neben der Bildung der Doubles der Kommunikation in den Objektbeziehungen ein persönlicher Raum abgegrenzt wird, eine narzißtische Domäne, die im schweigenden Selbst des Seins positiv besetzt ist, oder negativ im Streben nach dem Nicht-Sein. Im potentiellen Raum zwischen dem Selbst und dem Objekt situiert sich die Dimension der Abwesenheit, die für die psychische Entwicklung wesentlich ist.

Dieser Artikel erhebt nicht den Anspruch, auf die Krise der Psychoanalyse eine Antwort zu geben, sondern lediglich, einige der Widersprüche eines theoretischen Pluralismus und einer nicht homogenen Praxis zu erhellen. Wir haben uns vor allem bemüht, uns von diesem Geschehen ein Bild zu machen, das eine persönliche Erfahrung widerspiegelt und ihm eine begriffliche Form gibt.

V. Das Schweigen des Psychoanalytikers

Abstinenz und anderes Gold

Letzten Herbst diskutierte ich mit einer Gruppe befreundeter Psychoanalytiker über das Schweigen des Analytikers. In dieser Diskussion wurde offenkundig, daß wir dem Schweigen ganz unterschiedliche Deutungen beimaßen. Zwei Fragen sind mir im Gedächtnis geblieben:

- »Kann man dem Schweigen des Psychoanalytikers eine metapsychologisch beschreibbare Funktion zuerkennen?«
- »Schweigen des Psychoanalytikers – gibt es das überhaupt?«

Die Beantwortung der ersten Frage war nicht leicht. Die zweite Frage stellte die Existenz eines solchen Schweigens mit dem Hinweis in Frage, der Analytiker könne zwar schweigsam und bisweilen sogar stumm sein, aber dieses Schweigen sei doch sehr lebendig: voll der Assoziationen, die das analytische Zuhören begleiten. Danach war also zwischen dem Schweigen als einer Erscheinungsform der Leere und jenem Schweigen zu unterscheiden, das auf einer Strategie beruht, die auf die Tugenden des Schweigens setzt. Bion hat den Analytikern bekanntlich empfohlen, sich von Erinnerung und Wünschen frei zu machen und sich soweit wie möglich einem Zustand inneren Leerseins anzunähern, damit jene Gedanken aufkommen können, die durch das Sprechen des Patienten ausgelöst werden. Diese Bemerkung erhält ihr ganzes Gewicht erst dadurch, daß sie von dem Vertreter einer Analytikergruppe ausgesprochen wurde, die ihrem Ruf nach wenig schweigsam ist. Im übrigen empfiehlt Bion ja auch gar nicht, schweigsam, sondern am Beginn jeder Sitzung so verfügbar und offen wie möglich zu sein, um hören zu können, was der Patient an Neuem zu sagen hat.

Das Schweigen umfaßt also zwei Bedeutungen: Leere und verbale Abstinenz. Letztere muß aber auf jeden Fall im Bezug zu den intensiven inneren Verarbeitungsvorgängen gesehen werden, die der Analytiker während seines schweigenden Zuhörens leistet. Auch für Bion ist die Leere offensichtlich ja nur ein mythischer Ausgangspunkt.

In der Gruppe der an der Diskussion teilnehmenden Kollegen kamen zwei Tendenzen zum Ausdruck. Die erste, deutlich mehrheitliche, hielt aus verschiedenen technischen Gründen, die in der analytischen Ausbildung klassischerweise gelehrt werden, an der goldenen Regel des Schweigens fest. Die Analytiker, die diese Position vertraten, teilten alle eine gewisse Skepsis gegenüber dem Wert der Deutung als basaler treibender Kraft der Analyse. Viele betonten den mütterlichen Anteil in der Übertragung, die Verschmelzungsbeziehung, das nie Erlebte, Unsagbare – kurz: das »Schweigen der Mutter« als Vektor der Veränderung. Nach ihrer Auffassung sei die Deutung zu abschließend, einengend. Man erinnerte neben anderem an zwei Bemerkungen Freuds: an die Gleichsetzung von Schweigen und Tod in *Das Motiv der Kästchenwahl* und an die Aussage in *Das Unheimliche*, daß man über Schweigen nichts sagen könne.

Die Anhänger des Schweigens verteidigten den technischen Wert der Stummheit, hinter der eine Menge nicht mitzuteilender Gedanken stecke, mit der berühmten Formulierung, »den Analysanden seine Analyse machen zu lassen«, als ruhten die Tugenden des Schweigens auf der Vorstellung, daß das Schweigen des Analytikers Zeichen stillschweigender Annahme und präverbaler Kommunikation sei, wobei diesem Vorsprachlichen die Funktion eines Katalysators zukomme, der unsichtbar in der Weise wirke, daß allein der Patient in der Lage sei, die Bedeutung des mitgeteilten Materials zu verstehen. Im übrigen wies man darauf hin, daß sich Lacan und Nacht – um nur diese beiden zu nennen, und Nacht auch nur bis zu seiner letzten Phase – im Lob des Schweigens einig gewesen seien. Die Position Nachts schien in dieser Frage kohärenter, denn sie legte den Schwerpunkt auf die präverbale Beziehung und die Reparationskraft des Schweigens, während Lacan mit der Empfehlung, der

Analytiker solle so unlebendig wie möglich erscheinen (er vertrat dessen *cadavérisation*), seine Theorie ganz auf die Sprache hin ausrichtete, als ob die Arbeit an der Sprache in der Beziehung des Subjekts zum Signifikanten allein in und durch Thematisierung innerhalb der Übertragung stattfände. Der schweigsame Analytiker enthält sich natürlich nicht jeglicher Deutung. Es versteht sich aber wohl von selbst, daß seine Deutungsökonomie, die seltene, kurze und bündige Deutungen empfiehlt, der Struktur des Orakels folgt. Dies steht der Winnicottschen Auffassung diametral gegenüber, nach der bestimmte Patienten uns gerade in unseren Unzulänglichkeiten nutzen, wobei durch letztere die Mängel der frühen Umgebung des Analysanden repräsentiert werden.

So einfach sind die Dinge allerdings nun auch wieder nicht, denn man bestand ja doch auch früher schon auf der Notwendigkeit, den Patienten zu frustrieren. In der Tat sollte die Frage anders gestellt werden: »Hinter welchem Analysanden, in welcher Sitzung und welcher Phase der Analyse soll der Analytiker Schweigen einsetzen?«

In der Gruppe kam eine weitere Tendenz zum Ausdruck, die die erwähnte goldene Regel in Frage stellte. Dazu berief man sich auf folgende Argumente:

1. Man kann nicht behaupten, Freud habe in seinen technischen Schriften diese Regel jemals so ausgesprochen. Was wir über seine Praxis wissen, zeigt vielmehr, daß er gewöhnlich sehr wenig schweigsam war, obwohl er es mit bestimmten Patienten doch auch wieder war: mit den englischen Analytikern etwa, die bei ihm zu gleicher Zeit wie Kardiner in Analyse waren, der uns diese Information übermittelt hat.[1] Außerdem können alle, die mit den Wiener Analytikern gearbeitet haben, bezeugen, daß diese weder besonders schweigsam noch besonders neutral waren.

2. Man kann nicht behaupten, diese Regel sei Gegenstand eines allgemeinen Konsens. Begegnungen etwa mit den englischen Analy-

[1] Abraham Kardiner: *Mon analyse avec Freud*. Belfond, 1978

tikern zeigen uns nämlich, daß sie häufig intervenieren, gleich welcher Strömung sie sich zuordnen (der Anna Freud-Gruppe, der Melanie Klein-Gruppe oder der *independent group*).

3. In der heutigen psychoanalytischen Praxis sind die klassischen Neurosen selten geworden. Hat man das Glück, doch einige Analysanden aus dieser Gruppe zu haben, erweisen sie sich als schwer zu analysieren. Dagegen zeigen die Fälle, bei denen die narzißtischen Züge überwiegen, aber auch die Grenzfälle oder die schweren Charakterpathologien, daß das Schweigen des Analytikers unproduktiv ist: Die Patienten halten es schlecht aus oder stellen sich durch Aufrichtung eines falschen Analyse-Selbst auf die Situation ein. Daraus ergibt sich das Problem, diese Analyseinteressenten entweder als unanalysierbar ablehnen zu müssen, sofern man dies bereits vor Analysebeginn erkennt, die Analyse abzubrechen, sofern der Analytiker die Aufnahme einer Analyse breits akzeptiert hat, oder aber deren Fortsetzung in einer mehr oder weniger bewußten Kollusion hinzunehmen: wohl wissend, daß es sich um eine Pseudo-Analyse handelt. Bleibt noch die Möglichkeit, die Technik zu modifizieren. In diesem Fall stünde man vor der Frage: »Was tun?« Psychoanalyse? Psychotherapie? Improvisation und Bastelei? Manipulation?

Was läßt sich in diesem Zusammenhang über die metapsychologische Einordnung des Schweigens sagen?

Zur Metapsychologie des Schweigens

Ich gehe von folgendem theoretischen Axiom aus: Das Schweigen des Analytikers ist nur als Bestandteil des Rahmens der Analyse verstehbar.[2] Der Sinn des Schweigens erschließt sich nur, wenn man es im Rahmen der Gesamtheit der Bedingungen betrachtet,

[2] Zur Frage des Rahmens der Psychoanalyse verweise ich auf die Arbeiten von Winnicott, Bleger, Jean-Luc Donnet sowie meine eigenen (siehe Kapitel IV des hier vorliegenden Buches).

die den Rahmen der Analyse bilden bzw. den Rahmen der Anwendung der psychoanalytischen Methode auf die analytische Kur.

Von vornherein sei festgestellt, daß das Schweigen des Analytikers in Interdependenz mit folgenden weiteren Parametern zu sehen ist, die die analytische Situation definieren: So ist der zu Beginn sichtbare Analytiker dies im weiteren Verlauf der Sitzung nicht mehr, um es dann erst am Ende wieder zu werden. Der Analysepatient erfährt das Schweigen des Analytikers in liegender Position, die seine Bewegungsmöglichkeiten einschränkt. Die Gesamtheit der Bedingungen, zu denen auch das Schweigen gehört, induziert Gedankenbewegungen, die an das unzugängliche Objekt Analytiker gerichtet werden und dann auf den Analysanden zurückfallen, der die Kette der Einfälle fortführt, wobei aber ein Zusammenhang zwischen den jeweiligen Einfällen und den vorangegangenen nicht unbedingt erkennbar ist. Das Schweigen bildet damit den Hintergrund, vor dem sich die Gedankenassoziationen entfalten, die dem Prinzip fließender Energie folgen; die Rede des Patienten besteht zwar aus Sprache, weckt aber im Analytiker die verschiedenartigsten Vorstellungen, die oft nicht in Sprache übersetzbar sind. All diese Merkmale, die dem Analytiker aus seiner täglichen Erfahrung so vertraut sind, daß er gar nicht mehr an sie denkt, legen den Vergleich mit dem Traum nahe: *So wie der Traum Hüter des Schlafes ist, ist der Analytiker Hüter des Rahmens, dessen Hauptparameter das Schweigen ist.* Winnicotts theoretische Formulierungen über den Rahmen sind unvollständig, denn letzterer ist weit mehr als nur Metapher für die mütterliche Pflege. Er ist vielmehr eine *symbolische Matrix*, ein Behälter, der zugleich auch Inhalt ist, Voraussetzung der Entfaltung von Sinn, der aus einem anderen Sinnzusammenhang herrührt.

Als erstes möchte ich den Gedanken vertreten, daß die Schweigefunktion des Analytikers unabhängig von der Quantität der Worte (oder der Information) ist, die der Analytiker in den Rahmen der Analyse einbringt. Diese Funktion beruht in Wahrheit darauf, daß der Analytiker in seiner Deutungsreaktion den manifesten Inhalt des

Gesagten mit Schweigen quittiert. Der Analysand hat – wie redselig der Analytiker auch sein mag – vor allem deshalb fast immer den Eindruck, dieser sage nicht genug und antworte nicht auf die an ihn gerichteten Fragen, weil auf deren manifesten Inhalt eben nicht eingegangen wird. Hat der Analysand dagegen das Gefühl, der Analytiker habe zuviel gesagt, so bedeutet das im allgemeinen, daß der Analytiker etwas gesagt hat, was der Analysand nicht hören möchte. Auf seiten des Analysanden wie des Analytikers muß man den Gegensatz von *vollem* und *leerem Sprechen* (Lacan) mit in Betracht ziehen. Auch die Worte aus dem Mund eines Analytikers, der sehr wenig spricht, können leer sein. Volles Sprechen ist immer (direkt oder indirekt) deutend und kann auch die Form des Schweigens annehmen.

Die Analyse betrifft immer die Beziehung zwischen Trieb und Unbewußtem; das unbewußte Sprechen des Analysanden zielt deshalb darauf, die »spezifische Aktion« (Freud) hervorzurufen. Das Sprechen des Analytikers ist eine Metapher für Aktion, aber sie ist nur eine Metapher und darf auch nichts anderes sein; daraus ergibt sich, daß der manifeste Inhalt unterlaufen und ihm eine andere Bedeutung gegeben werden muß. Daraus erklärt sich die Unzufriedenheit mancher Analysanden, die auf den Umweg, der der »spezifischen Aktion« auferlegt wird (und damit eben jener Handlung, die dem Trieb eigentlich zur Befriedigung verhelfen soll), mit der Frage antworten: »Was soll ich also tun?« Diese Frage ist oft in etwas verpackt, was ich »Gegendeutung« nenne (eine Begriffsbildung analog der der »Gegenübertragung«); damit meine ich – wie auch immer sie im Einzelnen aussehen mag – die Erwiderung des Analysanden auf die Deutung des Analytikers.

Im übrigen ist nicht Deutung das Gegenteil von Schweigen, denn auch Schweigen kann Deutung sein. Im Rahmen der Analyse gibt es lediglich verschiedene *Formen* von Deutung – oder wie es eine meiner Patientinnen formulierte: »Beim Analytiker kann man nicht einmal mit dem Fuß am Teppich hängenbleiben, ohne daß es angeblich etwas bedeutet«. Es wird den Leser nicht sonderlich überraschen, zu erfahren, daß sie einige Sitzungen später tatsächlich mit dem Fuß an meinem Teppich hängenblieb bzw. sich an ihm vergnügte.[3] Ob ich schweige oder spreche – immer wird es etwas zu bedeuten haben. Die Frage lautet für Analytiker und Analysanden gleichermaßen: »Es hat auf jeden Fall *etwas* zu bedeuten, ich muß mich also zwischen verschiedenen möglichen Bedeutungen entscheiden – aber welche ist die richtige?« Außerdem kann das Schweigen für den Analysanden von Fall zu Fall und je nach Zeitpunkt in einer Analyse oder einer Sitzung etwas anderes bedeuten: Verschmelzung, aufmerksames Interesse, Wohlwollen, geheimes Einvernehmen, Respektierung des Gesagten, Zustimmung (»wer schweigt, stimmt zu«), Gleichgültigkeit, Schlaf, Zurückweisung oder gar den Wunsch des Analytikers, den Patienten loszuwerden. Angesichts des Erlebens des Analysanden ist jeweils zu beurteilen, ob es nützlicher ist, den Projektionsfaden oder -film weiterlaufen zu lassen oder aber aufzuzeigen, *warum* sich beim Analysanden eher dieser statt jener Affekt oder eher diese statt jene Vorstellung manifestiert: »Wer spricht zu wem, wer sagt was, wann und wo?«

Es wurde hervorgehoben, der Analytiker solle mit seinen Worten ökonomisch umgehen. Was ist damit gemeint? Sparsam sein sicherlich (aber was wird dabei gespart oder erspart?), aber auch und vor allem tauschen, umwandeln; darauf verweisen die Begriffe, die sich auf Arbeit und Produktion nach dem *oikos nomia*, dem Gesetz des Haushaltens, beziehen. Zwar wird das Orakulieren nicht unbedingt zum Gesetz erhoben, es geht beim Sparsamsein wohl eher um die Begrenzung des Risikos, sich ganz offensichtlich zu täuschen. Bion sagte mir, ein Patient, der seinen Analytiker nicht irreführen könne (*to make a fool of his analyst*), müsse sehr krank sein. Sparsamkeit wird auch in dem Sinne empfohlen, so wenig Mittel wie möglich einzu-

[3] Anm. d. Üb.: Wortspiel im Französischen: *prendre le pied* (hängenbleiben) *dans le tapis* versus *prendre son pied* (sich vergnügen)

setzen – was eine elegante Lösung ja ohnehin immer tut. Theodor Reik hat auf die positive Rolle der Überraschung hingewiesen, die die verändernde Deutung kennzeichnet. Dem sparsamen Deuten setze ich die Vorstellung eines *Deutungsprozesses* entgegen, der sich über den Verlauf einer Sitzung hinweg erstreckt; zur Überraschung kommt es dabei dann, wenn auf drei scheinbar unbedeutende und bestens annehmbare Interventionen plötzlich eine überraschende Deutung folgt, die ein Schweigen auszulösen vermag, das als Zeichen wortloser innerer Verarbeitung stets zu respektieren ist. Ein Paradox, dessen Wahrheitsgehalt sicher von vielen bestritten werden wird, liegt in der Aussage, daß *der analytische Rahmen eine Art des Sprechens induziert, das durch die Deutung in ein Schweigen überführt wird, das das Gewicht der Deutung unterstreicht; darauf folgt dann eine Wiederaufnahme der Assoziationen*. Das Verarbeitungsschweigen ist gemeinsam geteiltes Schweigen, das der Analytiker auf keinen Fall brechen darf; nach Winnicott ist das wahre Selbst schweigsam und kommuniziert niemals mit dem Analytiker. In gleicher Weise schützt das Schweigen des Analytikers immer dessen schweigendes Selbst, denn selbst wenn er redselig ist, wird er nie über sich persönlich sprechen, und selbst da, wo der Analytiker nicht umhin kann, einen Schleier zu lüften, bleibt immer noch die Möglichkeit, daß diese Entschleierung wieder Objekt einer Projektion werden kann.

Die Funktion des Schweigens ist komplex. Sie ist auch im Sprechen des Patienten präsent, ist Schatten seiner Rede, seine Negativität. Während des freien Assoziierens wird diese Funktion an den Analytiker delegiert, sofern diese Delegation en bloc erfolgt. Diese Funktion findet sich in fragmentierter Form aber auch in Sprechpausen, in Diskontinuitäten, an Übergängen und in Leerstellen, die die Assoziiertheit überdecken. Ergreift der Analytiker das Wort, kennt er nur die Umrisse dessen, was er zu sagen hat: Die Deutung taucht in der Arbeit an den Leerstellen im Diskurs des Patienten in einer Unterbrechung des Assoziationsverlaufs auf. Sie bildet sich im Bindungsvorgang des Aussprechens der Deutung unvorbereitet aus, wobei dieser Vorgang dasjenige wieder miteinbezieht und wieder in Verbindung zueinander bringt, was die Leerstellen ausgewischt und dissoziiert haben. Ein Analytiker, der seine Deutungen innerlich klar vorformulierte, bevor er sie ausspricht, unterläge einer Tendenz zur Zwanghaftigkeit, die die Botschaft des Unbewußten (seines eigenen) *einschließlich der Risiken eines Versprechers* uneinholbar ignorierte. Ich habe darauf hingewiesen, daß manche meiner Deutungen bar jeglicher Grammatik waren – und das war auch besser so, denn ich lieferte meinem Patienten dadurch Material über meine Gegenübertragung und stand mit ihm in einem lebendigen Diskurs, der trotz des Durchgangs durch vorbewußte Bearbeitung nicht von seinen unbewußten Wurzeln abgeschnitten war. Jede Deutung ruht auf Vorbewußtem, denn sie ist Ergebnis sowohl von gedanklicher Strukturierung wie von Versprachlichung – so wie das Unbewußte eine Verkettung von Vorstellungen und Affekten ist.

Die strukturierende Funktion des Schweigens des Analytikers steht außer Zweifel. Das Schweigen liefert den Hintergrund, vor dem sich die Projektionsfiguren des Patienten (mehr oder weniger aufgeregt) bewegen, abzeichnen, mitteilen oder erst zusammensetzen. Das Schweigen wäre damit eine apriorische Bedingung der Deutung: eine Voraussetzung, die Deutung erst möglich macht. Zu allen Zeiten mußten die Analytiker allerdings zugestehen, daß es Patienten gab, »die das Schweigen nicht ertragen«. Die Folgerungen, die daraus abgeleitet wurden, sind aber äußerst diskutabel. Als sich die sogenannte klassische Technik in solchen Fällen als ungeeignet erwies, verbannte man die betreffenden Patienten nach draußen in die Finsternis der Psychotherapie. Die englische Schule ergriff in ganz anderer Weise Partei und erfand ihre eigene analytische Technik. Melanie Klein spielte dabei eine wichtige Rolle, aber erst Winnicott legte den Finger auf jene Kollusion zwischen Analytiker und Patient, in der beide das Gefühl haben, die Analyse gehe mehr schlecht als recht voran, bis sie eines Tages dann doch zu dem Schluß kommen, daß die Analyse am Analysanden abgelaufen ist wie Wasser an den

Federn einer Ente. Winnicott meinte: »Nicht jeder kann sich eine psychotische Krise erlauben«. Diese Bemerkung über die Kollusion, die auch ich lange Zeit insgeheim mitgemacht habe, hat mich nachhaltig beeindruckt. Wie ein Kind hat selbst der schwer gestörte Analysand eine sehr große Anpassungsfähigkeit. Wie ein Kind kann er jahrelang seine Neurose oder Psychose mit sich herumtragen und dabei den Anschein erwecken, er respektiere die Spielregeln des Lebens und nehme sogar an ihm teil – bis es eines Tages dann doch plötzlich zur Dekompensation kommt. Wie das Kind bei seinen Eltern spielt er damit, die Abwehrformationen seines Analytikers zu nutzen, und es gelingt ihm, sie unfreiwillig zu seinen Helfershelfern bei der Nicht-Entwicklung einer Übertragungsneurose zu machen: vielleicht freilich genau deshalb, weil es eben gar keine Neurose zu übertragen gibt, sondern entweder eine Psychose, Präpsychose, Depression oder einen »Übertragungs«-Grenzzustand.

Sind diese Strukturen übertragungsfähig und analysierbar? Viele Analytiker verneinen es.[4] Sicher scheint mir jedenfalls, daß sie die Gegenübertragung des Analytikers auf eine harte Probe stellen, und gerade hinsichtlich des Schweigens. Schweigen des Analytikers kann letztlich auch dazu führen, derartige, innerhalb der Kur auftretende Zustände beiseite zu wischen, die Analyse dann mit einem *non liquet* zu beenden und das pathogene Potential des Analysanden somit unangetastet zu lassen. Dieses Potential führt später zu neuerlichen Dekompensationen, so daß es zu jenen Fällen kommt, die »x« Stück Analyse beim gleichen oder bei verschiedenen Analytikern machen.

Die Herstellung des kohärenten Dreiecks von Kindheits-, Erwachsenen- und Übertragungsneurose stellt den Geist zufrieden, der den Ablauf der Operationen von außen beobachtet: unstrukturiertes oder entstrukturierendes psychotisches Chaos, Objektleere, narzißtische Reduplikationen, Charakterpanzer und die affektive Getriebenheit,

[4] Siehe dazu den Diskussionsbeitrag von Anna Freud zu meinem Bericht für den Londoner IPV-Kongreß 1975 (Kapitel IV dieses Buches).

wie sie für die Grenzfälle charakteristisch sind, sind nicht imstande, sich vor dem Hintergrund des Schweigens des Psychoanalytikers zu offenbaren. Die Bindungen (im Sinne Bions) verstehen sich nicht von selbst, und das Verhältnis zwischen freier und gebundener Energie mit der Sprache als Ort der Transformation von der einen (der freien) zur anderen (der gebundenen) gibt eher zu Vulkan- oder Wüsten-Metaphern Anlaß, wobei der Druck, der in dem, was es zu benennen gilt, am Werk ist, bestens geeignet ist, Phänomene semantischer Kernspaltung hervorzubringen. Diese apokalyptischen Bilder mögen uns eine Vorstellung von dem vermitteln, wovor sich der Analytiker schützen muß, wenn ihm an einer ruhigen Existenz gelegen ist. Schließlich kommt der Patient ja zu seinen Sitzungen, bezahlt regelmäßig und suizidiert sich nur relativ selten; in der Langzeitpsychiatrie endet er auch nur in Ausnahmefällen. Dies also ist es, was ich die *geheime Verrücktheit* nenne, die nur der analytische Rahmen an den Tag bringt, und zwar in den Momenten, in denen er Gefahr läuft, Risse und Sprünge zu bekommen – zu bersten wie das Ich in Freuds Text *Neurose und Psychose* (1924).

In den Fällen, in denen der Patient die Analyse nicht durch Flucht oder *analyse*schädigendes Agieren abbricht, geht die Anpassungsfähigkeit so weit, daß der Patient sich im Schweigen des Analytikers in einer Art Erwiderungs- oder Vergeltungsschweigen *einrichtet*, das unter einem Spiel verborgen wird, das Lacan leeres Sprechen nennt. Die Analyse bleibt dann *toter Buchstabe*, und das Paar langweilt sich. Es gibt für die Analyse ja nichts Tödlicheres als die schweigende Langeweile des Analytikers. Plötzlich werden dann auch Werturteile gefällt: »Der Patient verdient keine Analyse.« – »Er/sie begreift überhaupt nichts.« Und der Analytiker – was versteht er?

Das Schweigen des Analytikers ist in diesen Fällen nicht mehr Ermöglichungsbedingung zum Aufblühen der Übertragungsneurose, sondern trifft nur noch schweigend die Feststellung, eine solche sei nicht zustandegekommen. Ich wollte nicht in diese für mich wie meine Patienten gleichermaßen tödliche Situation einwilligen und habe mich deshalb entschlossen, die goldene Regel in Frage zu stellen, derzufolge der Analytiker zu schweigen hat.

Von der Traumdeutung zur Traum-Sitzung

Es überrascht, in *Konstruktionen in der Analyse* aus Freuds Feder eine Formulierung zu lesen, die im Vergleich zu *Die endliche und die unendliche Analyse* von später Einsicht zeugt, und zwar in der Formulierung, »daß die analytische Arbeit aus zwei ganz verschiedenen Stücken besteht, daß sie sich auf zwei gesonderten Schauplätzen vollzieht, an zwei Personen vor sich geht, von denen jedem eine andere Aufgabe zugewiesen ist. Man fragt sich einen Augenblick lang, warum man auf diese grundlegende Tatsache nicht längst aufmerksam gemacht wurde, aber man sagt sich sofort, daß einem hier nichts vorenthalten wurde, daß es sich um ein allgemein bekanntes, sozusagen selbstverständliches Faktum handelt, das nur hier in einer besonderen Absicht herausgehoben und für sich gewürdigt wird« (GW XVI, S. 44-45).

Ein derartig vorsichtiger Stil entspricht Freud sonst gar nicht. Er legt eher den Gedanken nahe, daß er sich hier ziemlich spät eines Sachverhalts bewußt wird – besser spät natürlich als gar nicht. Um zu verstehen, warum er so lange brauchte, bevor er zu dieser eigentlich auf der Hand liegenden Feststellung kommen konnte, muß etwas zurückgegriffen werden.

Eine Grundfrage der Psychoanalyse ist die nach der Beziehung zwischen theoretischen Modellen und klinischer Praxis. In Freuds Werk ist dieser Bezug nicht immer sehr klar. Vier Perioden lassen sich hierzu unterscheiden.

In der ersten Periode sehen wir tastende Versuche. Sie reicht von den *Studien über Hysterie* bis zur *Traumdeutung*. Die klinischen Arbeiten drängen Freud dahin, sein erstes rein theoretisches Modell zu entwickeln: den *Entwurf einer Psychologie*, der dann scheiterte.

Die *Traumdeutung* steht am Beginn der zweiten Periode, der Herausbildung eines theoretischen und klinischen Modells. Innerhalb von fünf Jahren werden vier Achsen festgelegt: der Traum (*Die Traumdeutung*), die Übertragung der Übertragungs-Psychoneurosen (*Dora*), die infantile Sexualität (*Drei Abhandlungen zur Sexualtheorie*) und die Sprache (*Der Witz und seine Beziehung zum Unbewußten*).

Zwischen dem *Entwurf* und der *Traumdeutung* liegt ein wichtiger Einschnitt, denn Freud liefert mit dem letzteren implizit *nicht nur ein Modell des psychischen Apparats, sondern auch des Rahmens der Analyse*. Fast schon allgemeiner Brauch ist die Feststellung, die psychoanalytische Situation, die Freud ebenso entdeckt hat wie das Unbewußte, sei bei ihm Thema allenfalls pragmatischer Rechtfertigungen gewesen, obwohl sie doch einen absolut originellen und vollkommen neuen Bezug zwischen zwei Menschen herstellt. Ich schlage dazu nun folgende Hypothese vor: Das Modell des *Entwurfs* wurde aufgegeben, weil es nach allen Seiten hin offen war. Es umfaßt das periphere und zentrale Nervensystem, dessen Gesamtheit das System des Beziehungslebens mit seinen zwei Ebenen (primäre und sekundäre) kennzeichnet; hierzu fügt Freud – und darin liegt von nun an seine Originalität – das Triebsystem hinzu, das ich als eine den neurologischen Referenzen seiner Zeit folgende metaphorische Darstellung des vegetativen oder autonomen Nervensystems als eines Systems betrachte, das Bedeutungen aus dem triebhaften Körper bis in das System der Sprache hinein überträgt; letzteres untersuchte Freud am Beispiel der Aphasie (1891). Jedes dieser Systeme basiert auf dem Reflexbogen mit einem rezeptiven und einem ausführenden Pol, auf den sich Freud selbst in der *Traumdeutung* noch bezieht: Für das periphere System waren dies Sensibilität und Motorik, für das zentrale System Wahrnehmung und Aktion, für das Bahnungssystem des Trieblebens dann Trieb und Affekt und schließlich Senden und Empfangen für den Bereich der Sprache. Die Wissenschaft der damaligen Zeit sieht in der Bewußtheit die höchste Stufe der Integration, denn sie zieht nur die zwei Systeme des

Beziehungslebens in die Betrachtung ein und konzentriert sich bei der psychischen Aktivität auf die Bezüge zwischen Organismus und Umgebungsmilieu. Freud erfaßt bald, daß diese Sichtweise zu global ist, um den Gesichtspunkt erfassen zu können, der ihm wesentlich ist und nach dem er sucht: Was beherrscht und steuert die innerpsychische Aktivität?

Die Dezentrierung der Psyche hin zu einem System von Trieb, Vorstellung und spezifischer Aktion verlangt von Freud, das Modell des E*ntwurfs* zu verkleinern, das System des Bezugs zur Außenwelt zu opfern, Bewußtsein und Sprache ganz herauszunehmen und zuzubilligen, daß man von der inneren Welt nur eine retrospektive, indirekte Sicht hat(wenn nämlich die vorgenannten Parameter neutralisiert oder gar gänzlich fallengelassen worden sind). Freud schaltet die Wahrnehmungsseite aus (das Subjekt schließt die Augen und »halluziniert« im Schlaf), ebenso den Bewegungs-Anteil (im Schlaf ist das Subjekt bewegungslos), und läßt durch Traumarbeit entstellte psychische Ereignisse ablaufen. Auf die Details, die ja allgemein bekannt sind, gehe ich hier nicht näher ein. Mit diesem Vorgehen schließt sich Freud in die *black box* des Schlafes ein, im Gegensatz zu den Behavioristen und in Übereinstimmung mit den Platonikern (Höhlengleichnis) glaubt er darin aber »das wahre Leben« des Psychischen zu erkennen. Gefangen in den Grenzen des Traumes, als dessen Held und Zeuge, *lebt* er den Traum, ohne ihn zu verstehen, erinnert sich nach dem Aufwachen an ihn, assoziiert, stellt die Verbindungen zwischen Tagesresten, latenten Gedanken, Wunsch des Traumes in eine auf Vermutungen gegründete Deutungsperspektive. All dies geschieht nachträglich, wenn der Traum vorbei ist, in dem indirekten Bemühen, vielleicht wieder zu jenem Ort zu gelangen, »an dem das war« (an dem *es* war), so wie der Analysand die verlorene Vergangenheit wiederzufinden sucht.

Der hierbei wesentliche Sachverhalt ist die implizite Homologie des Traums mit der Modellvorstellung des Rahmens. Innerhalb der Sitzung wird die Wahrnehmungsseite zwar nicht ausgeschaltet, aber der Analytiker bietet dem Analysanden nur eine gleichbleibende Wahrnehmung (nämlich das, was dieser von der Couch aus sieht), die durch die monotone Wiederholung schnell gegen Null geht, und plaziert sich selbst außerhalb des Sichtfeldes des Analysanden. Auch der Motorik-Pol wird nicht geschlossen, aber durch die liegende Position ist die Motorik eingeschränkt. Zwischen diesen beiden Polen entfaltet sich das assoziierende Sprechen, bei dem das Bewußtsein beibehalten wird; die moralische und intellektuelle Zensur soll sich dabei aber in gleichem Maße aufheben wie im Traum, in dem sie ja herabgesetzt ist. Die Übereinstimmung zwischen den Modellvorstellungen des Traums und dem der analytischen Situation schafft ein Bindeglied zwischen Theorie und Praxis. Aufmerksame Lektüre der *Traumdeutung* zeigt bereits die Umrisse der anderen Bestandteile des vollständigen Modells: von Übertragung, infantiler Sexualität und Sprache, die Freud in den bereits zitierten Arbeiten später ausarbeiten wird.

Die dritte Periode beginnt mit *Jenseits des Lustprinzips*. Die Umarbeitungen der letzten Fassung der Triebtheorie sind hier nur das Vorspiel zur zweiten Topik, die ganz dem Dualismus von Lebenstrieb und Todestrieb verpflichtet ist, was zu präzisieren oft vergessen wird. Besonders beeindruckt mich aber die parallele Neubewertung von Übertragung und Traum. Für die Übertragung geschieht dies explizit (mit dem Konzept des Wiederholungszwangs), für den Traum implizit am Beispiel der Alpträume bei der traumatischen Neurose. Schließlich kündet Freud Winnicott an, indem er die Wichtigkeit des Spiels thematisiert, und Lacan mit der Sprachtheorie, die Freud anhand des phonetischen Gegensatzes »ooh – da« illustriert (beim kindlichen Spiel mit der Garnrolle). Zeichnet sich nicht auch Melanie Klein bereits am Horizont ab, wenn man das Spiel als einen Vorgang von Zerstörung und Wiedergutmachung auffaßt, als Trauerprozeß also? Besonderes Gewicht möchte ich aber auf die Einführung des Schweigens in die Theorie legen: Die Todestriebe agieren im Stillen, der ganze Lärm des Lebens geht auf Eros zurück.

Der innere Zusammenhang zwischen den Kapiteln II und III von *Das Ich und das Es* offenbart einen entscheidenden Moment der Theoriebildung. Während sich Freud im Kapitel II unter dem Gesichtspunkt des Zusammenhangs von Sach- und Wort*vorstellungen* mit den Beziehungen zwischen Bewußtem, Vorbewußtem und Unbewußtem auseinandersetzt und sich dabei auf in der Analyse beobachtbare Prozesse stützt, schließt dieses Kapitel mit Betrachtungen über das Ich als Oberfläche, Projektion einer Oberfläche und als Körperich. Zu Beginn des nachfolgenden Kapitels bricht er diese Reflexionslinie und betritt ein neues Theoriefeld, auf dem die Bezugnahme auf das *Objekt* eingeführt wird. Ausgehend von einer in höchstem Grade *affektiven* Struktur, der Melancholie, beschreibt er die Bezüge zwischen Inkorporation und Identifizierung, und es ist sicher kein Zufall, daß er sich gerade dieser Affektion zuwendet: dem Todestrieb in Reinkultur. Man kann also annehmen, daß die beschriebenen Prozesse vor einem Hintergrund von Schweigen abgelaufen sind.

Die letzte Periode ist meinem Verständnis nach die der Protokollierung des Scheiterns – oder zumindest doch der Aufforderung zu größerer Demut. Ich spiele damit auf seine letzten Werke an, die gewissermaßen sein Vermächtnis an die Psychoanalyse und die Geschichte des abendländischen Denkens sind: *Die endliche und die unendliche Analyse*, *Der Mann Moses und die monotheistische Religion*, *Abriß der Psychoanalyse*. Auf der Ebene der Theorie kommt es hier zwar noch zu entscheidenden Ergebnissen, die Bilanz auf der Ebene der Praxis mahnt dagegen eher zu Bescheidenheit. Das Modell entwickelt sich weiter in Richtung Triebkonstitution und frühe Traumata samt deren Abwehrformationen, den quasi irreversiblen Verformungen des Ichs. Die Aufmerksamkeit verschiebt sich von der Verdrängung zur Spaltung. Psychose droht nun häufiger, als man denkt. Gleichzeitig sieht man eine Tendenz, das Feld der Psychoanalyse auf den Bereich der gesicherteren Grundlagen zu verkleinern. Und trotz alledem lehnt Freud jegliche Kompromittierung der Technik ab, wie an seinen Kontroversen mit Ferenczi und Rank abzulesen ist.

Der weitere Verlauf ist bekannt: zunächst Anna Freud, unterstützt von Hartmann, dann Melanie Klein (aus der Linie von Ferenczi und Abraham), Bions Neo-Kleinianismus (der den Versuch unternimmt, Freud und Melanie Klein unter Umgehung von Anna Freud zusammenzubringen), Winnicotts vermittelnde Position und der logisch-linguistische Neo-Freudianismus Lacans.

Wenn die Hypothese, daß die Konzepte von Traum und Rahmen eng miteinander verbunden sind, – wie ich meine – zutreffend ist, dann glaube ich in der Tat, daß sein Bemühen um Kohärenz Freud dazu hätte bringen müssen, zu verstehen, zu der heuristisch fruchtbarsten Folgerung einer Gegenüberstellung von *psychischem Tag- und Nachtleben* zu kommen; Denise Braunschweig und Michel Fain haben dies unter einer anderen Perspektive als der meinen in ihrem Buch *La nuit, le jour*[5] vertreten. Ihr Versuch, der das seelisch-geistige Funktionsniveau in den Mittelpunkt stellt, zeigt zweifellos den Weg an, den man weiterverfolgen sollte.

Meiner Auffassung nach ist der Traum nicht die einzige »psychische Aktivität des Schläfers«, wie man mit Freud denken könnte, der sich in diesem Punkt als Schüler des Aristoteles erweist. Die psychische Nacht ist weitläufiger und vielfältiger, enthält sie doch neben dem Traum den Alptraum, die sogenannten Träume des Stadiums IV,[6] das geistige Wiederkäuen der Schlaflosigkeit, das Schlafwandeln und schließlich noch den weißen Traum nach B. Lewin, den ich als eine Form der negativen Halluzination auffasse.

Diese Sichtweise führt zu einer neuen Modellvorstellung von den Beziehungen zwischen Wach- und Schlafzustand – man erinnere sich an Heraklit – und parallel dazu zu einer neuen Vorstellung von den Beziehungen zwischen Neurose und Psychose (den letzteren Terminus jetzt einmal sehr weit gefaßt). Die Sexualität ist dann auch nicht mehr der wesentliche Bezugspunkt des Kindes. Sie muß einer

[5] Presses Universitaires de France, Paris 1975

[6] Siehe dazu S. Furst: »The stimulus barrier and the pathogenicity of the trauma«. *Int. J. Psycho-Anal.*, 1978 (59): S. 345-352

Neubewertung unterzogen werden: als Teil des Paares, das sie gemeinsam mit den Destruktionstrieben bildet, und natürlich auch in ihrem Bezug zum Objekt und zum Ich.

Auf jeden Fall scheint mir aber von kapitaler Bedeutung zu sein, eine Paar-Logik an die Stelle der Einer-Logik zu setzen, wenn man die Theorie der Klinik mit dem Ziel enger Verzahnung von Praxis und Theorie weiterentwickeln will. Das analytische Paar innerhalb des analytischen Rahmens ist die homologe Entsprechung des Paares aus Kind-Infans und sprechender Elternfigur. Man kann dieses Paar auf die Mutter-Kind-Dyade zurückführen, sofern man den Vater als abwesend-anwesend mit einbezieht. Die ödipale Situation bleibt, woran Lacan wieder erinnert hat, die strukturierte und strukturierende Voraussetzung der Theorie wie der Praxis.[7] Von der Theorie her betrachtet, ist der Begriff des »Präödipalen« unhaltbar.

Unter dem Siegel

In der psychoanalytischen Situation lassen sich verschiedene Formen des Austauschs zwischen Patient und Analytiker innerhalb des Rahmens voneinander unterscheiden:

1. Das vom Patienten Gesagte
2. Das vom Patienten Verschwiegene, nicht Gesagte, aber Gewußte
3. Das vom Patienten Verschwiegene, nicht Gesagte und nicht Gewußte
4. Unhörbares und Un-Erhörtes auf Seiten des Patienten
5. Das vom Analytiker Gesagte
6. Das vom Analytiker Verschwiegene, nicht Gesagte, aber Gewußte
7. Das vom Analytiker Verschwiegene, nicht Gesagte und nicht Gewußte
8. Unhörbares und Un-Erhörtes auf Seiten des Analytikers

[7] Leider ist er dieser Position später nicht treu geblieben.

Diese Art, die Dinge zu beschreiben, hat bestimmte heuristische Vorteile:

1. Schweigen und Sprechen hängen bei beiden Partnern eng miteinander zusammen, stehen in innerem Zusammenhang.
2. Sprechen transportiert, ohne darum zu wissen, unbewußten Sinn. Schweigen ist dagegen vieldeutig, denn es überdeckt das Versteckte (das Zögern), das Nicht-Gewußte von Patient und Analytiker und das Unhörbare und Unerhörte von beiden.

Schweigen ist nicht nur Strategie. Es kann in Wirklichkeit voll unausgesprochener Worte sein, die bewußten und unbewußten Sinn befördern. Es kann mit anderem als Worten gefüllt sein, und es kann auch Unhörbares und Un-Erhörtes sein. Es handelt sich dann nicht mehr um fehlendes Verständnis, sondern um ein schwarzes (oder weißes) auditives Loch. Das kann zu Un-Sinn oder zu einem nicht verbalisierbaren Sinn führen, der aber wirksam wird: in einer Form, in der der Sinn das Aussehen von Un-Sinn annimmt, d. h. nicht von Inkohärenz, sondern eines Sinnes, den die Gesetze des Sinns trotz Einsatz aller Sinneskräfte nur wenig *verstehen*.

Zu unserem Versuch, Schweigen und Sprechen (und nicht-sprachliche Bedeutungsträger) miteinander zu verbinden, ist noch hinzuzufügen, daß Qualität und Funktion des Schweigens in Abhängigkeit davon variieren, was Analysand und Analytiker sagen und wie sie dies tun: Ob der Analytiker das Schweigen durch das Sprechen des Patienten hindurch oder in sich selbst als fruchtbares, strukturierendes und generatives Schweigen empfindet (letzteres in dem Wortsinn, in dem man von generativer Grammatik spricht) oder aber im Gegenteil als schweres Schweigen, das von der Triebseite her überbesetzt, stark projektiv oder von Verschmelzungsphantasien begleitet ist, oder gar als regungsloses, ausuferndes, tödliches Schweigen, hängt sehr eng mit den geistig-seelischen Abläufen und Themen zusammen, die er – der Analytiker – gerade zu verarbeiten hat. In gleichem Sinne kann der Analysand das Schweigen des Analytikers je nach Deutungshaltung in korrespondierender Weise empfinden.

In Borderline-Situationen[8] löst der Diskurs des Patienten im Analytiker starke Affekte aus, zu denen die Vorstellungen zunächst fehlen; eine Repräsentanz oder ein Vorstellungskomplex taucht im Geist des Analytikers erst als Frucht von Arbeit auf: als Ergebnis einer Arbeits-«Anforderung«, die dem Seelischen aus seiner Verbindung mit dem Körperlichen heraus auferlegt wird. Ich denke, man könnte diese Arbeit mit jener vergleichen, die zu den infantilen Sexualtheorien führt. Ist Sexualität ohne »Theorie« überhaupt möglich? Eine interessante Frage für eine längere Diskussion! Es ist jedenfalls das Schweigen, das die apriorische Voraussetzung zur Herstellung von *Verbindungen* zwischen den verschiedenen Typen von Bedeutungsträgern (Signifikanten) oder zwischen Signifikanten des gleichen Niveaus ist. Das bedeutet, daß das Schweigen der Raum ist, der die Arbeit des Analytikers möglich macht, daß es aber nichts nützen würde, Schweigen gewissermaßen forciert zu verschreiben, so wie der durch das Schweigen entstehende Spielraum auch nicht verschwinden würde, wenn die Anzahl der vom Analytiker gesprochenen Worte irgendeine festgelegte Dosis überschritte.

»Er versucht, mich zum Sprechen zu bringen«, urteilt ein Supervisand, und will damit wiedergeben, was er gelernt hat; darüber kann man natürlich nur schmunzeln. Und wenn man mir sagt: »Ich habe zuviel (oder zu wenig) gesprochen«, frage ich mich eher »Hat er die Sache getroffen oder daran vorbeigeredet?«, was ja die einzig relevante Frage ist, oder aber ich überlege: »Hätte man es nicht vielleicht besser anders gesagt?« Es gibt eine Logik der Deutung, die sich mehr an der Art und Weise ihrer Formulierung als am ökonomischen Gesichtspunkt ihrer Rarheit orientiert. Schweigen kann teuer zu stehen kommen – nicht unbedingt den Analytiker, der sein Honorar ja auf jeden Fall bekommt, sondern der Analyse, wenn sie unter dem ungeschriebenen, aber imperativen Vertrag abläuft: »Vor allem sagen Sie nichts; ich verspreche Ihnen, daß ich nichts sagen

[8] Siehe dazu meinen Bericht für den Londoner IPV-Kongreß (Kapitel IV dieses Buches).

werde, und wir werden es niemandem erzählen«. So verschwindet Wesentliches unter dem Siegel des Unanalysierbaren.

Das Schweigen des Analytikers ist keine Meditation, sondern eine Form des Zuhörens, aber auch das trifft es noch nicht ganz. Mit der frei flottierenden Aufmerksamkeit ist nur ein kleiner Teil der Haltung des Psychoanalytikers benannt. Man kann sagen, daß das Schweigen das Wach-Äquivalent zum Schlaf des Analytikers ist: Er hört sich zuhören, während sich auf der vom sprechenden Analysanden entfalteten Szene (die an das Traumszenario erinnert) die Assoziationen des Zuhörers herausbilden – wie ja auch die Traumarbeit auf die Zusammenfassung von Darstellungsfragmenten hinwirkt: als ein Zeitraum, der der Herausbildung und letztendlichen Formulierung einer Deutung vorausgeht und als Gegenpol zur sekundären Verarbeitung des manifesten Inhalts einer Traumproduktion. Das sollte uns anregen, dem inneren Diskurs des Analytikers genauer nachzugehen.

Voraussetzung zur Herausbildung des inneren Diskurses des Analytikers ist der Diskurs des Analysanden. Das bedeutet, daß die diskursiven Bemühungen des Analysanden das Schweigen des Analytikers steuern, denn letzteres ist ja eine Reaktion auf den Diskurs des Patienten, außer natürlich dann, wenn dieser Diskurs von dem, an den er sich richtet, nicht gehört wird. Das Schweigen, das der Rahmen für den inneren Diskurs des Analytikers ist, kann steril oder fruchtbar sein, neuen Sinn stiften oder sich in Wiederholung erschöpfen, Entdeckungen oder bloße Paraphrasierung vermitteln – letzteres eben dann, wenn es dem Analytiker nicht gelingt, semantische Brücken herzustellen, über die man sich vom manifesten Inhalt lösen und dem latenten Inhalt annähern kann. Hierzu drängt sich die Frage auf, ob man besser im Singular oder im Plural formulieren sollte, denn eine Polysemie, eine Vielzahl möglicher Sinne, bietet sich in jedem Augenblick an, und aus diesen vielfältigen Bedeutungen wählt der Analytiker seinen theoretischen Optionen gemäß aus: je nachdem, ob er von der Regel ausgeht, sich jeweils auf die offen zutageliegende Schicht zu beziehen, oder aber, ob er von vornherein die »Tiefen« der Fundamentalsprache des Patienten verstehen und deuten will. Er kann dabei auf die Assoziations-Zerstückelung des/der Hysterischen treffen, die permanenten Diskursbrüche und die Affektisolierung des Zwanghaften, die Monotonie des Depressiven, die betonharten Rationalisierungen des Paranoiden und die Inkohärenz des Schizophrenen – und für jeden dieser Fälle ist die jeweils angemessene Deutungsstrategie zu wählen. In den Fällen, in denen die Kommunikation Angriffe auf die Verbindungen (Bion) enthält, ist es von Vorteil, ein Diskursmuster aufzubauen, bei dem *Analysand und Analytiker gemeinsam den Gesprächsfaden spinnen und dabei den Stoff eines vernetzten Diskurses wirken*. Die Gefahr dieser Deutungshaltung liegt in der Einführung von Begriffen, die den Inhalten des Patienten fremd sind. Hier ist die psychoanalytische Vorstellungskraft des Analytikers gefragt; mehr als um die Übersetzung von Inhalten muß er sich bemühen, die *Reste* aus Wort- und Redefetzen des Patienten zu nutzen, die im Sitzungsverlauf nebenbei abfallen, als wären sie für taube Ohren bestimmt, und eben diese Elemente in einem neuen Spielraum (Winnicott) von oft paradoxer Form zusammenzubringen. Das heißt also, daß hinter dem Schweigen des Analytikers viel Arbeit steckt, die seinen psychischen Apparat voll in Anspruch nimmt.

Eine gewisse, Lacan nachahmende Form analytischer Praxis habe ich kritisiert, weil sie auf einer unzureichenden Sprachtheorie beruht, zu der ich eine Alternative vorgeschlagen habe, die mir für die Psychoanalyse besser geeignet erscheint.[9] Gleichwohl betone ich aber, daß den *Worten* des Patienten auf jeden Fall genaueste Aufmerksamkeit zuteil werden muß, denn sie sind Hinweise auf die Grenzen des sprachlich Zugänglichen und stellen gegenüber dem Phantasiebereich eine andere Form von Komplexität dar.

[9] Ich spiele hier auf meine im Heft 381 der Zeitschrift *Critique* (1979) publizierte Arbeit an, deren Thesen ich später unter dem Titel *Le langage dans la psychanalyse* weiterentwickelt habe, veröffentlicht im Kongreßband *Langages*, Edition des Belles-Lettres 1984.

Bei einem solchen Vorgehen versucht man, alles aufzugreifen, was vom unbewußten Diskurs verbalisierbar ist, nicht mehr und nicht weniger. Dies erfordert eine Deutungstätigkeit, die die Erschließung der Sprache sehr weit vorantreibt. Dies ist aber nur zulässig, wenn man auch über eine Modellvorstellung zur Sprache *des Psychoanalytikers* verfügt. Die Umformungen des antisprachlichen Kodes des Unbewußten in den Sprachkode des Vorbewußten erfordern eine Arbeit im Stillen, bei der die selbstreferentielle Funktion der Sprache ihre Wirkung entfaltet. Diese Haltung darf in der Praxis aber nicht systematisch sein, sie variiert vielmehr entsprechend der Möglichkeiten des Patienten – und natürlich auch denen des Analytikers. Meiner Auffasung nach ist sie nur eine Deutungsregel. Ihre Anwendung ist leicht und schwer zugleich: Man muß festlegen, was der Patient voraussichtlich vom Analytiker *hören* können wird. Hören heißt hier nicht verstehen oder stillschweigendes Einverständnis, denn es ist – wie Freud sagte – nur von geringer Bedeutung, ob der Analysand der Deutung des Analytikers zustimmt oder nicht. Es ist dagegen aber äußerst aufschlußreich, die Gegen-Deutung zu beachten, d. h. die unmittelbare Antwort des Analysanden auf die Deutung des Analytikers.

Die positive Wirkung der Deutung kommt in den folgenden vier Sätzen zum Ausdruck:
– Ich habe daran gedacht (es aber verschwiegen).
– Ich war gerade dabei, daran zu denken.
– Daran hatte ich noch nie gedacht (ich habe es immer gewußt).
– Das läßt mich an ... denken.

Die beiden ersten Reaktionen bezeichnen eine Begegnung von Analytiker und Analysand. Sie bedeuten nur eines, und zwar daß Analytiker und Analysand auf der gleichen Wellenlänge sind, ohne daß Aufhebung *der* Verdrängung stattgefunden hätte. In gleichem Sinne bezeichnet der vierte Satz, daß es im Lauf des Assoziationsprozesses auf einen verdrängten semantischen Kern hin zur Aufhebung *einer* Verdrängung gekommen ist. Nur das »Daran hatte ich noch nie gedacht« bezeichnet die Aufhebung *der* Verdrängung bezüglich der Vergangenheit (das »noch nie« ist ein Kennzeichen der Zeitlosigkeit des Unbewußten). Dieser Satz enthält mehrere Aussagen, eine davon ist folgende: Etwas war von Schweigen überdeckt, die Deutung hat es aufgedeckt – im doppelten Wortsinn: bloßgelegt und gefunden. Hinzuzufügen ist, daß im Falle einer richtigen Deutung auch der Analytiker »daran noch nie gedacht« hatte, obwohl ihm das Material zuvor bereits mehrfach präsentiert worden war. Einer meiner Patienten lieferte mir die Gegen-Deutung: »Verdammt! Und das sagen Sie mir erst jetzt!« Wie wenn ein Mädchen seit mehreren Monaten mit einem Typ ins Bett geht, es dann ihrer Mutter sagt und diese ihr antwortet: »Und das sagst Du mir erst jetzt?« – Letztlich hatte der Analysand also alles schon gewußt.

Zur Vieldeutigkeit ist zu sagen, daß wir aus Erfahrung wissen, daß ein Material auch in bezug auf verschiedene Kategorien untergeordneter Referenzsysteme gedeutet werden kann (während das Unbewußte die Hauptreferenz ist). Die unbewußte Struktur ist *gespiegelt-spiegelnd*, was heißen soll, daß die unterschiedlichen Positionen jeweils Resonanz ineinander finden, wobei sie nicht unbedingt innerhalb des gleichen untergeordneten Referenzsystems bleiben müssen (d. h. innerhalb einer der »Dialekte« des Unbewußten, wie Freud sie nennen würde). Aus diesem Grund können wir von phallischer, analer und oraler Kastration sprechen oder sagen, daß die Phantasie von der phallischen Mutter in bestimmten Fällen aus der Notwendigkeit herrührt, die Kastration mittels der Phantasie vom mütterlichen Penis oder gar deren Mehrzahl (wie beim Haupt der Medusa) zu verleugnen, und daß in anderen Fällen diese phallische Mutter vom Subjekt sogar als tatsächlich penetrierend erfahren werden kann (durch eine der Körperöffnungen oder durch alle zugleich). Aus diesem Grund können wir das gleiche Material auch im Hinblick auf Vater- wie Mutterimago deuten. Die Widerspiegelung wird noch deutlicher, wenn der Wunsch nur auf dem Umweg über die Identifizierung ausgedrückt wird, weil die Ödipussituation Bezüge umgekehrter

Symmetrie zwischen Wunsch und Identifizierung erzeugt. Ist die Ödipus-Situation nun aber zerstört, zum Schweigen verurteilt, vermag allein das Schweigen aus deren Überresten das Spiegelspiel wieder aufzufinden, das diese Situation mit sich gebracht hatte.

Mit genetischem Realismus muß ebenso Schluß sein wie mit den Vorstellungen chronologischer Abfolge von Phantasiefigurationen, die sich auf einen Historizismus gründen, der naiv und ohne jeglichen haltbaren Beweis ist. Es drängt sich hier eher das Bild eines spiralförmigen Zeitverlaufs auf, denn die Illusion von Kontinuität ist ja weniger wichtig als die Figuren, deren Umrisse man nachzeichnen kann, wenn man die übereinander liegenden Windungen unterschiedlichen Niveaus miteinander verbindet. Eines ist sicher: Es gibt keine Möglichkeit, manifesten und latenten Inhalt deckungsgleich zu machen. Diese eigentlich auf der Hand liegende Wahrheit wird aber bei all den Formen von Deutung vernachlässigt, die eine Simultaneität der verschiedenen Aspekte behaupten, in Wirklichkeit aber nur die Rede des Patienten in psychoanalytischem Jargon paraphrasieren. Zu bestimmen wären statt dessen die beteiligten Verdrängungsfiguren (Verdrängung, Verleugnung, Verwerfung) und deren spezifische Aspekte.

In diesem Sinne spreche ich vom Schweigen als Spielraum im Analytiker. Ich will damit sagen, daß die Anordnung des unbewußten Universums des Patienten in Form der erwähnten untergeordneten Bezugssysteme deren Nicht-Kommunikation untereinander zur Voraussetzung hat; deren schwerwiegendste Form ist die Spaltung, die einen die andere Seite jeweils ausschließenden Abstand aufbaut und dann zwischen den beiden Positionen ein Schweigen betoniert, aus dem heraus sich keine fruchtbaren Impulse mehr ergeben können. Diese vollkommene Loslösung des einen Pols vom anderen (die deren negative metaphorische Verbundenheit gleichwohl zur Voraussetzung hat), diese Trennung also, verlangt nach Wiedervereinigung in der neuen Form der Deutung – die ja nichts anderes als eine Symbolisierung ist. Das Schweigen ist die Zeit, in der sich zeitlich

Aufeinanderfolgendes in Gleichzeitiges verwandelt und die erfolgte Widerspiegelung dem Widergespiegelten ermöglicht, sich in eine andere zeitliche Aufeinanderfolge zu übersetzen. Anders gesagt, *ist das Schweigen der Ort, an dem das Manifeste weggewischt wird, damit das Latente sichtbar werden kann*. Das Schweigen ist die Abwesenheit, die das Manifeste ins Leere laufen läßt, um es dann als Latentes wieder auftauchen zu lassen. Das Schweigen ist Bedingung, Zeit im Konditional, beherrscht vom implikativen Denken des *Wenn – dann*, das man auch so formulieren könnte: »Wenn ich den Wunsch verstehen könnte, der in diesem Diskurs zum Ausdruck kommt, dann spräche hier ja der Wunsch selbst«. Das »Wenn« markiert eine aufschiebende Bedingung, einen analytischen Schwebezustand, in dem der verbotene Wunsch die Erwartung an den Analytiker richtet, von diesem verstanden zu werden. Ein Patient sagte mir in einer Sitzung: »Es heißt doch, es gibt in Paris nur einen einzigen Analytiker, der spricht – und genau auf den bin ich nun wohl gestoßen!« Beim Abschied am Ende der Sitzung aber sagte er dann: »Ich danke Ihnen«. Vielleicht setzte er mich damit vor die Tür, aber er mußte später doch zugestehen, daß hinter diesen masochistischen Genüssen ein Identifikationskonflikt mit einem sadistischen und verführerischen Vater lag, den er haßte, weil er die Mutter des Patienten gezwungen hatte, diesen im Alter von sechs Monaten wegzugeben und aufs Land zu schicken, weil die Luft dort besser sei, ferner der Konflikt mit einem guten, großzügigen Großvater, dem gegenüber im Patienten aber einmal schuldbesetzte unbewußte Todeswünsche an die Oberfläche gekommen waren. In der Übertragung projizierte er mal das eine, mal das andere dieser beiden Bilder auf mich, ohne freilich auch nur die geringste Vorstellung von dem skizzierten Konflikt zu haben. Mein Schweigen hatte seine Abwehrphantasie gestützt, eine »Ausnahme« zu sein, so daß ihm selbst noch sein Sadomasochismus, der sehr weit ging, als legitime Vergeltung für das Böse erschien, das man ihm angetan hatte.

Es ist wohl deutlich geworden, wie sehr das Schweigen des Analytikers – Schweigen bei der Aufnahme der eigenen Assoziationen, abwartendes Schweigen, bevölkertes Schweigen – vor allem ein Schweigen als »Arbeitsanforderung der Psyche des Analytikers aufgrund dessen enger Verbindung mit der Körperlichkeit des Analysanden« ist.

Die Vorstellung, die künftig vorherrschend sein sollte, sollte die *der Logik des analytischen Paares sein, das man sich wie zwei miteinander verbundene psychische Apparate vorstellen sollte, die voneinander aber durch ihr Potential, Bedeutung verleihen zu können, unterschieden sind.*

Ich spreche hier nur von der fruchtbaren Variante der analytischen Arbeit. In der Realität muß man natürlich mit Blockierungen des Assoziationsprozesses rechnen, für die die Gegenübertragung (im klassischen Wortsinn) verantwortlich ist, vor allem aber – wie es sich mir darstellt – die »verrücktesten« Anteile des Analysanden. Unter *geheimer Verrücktheit* verstehe ich nicht unbedingt die *phantastische* Psychose des Analysanden wie auf einem Bild aus dem Universum des Hieronymus Bosch, wo das Bildhafte oft doch allzu eingängig ist. Diese Verrücktheit kann beispielsweise in verrückter Sprache bestehen, kann ein verrückter Körper sein, verrückte Sexualität oder anderes mehr. Der Erfolg der Analyse hängt vor allem von der Toleranz des Analytikers gegenüber dieser geheimen Verrücktheit ab. Das Schweigen des Analytikers kann in diesen Fällen ein Schweigen sein, das auf Abwehr, Ablehnung oder Rückzug zur Wahrung der eigenen psychischen Gesundheit beruht. Nichts zwingt den Analytiker, sich diesen Feuerproben auszusetzen, und er kann klassischer Analytiker bleiben, wenn er derartigen Triebausuferungen eher mit Abneigung gegenübersteht. Es ist besser, ein guter Analytiker klassischer Neurosen zu sein als ein schlechter Analytiker von Grenzfällen. Ich möchte aber hinzufügen, daß auch ein Analytiker von »Grenz-«Patienten sich nicht verleiten lassen sollte, gegenüber ödipalen Resonanzen, die sich in *jedem* Material finden, die Augen zu verschließen. Denn die ödipale Konstellation ist überall und zu jeder Zeit präsent – von der Empfängnis des Subjekts an.

Übergänge

Warum ist die analytische Technik für Neurosen geeignet, während die anderen, nicht-neurotischen Strukturen dafür unempfänglich scheinen? Mit der Regression zu argumentieren, zeugt meiner Auffassung nach von keiner wirklichen Theoriebildung. Es könnte aber sein, daß die Analyseeignung der Neurosen aus ihrem Bezug zu den Perversionen erklärbar ist. Die Neurose als Negativ der Perversion könnte mit den Anforderungen vereinbar sein, die den Rahmen der Analyse definieren, und zwar deshalb, weil die Perversionen mit einem Ich, das sich in die Grenzen eines Rahmens (oder einer es umgebenden Struktur) einfügt, Partialtriebe ins Spiel bringen und dabei ihre narzißtische Einheit durch Erotisierung der Destruktionstriebe erfolgreich aufrechterhalten können. Es könnte sein, daß der Perverse sein Ich narzißtisch überbesetzt hat, um der Gefahr des Ich-Zerfalls angesichts des Unerträglichen am Geschlechtsunterschied zu begegnen; die Integration der Triebe unter dem Primat der Genitalität wäre dabei allerdings geopfert. Kurz gesagt, hätte der Perverse den Narzißmus als Garant der Einheit des Ichs »gewählt« – anstelle der Legierung der objektgerichteten Triebe. Angesichts der Bedrohung durch die Destruktionstriebe wäre es ihm gelungen, diese durch erotische Libido zu binden (daher der Sadomasochismus), indem der Vorrang des (narzißtischen) Phallus vor dem Primat der (objektalen) Genitalität etabliert wird. Als Negativ der Perversion realisiert die Neurose eine Einheit, die der perversen symmetrisch gegenübersteht: Sie zieht den Narzißmus vom Ich ab und vollzieht die Legierung der Triebe unter dem Primat der Genitalität. Weil der Geschlechtsunterschied und damit auch die Kastrationsangst hier nun anerkannt werden, wird die phallische Fixierung zur Zuflucht vor dem Abgrund der Vagina. Jouhandeau soll Roger Peyrefitte in einer Debatte zugerufen haben: »Der Phallus liebt das Schweigen« – als ob das Schweigen notwendige Voraussetzung seiner Erwählung [frz.: *élection*] oder Aufrichtung [*érection*] wäre.

Wenn Freud recht hat und die Neurose wirklich das Negativ der Perversion ist, ist der Rückzug auf die phallische Fixierung aber der erste Schritt in eine Regression hinein, die es den perversen (oder in der Neurose verdrängten) Partialtrieben ermöglicht, sich zu manifestieren. Sie tun dies im Rahmen eines Ichs, das narzißtisch hinreichend besetzt ist, um sich eine solche Triebregression erlauben zu können. Das bedeutet, daß man in der Analyse eine Korrespondenz zwischen Ich und Partialtrieben einerseits sowie Rahmen und assoziativem Sprechen andererseits herstellen könnte.

Das Tolerieren des assoziativen Sprechens – das ja an Zerstückelung erinnert – stünde demnach unter der Kontrolle eines Ichs, das unter dem Ansturm der Partialtriebe der Perversion steht, das aber seiner Grenzen und seines Zusammenhalts hinreichend versichert ist, um sich die Aufhebung der moralischen und intellektuellen Zensur (oder der der Vernunft) gestatten zu können; dies bedeutete, daß die Destruktionstriebe – da durch den Narzißmus gebunden und durch den objektgerichteten Sadismus in ihrem Ausdruck eingeschränkt – weder das Ich noch das Objekt in bedrohlichem Ausmaß gefährdeten: Angesichts der Frage, was dem Patienten zwischen den Sitzungen zustoßen könne, kann der Analytiker infolgedessen gelassen bleiben. Er läßt den psychoanalytischen Prozeß ablaufen, und die Übertragung geht ihren Gang.

In den Fällen, die außerhalb des Bereichs der Neurosen liegen, treffen wir andere Bedingungen an. Die Situation ist dann weniger durch die Beziehungen zwischen Neurose und Perversion bestimmt als durch jene, die Psychose und Grenzfälle miteinander verbinden. Im ersteren Fall ist Verdrängung der dominierende Abwehrmechanismus, im zweiten Fall Spaltung. Bei den Strukturen, die uns Fragen zum Bezug zwischen Psychose und Grenzfällen aufgeben, ist die »Partialität« der Triebe entweder nicht zu einem Ganzen zusammenfaßbar oder aber kann, wenn es doch dazu kommt, nicht ausgehalten werden. Die Partialtriebe kommen zusammen mit Partialobjekten einher, die das Ich mit Zerfall bedrohen.

Summarisch betrachtet, sind Ich und Objekte beim Paar Neurose-Perversion *ganz* (zum Preis der Verdrängung, was die hier geschaffene Einheit des Ichs wie des Objekts stark relativiert, da sie vielleicht nur durch mentale Anstrengung zustandekommt); soll dagegen im Falle von Psychose und Grenzfällen eine Objektbeziehung aufgebaut werden, ist dies nur über vorherige narzißtische Aufladung des Ichs möglich. Die Neurose träumt, die Grenzfälle versuchen es, unterliegen in Wirklichkeit aber auch dann der Herrschaft des Alptraums, des Schlafwandelns und des blanden Traums [frz.: *rêve blanc*], wenn sie es scheinbar geschafft haben, »eine Art Traum« zu produzieren.

Mir scheint es wichtig zu verstehen, daß zerstückeltes Ich, Partialtriebe und -objekte *nicht immer* zusammen auftreten und daß Umschichtungen in Grenzen möglich sind. So ist etwa die Perversion, obwohl Ausdruck von Partialtrieben, mit einem geeinten Ich und einem ebenfalls relativ geeinten Objekt vereinbar, allerdings unter der Bedingung des Ausschlusses der Vagina. In gleichem Sinne verfügt der Grenzfall zwar über ein weniger geeintes Ich als der Perverse, hat dafür aber (zumindest oberflächlich) stärker geeinte Partialtriebe.

Diese Unterscheidung zwischen Trieb und Objekt ist wichtig, denn sie kann Ursache essentieller Konflikte sein. Man muß unterscheiden können, was innerhalb der Sitzung auf das Konto des Triebs und was auf das des Objekts geht.

Wie geht die Technik, die ohne Schweigen auskommen will, mit der Situation um? Wie kann man die narzißtische Besetzung des Ichs fördern? Durch das Herstellen von Verbindung, der Freudschen *Bindung*. Anstatt den Assoziationsfilm oder -faden einfach nur ablaufen zu lassen, setzt der Analytiker dann Markierungspunkte in den Diskurs des Analysanden, und zwar durch Interventionen, die nicht unbedingt Deutungen sein müssen: Er stellt so eine Verbindung zwischen den Einzelteilen des Diskurses her. Dies kann aber auch zur Falle werden, denn der Analytiker kann zu denken versucht sein, diese in den Diskurs eingestreuten Assoziationsfetzen würden durch ein Ich mit ausreichender Verarbeitungsfähigkeit aufgenommen und gehalten werden. In Wirklichkeit findet die Spaltung aber *zwischen jedem Assoziationsfragment* statt, so daß jedes Element ohne Verbindung untereinander einfach nur neben den vorangegangenen und den nachfolgenden steht. Mit anderen Worten: Die Symbolisierungsfähigkeit ist in Frage gestellt. Die durch den Analytiker hergestellte Verbindung hat demnach zum Ziel, zwischen den ent-bundenen Elementen eine neue Verbindung herzustellen, um zu einem bestimmten Zeitpunkt dann auch deuten und nicht mehr nur intervenieren zu können. Der Aufbau der Symbolisierungsfähigkeit erfolgt hier also zweizeitig: In einer ersten Zeit werden die Begriffe des Bewußten untereinander verbunden, in der zweiten Zeit werden die zuvor aufgebauten Verbindungen genutzt, um darüber den Anschluß an das abgespaltene Unbewußte wiederherzustellen.

Diese Bindungs- und Rückbindungsbemühungen bekämpfen die Arbeit der Destruktionstriebe. Damit diese Bemühungen wirksam sein können, müssen sie *an der Oberfläche ansetzen*. »Niederknüppelnde« Tiefendeutungen und systematisches Hereinnehmen in die Übertragung(sdeutung) können die Spaltung nur verstärken. Die Arbeit *an der Oberfläche*, also ganz nahe an den Assoziationen, verfolgt das Ziel, ein Vorbewußtes aufzubauen, weil es seine Rolle als Vermittler oder Filter – in beiden Richtungen zwischen Bewußtem und Unbewußtem – bei diesen Patienten meist nicht erfüllt.

Weitergehende Überlegungen könnten etwa dazu führen, den engen inneren Zusammenhang zwischen den folgenden Phänomenen zu erkennen: Bindungsarbeit →Erotisierung, Destruktionstriebe →sekundäre narzißtische Besetzung des Ichs, Verdrängung und Vorbewußtes. Dies impliziert, daß die Angst der Grenzfälle und zugleich auch die der Neurosen verstanden werden könnte: Bei letzteren spiegelt sich die Kastrationsangst, die mit der Angst vor Penetriertwerden gekoppelt ist, in einem Angstpaar aus Trennungs- und Intrusionsangst. Bouvets Distanzkonzept könnte in diesem Zusammenhang neu durchdacht werden. Es mag der Hinweis genügen, daß die Distanz zum Objekt für den Analytiker nur insoweit von Interesse ist, als sie ihm bei der Einschätzung helfen kann, inwieweit der Analysand die Botschaft des Anderen hören kann, die ihm – nach der berühmten Formulierung Lacans – in ihrer umgekehrten Form zurückgeschickt wird.

Die Arbeit des Analytikers spielt sich also in dem von Winnicott beschriebenen Übergangsbereich ab, der als symbolische Kategorie definiert werden kann. Es ist dies der Zwischenbereich des Symbols als eines »Kann-sein«: nicht dessen, was ist oder nicht ist, sondern dessen, was sein kann, ohne daß man jemals sicher sein könnte, daß die Hoffnung auf dessen Realisierung in Erfüllung geht. Aber auch das Schlimmste ist nicht immer gewiß.

Schach den Sirenen

Die Arbeit des Analytikers ist *konflikthaft*. Sie ist Frucht eines permanenten Kampfes zwischen Zuhören, Mißverstandenem, Nichtverstandenem, Unerhörtem und Unhörbarem – entweder weil etwas nicht wahrnehmbar oder weil das Entsetzen über das Gehörte zu groß ist.

Im Assoziationsfluß der Rede des Analysanden erzeugt die Linearität dieses Diskurses im Lauf seines Fortschreitens rückwirkende Effekte (semantische *feed backs*), die den Fortschritt der sprachlichen Formulierung strukturieren. Das analytische Zuhören ist progredient-regredient. Das Unbewußte kennt keine Unterteilungen: Es drückt sich aus, wie es nur geht, und macht aus jedem Holz Feuer. Jede Form der Annäherung an das Unbewußte, das sich auf eine einzige Klasse von Bedeutungsträgern beschränkte (Sprache, Vorstellung, Affekt, Körper, Handeln), bedeutete einen schweren Einschnitt in die *Bedeutungsvielfalt* und beraubte den psychoanalytischen Signifikanten seiner ureigensten Funktionen. Der Analytiker ist polyglott: Er versteht die Sprache des Traums, der

Phantasie, des Versprechers, der Fehlhandlung und von allem, worauf der Stil des Unbewußten zurückgreift. Das Schweigen ist zweifelsohne der Hintergrund, vor dem sich die Figuren bedeutungsvoller Harmonien (und ihrer Dissonanzen) entfalten. Dieser Ablauf von Kodierung, Dekodierung und neuerlicher Kodierung verweist stets auf ein *Anderswo* (als in der Sitzung), auf eine *andere Zeit* (als die der Analyse), auf die Zeitlosigkeit des Schweigens, auf die *Zeit* in der Psychoanalyse und die fundamentale Heterochronie, die ihr innewohnt.

Die Vielsprachigkeit der Analyse und das Verständnis der Idiome und Dialekte des Unbewußten verlangen nach einer Konzeption, die der Plurifunktionalität der Formationen des Unbewußten Rechnung trägt. Ich habe eben von *der* Sprache gesprochen, *dem* Traum, *der* Phantasie. Die moderne psychoanalytische klinische Praxis zeigt, daß wir derart allgemeine Aussagen wie die folgende nicht mehr kritiklos hinnehmen können: Der Traum ist der *Versuch* einer Wunscherfüllung. Und diese Formulierung Freuds aus dem Jahre 1932 zeugt bereits von einer theoretischen Weiterentwicklung des ersten Psychoanalytikers (*Die Traumdeutung* spricht von Wunscherfüllung nur in komplexerer und nuancierterer Form, ohne eine einschränkende Bedingung zu erwähnen, wie sie in dem Wort »*Versuch*« zum Ausdruck kommt). Bion hat beispielsweise dargelegt, daß der Traum auch die Abfuhrfunktion haben kann, durch den Traum den Wunsch eher loszuwerden als die Wünsche weiterzuverarbeiten, die auf Realisierung drängen. Winnicott verstand, daß hyperaktive Phantasiebildung ein Mittel sein kann, dem Wunsch, nichts zu tun, nachzugeben, dabei sich aber gleichzeitig eine Menge Dinge auszuphantasieren. B. Lewin sprach in seinen zu wenig gelesenen und zu wenig durchdachten Schriften von dem tiefen Wunsch, in der mit Worten reichlich ausgestatteten analytischen Sitzung einfach nur zu schlafen. All diese Neubewertungen zwingen uns, unsere grundlegenden Konzepte noch einmal durchzugehen. Denn nicht nur das Schweigen, das für die weitere psychische Verarbeitung förderlich ist, läßt die Masken des Diskurses erkennbar werden. Eine stillschweigende Demaskierung vollzieht sich auch über den Affekt des Analytikers, der zu den gehörten Botschaften in Disharmonie kommen kann. Glücklicherweise verrät sich die Tarnung durch kleinste Anzeichen, die oft nur stilistischer Art sind, dem Analytiker aber dazu verhelfen, Unhörbares dennoch zu verstehen.

Die grundlegende Bedeutung des Schweigens in der Analyse besteht jedenfalls darin, das Auftauchen der *Vorstellung* (und also die Umwandlung zu ihr hin) möglich werden zu lassen. Die analytische Arbeit besteht in der Analyse der Vorstellungen des Patienten (im weitesten Sinne der diesbezüglichen Konzepte), um sie durch *ein anderes System von Vorstellungen* zu ersetzen, das das Aufkommen des Subjekts ermöglicht. Das Schweigen des Analytikers ist deshalb auch nur sein Mittel und Weg, die Annahme des manifesten Materials oder Themas abzulehnen, und zwar indem er sich auf den Zwischenraum konzentriert – mit dem Ziel, die psychische Repräsentanz des Triebes auftauchen zu lassen.

Ein allgemeines Modell der psychischen Aktivität bietet sich nun an: Organisation, Desorganisation/Auswischen, Reorganisation. Es ist auf jede Form psychischer Aktivität anwendbar. Dieses Modell ordnet die uns vertrauten Begriffe neu: Wunsch→Verdrängung→ Wiederkehr des Verdrängten. In der Sitzung entspricht das Schweigen dem mittleren Zeitpunkt, während die Deutung für den dritten Zeitpunkt kennzeichnend ist. In diesem Zusammenhang sollte an die Nicht-Linearität der psychischen Arbeit und ihre Vielstimmigkeit erinnert werden. Die unterbrochene Linie der Assoziationen ergibt sich aus den Widerständen, die an jedem Punkt des Assoziationsbaums geweckt werden und die Bahnungen zwingen, ein Durchkommen an anderer Stelle zu versuchen, zu Verschiebung und Verdichtung zu greifen. *Die Deutung muß dann versuchen, den versteckten Punkt zu erraten, an dem die Sperre errichtet wurde, und zwar durch die Untersuchung der Bezüge zwischen den verschiedenen Bruchpunkten der*

Bahnungen und dem, was jeweils anstelle des Ursprünglichen die Sperre passieren durfte.

Mit *anderen* Worten: *Die wesentliche* Funktion *der* Primär- *wie der* Sekundärprozesse *besteht in der* Umleitung. Verdichtung heißt zwei (oder mehr) in einem, Verschiebung heißt einer in zweien. Im psychoanalytischen Denken ist eins niemals gleich eins, deshalb sind für eine Psychoanalyse auch zwei notwendig. Als notwendige und hinreichende Bedingung für die Umleitung ist die Zwei erforderlich. Es ist Zeit, sich mit der Paar-Logik auseinanderzusetzen, über die Einer-Logik des manifesten Diskurses sollte lieber der Mantel des Schweigens gebreitet werden.

Daraus ergibt sich als Folgerung ein weiteres Thema: die Beziehung zwischen Intellekt einerseits und Widerstand und Assoziation/Dissoziation andererseits.

Da sich die Intelligenz in der Herstellung versteckter, nicht sichtbarer Beziehungen erweist, kann man in der Tat behaupten, daß Bezüge, die erst hergestellt und dann wieder gelöst werden, obwohl sie eigentlich zusammengehören, Früchte des Widerstands sind. Freud schreibt im *Entwurf*, daß das Denken »allen Wegen folgen können muß«. Natürlich kann es das nie. Was entdeckt werden soll, muß notwendigerweise von seinem Weg abgebracht werden.

Das Schweigen ist jener Raum des Fließens, das die Dissimulation mit dem Ziel aufnimmt, sie aufzulösen und zu einer Wahrheits*simulation* zu kommen, wobei ich von der Simulation jetzt in dem Sinne spreche, wie dies die Erfinder von Modellen tun: Wahrheit als *Konstrukt*. Es ist nicht notwendig, das Schweigen über Gebühr auszudehnen, denn darin liegt die Gefahr, daß der Analysand sich in diesem Schweigen behaglich einrichtet und nur Schein produziert (Lacan). Eine Analyse ähnelt manchmal einer Partie Schach: Schach der Neurose, dem falschen Selbst, dem *proton pseudos*. Man vergesse nicht, daß Schach schweigend gespielt wird, denn das Wort des Analytikers läßt den Hintergrund an Schweigen, vor dem es ausgesprochen wird, nicht verschwinden.

Der Schatten des Schweigens folgt dem strahlenden Wort auf dem Fuße. Kafka schreibt in einer metaphysischen Erzählung:[10] »Nun haben aber die Sirenen eine noch schrecklichere Waffe als den Gesang, nämlich ihr Schweigen. Es ist zwar nicht geschehen, aber vielleicht denkbar, daß sich jemand vor ihrem Gesang gerettet hätte, vor ihrem Schweigen gewiß nicht. (...) Und tatsächlich sangen, als Odysseus kam, die gewaltigen Sängerinnen nicht, sei es, daß sie glaubten, diesem Gegner könne nur noch das Schweigen beikommen, sei es, daß der Anblick der Glückseligkeit im Gesicht des Odysseus, der an nichts anderes als an Wachs und Ketten dachte, sie allen Gesang vergessen ließ. (...) Es wird übrigens noch ein Anhang hierzu überliefert. Odysseus, sagt man, war so listenreich, war ein solcher Fuchs, daß selbst die Schicksalsgöttin nicht in sein Innerstes dringen konnte. Vielleicht hat er, obwohl das mit Menschenverstand nicht mehr zu begreifen ist, wirklich gemerkt, daß die Sirenen schwiegen, und hat ihnen und den Göttern den obigen Scheinvorgang nur gewissermaßen als Schild entgegengehalten.«

[10] *Das Schweigen der Sirenen*, in F. Kafka: Sämtliche Erzählungen. Frankfurt/M. (Fischer TB) 1970, S. 304-305

VI. Was zuviel ist, ist zuviel

Zum Beitrag der Kleinianischen Schule

Solange jemand lebt, spricht und in zuweilen provokanter Form schreibt, zieht er Konflikte, Neid und projektive Identifizierung auf sich. Er muß erst sterben, damit wir in der Trauerarbeit den Versuch nachträglicher Wiedergutmachung unternehmen können.

Aus diesem Grund lassen wir Melanie Klein heute Gerechtigkeit widerfahren, nachdem wir auf ihr Werk lange Zeit vor allem kritisch Bezug genommen haben.[1] Bedeutet dies nun die nachträgliche Anerkennung einer Wahrheit, die wir zunächst nicht hatten zu Kenntnis nehmen wollen? Ich bin mir nicht sicher, denn solange wir noch in Trauer sind, müssen unsere Reaktionen mit Vorbehalt betrachtet werden. In fernerer Zukunft, wenn wir von herabsetzender Abwertung ebenso weggekommen sein werden wie von überhöhenden Lobeshymnen auf ihre Person und ihr Werk, werden wir die wirkliche Tragweite ihres Beitrags zur Psychoanalyse gelassener bewerten können.

Für mich repräsentiert Melanie Klein vor allem eine der möglichen Lesarten der Vieldeutigkeit des Freudschen Werkes. In dieser Hinsicht ist sie zunächst Freuds Tochter – seine illegitime Tochter, wie ich einmal gesagt habe. Außerdem ist sie vielleicht die verleugnete Mutter des Freudschen Unbewußten, denn folgende Koinzidenz beeindruckt mich sehr: 1931 ist das Todesjahr von Freuds Mutter, 1931 und 1932 erscheinen seine beiden Schriften zur Weiblichkeit, auch die Entdeckung der »kretisch-mykenischen« Kultur in der Mutterbeziehung des Mädchens. 1932 erscheint Melanie Kleins *Das Seelenleben des Kleinkindes*. Von nun an beschäftigt ein neuer Held die Psychoanalyse: *Orest*, über den sie übrigens ebenfalls geschrieben hat.

---

[1] Der vorliegende Text wurde am 27.11.1982 in Paris als Vortrag vor einer Arbeitstagung zur Bedeutung des Werkes von Melanie Klein gehalten (zum 100. Jahrestag ihrer Geburt).

Die Hauptachse der Freudschen Theorie ist der Wunsch, der bis in die frühesten Anfänge des psychischen Lebens zurückverfolgt wird. Freud definiert ihn bekanntlich als eine Bewegung wiederholenden Entlanggleitens an den Erinnerungsspuren von Befriedigungserfahrung, bei der die Erinnerung an die Brust, die man zu vermissen beginnt, unter dem Eindruck des Hungers wiederbesetzt wird: Der Abwesenheit des Objekts wird durch halluzinatorische Wunscherfüllung begegnet. Diese Leistung des psychischen Apparats gibt zum einen Einblick in seine Allmacht, denn er vermag sich – zumindest eine zeitlang – von der Illusion einer Brust zu nähren, die er gewissermaßen aus eigener Kraft wieder auftauchen lassen kann, und zum anderen in seine Ohnmacht, denn diese Täuschung kann dem Trieb in keiner Weise die Befriedigung verschaffen, nach der er verlangt, damit das dauernde Drängen nachläßt: Das Kind kann ihn nicht so beiseite schieben, wie es dies mit einem unangenehmen äußeren Reiz noch tun könnte.

Die halluzinatorische Wunscherfüllung bleibt für Freud dann zwanzig Jahre lang ein Problem. Besitzt die Psyche nämlich die Fähigkeit, sich das Objekt des Wunsches mittels einer Vorstellung zu vergegenwärtigen, dann verweist dies auf ein Anpassungsversagen des Organismus, denn er wird in diesem Vorgang ja dazu gebracht, subjektive Vorstellung – die eine Täuschung ist, weil sie weder den Trieb befriedigen noch das Bedürfnis stillen kann – und objektive Wahrnehmung des Objekts gleichzusetzen; nur letztere hat jenen Realitätscharakter, der zur motorischen Entladung führen kann, mit der sich das Kind der Brustwarze bemächtigt. Seit dem *Entwurf* führt diese Frage, die wohl *die* zentrale Frage dieser Schrift ist, unablässig zu neuen Versuchen einer Antwort, die 1915 in *Metapsychologische Ergänzung zur Traumlehre* dann aber doch wieder verworfen werden.

Die chinesische Philosophie hatte das Problem poetisch umschrieben: »Wie kann man wissen, ob Lao-Tse träumt, ein Schmetterling zu sein, oder ob es nicht ein Schmetterling ist, der träumt, Lao-Tse zu sein?« Bin ich der, der von einem anderen träumt, oder werde ich nicht vielleicht von *ihm* geträumt?

Descartes, in dieser Frage näher an Freud, spricht vom Einwand des Traums – der größten Bedrohung des *Cogito* – und setzt ihm die Güte Gottes entgegen, der nicht wolle, daß wir vom bösen Geist getäuscht würden. Warum sollte man also so angestrengt zweifeln? Es würde doch ausreichen, das *Cogito* als von Gott gegeben zu betrachten; im Vollgefühl seines Wohlwollens mir gegenüber könnte ich dann davon ablassen, die Welt und mich selbst in Zweifel zu ziehen, denn schließlich hat er uns ja beide geschaffen. Aber gewiß treibt mich wieder ein Dämon dazu, weiter zu gehen – zu weit –, und ich muß mir wohl doch erst ein Stück weit selbst helfen, bevor ich gleich einen Gott bemühe, der so viel Wichtigeres zu tun hat, als meine dauernden Irrtümer zu korrigieren und meine alltäglichen Illusionen zu zerstreuen.

In der Psychoanalyse hat sich nicht nur Freud mit der Unterscheidung von Vorstellung und Wahrnehmung beschäftigt. Melanie Klein stolpert über die Anerkennung der Realität, die ihrer Auffassung nach über zunehmendes Lernen in den Säugling gelangt. Ihr Denken, das sich ansonsten um das reale Objekt so wenig kümmert, wird hier plötzlich empirisch und pragmatisch und schiebt die zentralen Achsen ihrer Theorie einfach beiseite. Kraft und Schwäche Melanie Kleins verdanken sich aber gerade dieser extremen Radikalität ihres Denkens, die nur die inneren Objekte betrachtet, die archaischen Ängste, die durch keinerlei Realität gerechtfertigt sind, und die frühen Phantasiebildungen, von denen das Seelenleben des Kleinkinds beherrscht wird.

Zwei Bemerkungen sollen an dieser Stelle dazu gemacht werden. Die erste bezieht sich darauf, daß keine psychoanalytische Theorie daran vorbeikommt, dem Doppelcharakter des Objekts Rechnung zu tragen: Es ist Phantasie- *und* Realobjekt, inneres *und* äußeres – was uns auf die Freudsche Unterscheidung von Vorstellung und Wahrnehmung zurückverweist. Die zweite Bemerkung ist, daß die Mobilisierung des psychischen Apparats immer Folge von Abwesenheit oder Unzulänglichkeit des Objekts ist.

In diesen beiden Punkten herrscht zwar völlige Übereinstimmung, es ergeben sich für Freud und Melanie Klein daraus aber unterschiedliche Konsequenzen. Für Freud ist Abwesenheit Anlaß zum Aufkommen des Wunsches, und das heißt für ihn des Versuches, die Befriedigungserfahrung zu wiederholen. Für Melanie Klein ergibt sich aus der Abwesenheit der Brust eine Verfolgungsangst, die mit dem Handeln des bösen Objekts zu tun hat und dementsprechend weit davon entfernt ist, irgendeine angenehme Phantasie aufkommen zu lassen, in der das Lustprinzip Triumphe feiern könnte. Denn die böse Brust verweigert sich nicht nur durch ihre Abwesenheit, sie läßt es also mit diesem Fehlen nicht genug sein, sondern ist, indem sie dem Kind vorenthält, was für es gut (und überlebensnotwendig) ist, und dies für sich behält, scheinbar von bösen, Schaden und Tod bringenden Absichten beseelt – daher die archaischen Ängste, gegen die natürlich primitive Abwehrmechanismen aufgeboten werden müssen.

Es fällt also nicht schwer aufzuzeigen, daß die halluzinatorische Wunscherfüllung und die Phantasie der bösen Brust zwei unterschiedliche Postulate sind, die zur Erklärung des psychischen Apparats und des analytischen Raums benutzt werden. Für Freud ruht diese Konstruktion auf der Allmacht des Unbewußten, dessen Haupteigenschaft darin liegt, Realität und Zensur zum Trotz die eigenen Wünsche realisieren zu können. Ziel der Analyse ist demzufolge, dem Ich durch die Deutung der unbewußten Phänomene seine Fähigkeit zurückzugeben, in der Realität die Befriedigungen finden zu können, auf die es verzichtet hat, als es sich für die Fortsetzung der Suche nach Phantasiebefriedigungen entschied, die wiederum nur um den Preis einer gewissen Entstellung der Realität zu haben waren.

Melanie Klein sieht ganz andere Themen am Werk. Ihrer Auffassung nach bewirken die primitiven Abwehrmechanismen, auch wenn dies nicht unbedingt ihr Ziel war, eine psychische Strukturierung auf ganz anderen Grundlagen: Unterscheidung in gut und böse, Verwerfung der bösen Ich-Anteile per projektiver Identifizierung und Konstruktion des Ichs durch projektive Identifizierung, zunehmende Integration des Ichs durch Übergang vom Zerstückeltsein der schizoid-paranoiden Position zur depressiven, in der Ich und Objekt parallel zueinander immer mehr zu Ganzheiten werden etc. Eine Brücke zur Verbindung beider Systeme könnte aus dem Motiv abgeleitet werden, das Freud 1925 in seinem Text über *Die Verneinung* entwickelt.

Es liegt auf der Hand, daß Freuds Unbewußtes von Anfang bis Ende von der infantilen Sexualität durchzogen ist, während nach Melanie Klein das Unbewußte von der Destruktivität des Todestriebs bestimmt ist. Den Ausweg suchen beide ebenfalls in unterschiedlicher Richtung. Freud will das Ich von einschränkenden, aus Vorstellungen resultierenden Fallen befreien und es auf eine soziale Sublimierung hin ausrichten, während Melanie Klein ihm hauptsächlich zum Überleben verhelfen will, zum Eintritt in ein Leben, das der Wiedergutmachung am Objekt allerdings breiten Raum zugestehen muß. Als strukturierende Kraft sehen wir auf der einen Seite die Kastrationsangst, auf der anderen die Trauer. Halten wir aber fest, daß es in beiden Fällen um die Mutter geht. Zu beachten ist, daß bei Melanie Klein dem Vater überhaupt keine Rolle zugedacht wird. Seine Rolle wird nicht so sehr minimiert als vielmehr invertiert: Der Penis des Vaters im Bauch der Mutter wird thematisiert (zu einer Zeit, in der der Vater als individualisierter Dritter noch gar nicht existiert), nicht aber der Vater, der im Kontext des Ödipuskonflikts die Kastrationsdrohung verkörpert.

Man kann viele Belege dafür anführen, daß Freud und Melanie Klein nicht von der gleichen Sache sprechen. Der Schöpfer der Psychoanalyse baut die Grundlagen des Seelenlebens auf Lust und Unlust, Vermeidung von Unlust und Streben nach Lust. Zwar wird die Schmerzerfahrung im *Entwurf* beiläufig erwähnt, sie muß dann aber dem Unlustbegriff weichen. Melanie Klein spricht von Vernichtungsangst – einer bösen Brust, die dem Schmerzthema nähersteht als dem der Unlust – und stellt ihr das Gute entgegen – um nicht zu sagen: die Güte. Dem Wüten des Neids auf der einen Seite stellt sie auf der anderen den Frieden durch Dankbarkeit entgegen. Ich denke, der wirkliche Gegensatz ist der von Lustbefriedigung und Schmerz. Exzessive Lustbefriedigung wie exzessiver Schmerz bergen die Gefahr von Desorganisation, die wegen ihres zeitlich begrenzten Charakters als solche aber nicht immer wahrgenommen wird.

Ist damit gesagt, daß der Graben zwischen Freud und Melanie Klein unüberbrückbar ist? Nicht ganz. Je weiter man in Freuds Werk voranschreitet, um so mehr stellt man fest, daß die strukturierende Kraft der Sexualität gegenüber dem Todestrieb an Boden verliert. Das Unbewußte wird durch das Es ersetzt; das bedeutet die Ersetzung einer Instanz, die hauptsächlich von sexuellen Wünschen bestimmt war, durch eine Instanz, die nun Trägerin sexueller Lebens- *und* destruktiver Todestriebe ist. Es gab eine Zeit, zu der im Freudschen Werk die Sexualität das gesamte Feld des Seelischen besetzte: die Zeit der Beschäftigung mit dem Narzißmus, als die sexuelle Libido auf Ich und Objekt aufgeteilt und eben in diesem Sinne auch als aufteilbar betrachtet wurde. *Jenseits des Lustprinzips* brachte dann einen radikalen Kurswechsel; nun wird der Tod zum losgelösten Herrscher, den Eros unablässig binden muß, um der Auflösung in die vereinten Mächte von Chaos und Nichts hinein entgegenzuwirken.

Dazu sei an eines der Argumente erinnert, das Freud zur Verteidigung der Todestriebhypothese vorbrachte: die traumatische Neurose. Hier geht es nicht um ein imaginiertes Trauma – wie bei der Theorierevision von 1897, die der Verführungsphantasie Vorrang vor dem realen sexuellen Trauma einräumte. Die Wirkung des Realtraumas ergibt sich aus dem Einbruch einer nicht bewältigbaren Menge von Stimuli, die das auf einen solchen »Blitzkrieg« nicht vorbereitete Ich überrumpeln: Der Reizschutz ist dem Ansturm nicht gewachsen. In *Hemmung, Symptom und Angst* beschreibt Freud einige Jahre später die Verzweiflung des Säuglings, der von Verlassenheitsangst beherrscht ist: »Hilflosigkeit« führt zum Scheitern der Verdrängungsfähigkeit; das Subjekt kann sich der Angst angesichts der Triebanforderungen nicht mehr erwehren: Da das Objekt abwesend ist, kann es den Triebdruck weder abmildern noch stillen. Die Abwesenheit des Objekts führt dann nicht zu einem Mangel, der einem intakten psychischen Apparat noch die Möglichkeit ließe, das Objekt herbeizuwünschen oder in der Rückerinnerung an befriedigte Lust vorübergehend Tröstung zu finden. Der seelische Raum ist von all seinen Hilfskräften geräumt und den Dämonen ausgeliefert, die alles verschlingen, was sie zu fassen bekommen. Kurz gesagt: Der Mangel hat hier ein exzessives Ausmaß erreicht. Es fehlt zuviel – eine Situation, die zu auswegloser Spannung führt. *Diesen* Aspekt hat Melanie Klein aus der Freudschen Lehre herausgehört, im *Seelenleben des Kleinkindes* fand sie ihn wieder; *dieser* Aspekt leuchtete ihr ein – und Bion auch.

Besser als Melanie Klein – der ein wenig die Orientierung in den theoretischen Konstruktionen Bions fehlte, der der Erneuerer einer Theorie werden sollte, die in Nachplapperei und Monotonie versank – hatte Bion verstanden, daß die Kleinschen Abwehrmechanismen eine Matrix des Denkens bilden. Aus dieser Sicht war die projektive Identifizierung kein pathologischer Mechanismus mehr, sondern unvermeidlich, um die Psyche per Abfuhr von Stimulusablagerungen zu befreien. Man trat damit ein paar Schritte zurück, aber nur, um anschließend höher springen zu können. Er führte eine Unterscheidung zwischen »normaler« und exzessiver projektiver Identifizierung ein. Es wäre unzutreffend, darin nur einen Rückgriff auf den quantitativen Gesichtspunkt zu sehen, der ja immer dann herangezogen wird, wenn man Schwierigkeiten hat, eine genauere Erklärung abzugeben.

Mit *Jenseits des Lustprinzips* begann die Einführung der Kategorie des Überschusses, des Zuviel. Im Unterschied zu Melanie Klein, deren Werk einer Kritik von seiten der Konstitutionslehre offene Flanken bietet, hatte Bion darüber hinaus verstanden, daß man die Rolle des Dialogs mit dem Objekt in seinem Gewicht nicht unterschätzen sollte. Er bereicherte die Theorie um die Alpha-Funktion und bezog sie auf die Reverie-Fähigkeit der Mutter. Damit verließen wir den Solipsismus, den Freud und Melanie Klein teilten.

In einer analytischen Gesellschaft gibt es gelegentlich stumme Dialoge zweier Autoren, die einander zuhören und manchmal sogar miteinander sprechen, ohne sich aber jemals wirklich zu verstehen: Sie gehören unterschiedlichen Clans an. Wir sehen alle, daß der Rahmen Freuds, der Traumraum und der Behälter (Bions Erfindung) nicht ohne Bezug zum *holding* sind, das bei Winnicott den Rang eines Leitkonzepts für die Analyse der Grenzfälle bekommt. Ich gestehe ohne weiteres zu, daß Bion an bestimmten Stellen seines Werkes näher an Freud als an Melanie Klein ist, aber Winnicott steht viel öfter, als man glaubt, Melanie Klein näher als Freud. Hätte Winnicott das gleiche Werk verfaßt, wenn Melanie Klein nicht gewesen wäre, selbst wenn er auch dann seine Differenz und seine Originalität im Fortgang seiner Arbeiten gefunden hätte? Winnicott stellte die Funktion des äußeren Objekts wieder her, des Realtraumas, und zwar im Rahmen einer Konzeption, die auch den inneren Objekten, den archaischen Ängsten und frühen Abwehrmechanismen viel Platz einräumte. Er lüftete den psychischen Raum, richtete im Zwischenraum eine Atmungsbewegung zwischen dem zu sehr Inneren und dem zu sehr Äußeren ein und schuf eine neue Vorstellung von Symbolisierung und Kreativität. Ihm ist zu verdanken, daß die Illusion nicht länger als eine Funktion gesehen wurden mußte, deren Ergebnisse nur negativ sein konnten, wie Freud zuweilen durchblicken läßt, und auch nicht mehr bloße Abwehr von Verfolgungsangst ist, wie Melanie Klein nahelegt. Für Winnicott könnte sich in der Pyche ohne Illusion nichts Positives herausbilden, wenn auch die spätere Desillusionierung natürlich unvermeidlich ist.

Melanie Klein verstand sich – ihren Verleumdern zum Trotz – als die Orthodoxie selbst. Sie brachte der Psychoanalyse etwas, das dem vergleichbar ist, was Luthers Reformation für den römischen Katholizismus war.

Winnicott fürchtete die Schrecken der Hölle nicht, die den Häretikern zugedacht waren; gegenüber der üblichen Praxis nahm er sich Freiheiten heraus. Und doch schließt sein Werk mit der Erinnerung an einen traditionellen Gegensatz: den zwischen subjektivem und objektivem (oder objektiv wahrgenommenem) Objekt, jenem unumgänglichen Paradox, das man aber auf keinen Fall zu überwinden versuchen sollte.

Freud selbst mußte aufgeben und 1915 die Theorien verwerfen, die die Geschiedenheit von Vorstellung und Wahrnehmung erklären sollten (die Hemmung der Vorstellung durch das Ich, die bewußte Überbesetzung in der Wahrnehmung, das Kriterium der Intensität zwischen Traum und Halluzination etc.). Da dies alles noch nicht ausreichte, mußte er sich dazu durchringen, die Realitätsprüfung als Axiom zu setzen, bevor dann später das Prinzip gleichen Namens aus der Taufe gehoben wurde.

Wie Bion war auch Winnicott auf jenen Aspekt des Mangels aufmerksam geworden, der ein Zuviel an Spannung erzeugt, eine erdrückende Last für den psychischen Apparat, die ein vom Objekt allzu abhängiges Ich bewältigen muß. Auch er griff auf das quantitative Argument zurück. Wenn der Säugling mit Befriedigung innerhalb einer Zeit x rechnen kann, schafft er dies auch (wohl durch Antizipation oder durch halluzinatorische Wunscherfüllung). Verlängert sich die Zeit x aber um eine weitere Zeit y, tritt Angst auf. Fügt man dem nun eine weitere Verzögerung z hinzu, ergibt sich durch $x+y+z$ ein Zuviel, durch das die Angst quälend und das Kind in Agonie gestürzt wird.

Aber, werden Sie sagen, wir bleiben damit ja beim Thema des Mangels. Letzterer ist für die Katastrophe verantwortlich, die das Ich mit Zusammenbruch bedroht. Winnicotts Scharfblick ermöglichte ihm aber, auch den umgekehrten Vorgang zu beschreiben, dessen Folgen ebenso katastrophal sind: den Übergriff auf den anderen. Nach Winnicott kommt zur Angst, verlassen zu werden, noch ihr Gegenteil hinzu: die Angst vor Intrusion. In diesem Falle ist nicht die zu lange Abwesenheit des Objekts Ursache der Desorganisation, sondern genau das Gegenteil: seine exzessive Präsenz, sein übergroßes Gewicht, seine zu gewichtige Aura, die dem Subjekt die Luft nimmt. Besser als andere durchdachte Winnicott das, was Laplanche einmal den *Mangel an Mangel*[2] genannt hatte. Während das Antizipieren der Bedürfnisse des Neugeborenen anfangs unbedingt erforderlich ist, entzieht ihm eine überlange Fortsetzung dieser Haltung den unverzichtbaren Anreiz zum Aufbau seiner Unabhängigkeit und zur Übernahme der Verantwortung für seine Wünsche. Die hinreichend gute Mutter muß unbedingt auch eine hinreichend schlechte Mutter sein. Einiges mehr als nur klinische Intuition war nötig, um sagen zu können – und mit welchem Mut! –, der Patient habe auch ein Anrecht auf unseren Gegenübertragungs-Haß, natürlich unter der Bedingung, daß wir ihm in der nachfolgenden Sitzung das Gefühl geben können, auf neuer Grundlage wieder für ihn verfügbar zu sein.

Mir kommt es hier darauf an, jenes theoretische Dogma in Frage zu stellen, das den Mangel überall und jederzeit am Werk sieht und ihm dabei auch noch den Partner zuordnet, mit dem er ein Paar bildet: die Überfülle, das Zuviel. Die Grenzfälle, die uns in unseren Analysen heute so große Schwierigkeiten bereiten, leiden sowohl unter zuviel Mangel wie unter einem *Zuviel an Zuviel*. »Was zuviel ist, ist zuviel«, sagt die Volksweisheit. Besser als durch diese Tautologie läßt sich das Zuviel nicht beschreiben. Es gibt auch kein Eichmaß, keinen Zollstock, kein Gewicht, mit dem sich ermessen ließe, bis wohin man als Eltern oder Psychoanalytiker zu weit gehen kann. Melanie Klein, Bion und Winnicott hat man dies oft vorgeworfen. Denn darin liegt das Paradox: Beim Aussprechen des Unerhörten muß man zu weit gehen, damit die, die es hören, wenigstens ein Minimum davon behalten können. Geben Sie ihnen »nur« das »rechte Maß«, wird das, was sie – bei Lichte betrachtet – davon

[2] frz.: le manque du manque, Anm. d. Übs.

zurückbehalten können, von ihnen nicht verstanden werden. Ich denke hier an Bouvets Konzept der optimalen Distanz. Der Gedanke war richtig, er hat sich aber nicht durchsetzen können. Vielleicht kommen wir jetzt darauf zurück, nachdem wir die Funktion des Zuviel verstanden haben. Pascal hatte es bereits gesehen: »Unsere Sinne nehmen nichts Extremes wahr, zuviel Lärm macht uns taub, zuviel Licht blendet uns, zuviel Abstand und zuviel Nähe behindern die Sicht, zu lange oder zu kurze Reden verdunkeln deren Inhalte, zuviel Wahrheit verwundert uns. (...) Übermäßige Qualitäten sind unsere Feinde, wir sind nicht empfänglich für sie: Wir empfinden sie nicht mehr, wir erleiden sie« (Pascal, *Pensées*. Pléiade, S. 1108-1109).

Jene Mitte einzuhalten, die – und nur sie allein – uns entspricht, ist nicht leicht. Wir verbringen unsere Zeit damit, unter- oder überzubewerten, was wirklich neu ist. Mit der Zeit können wir aber besser annehmen, was wir abgelehnt hatten, weil es uns zu exzessiv erschienen war; jedes Übermaß nivelliert sich, und wir können besser fallenlassen, was uns nicht wirklich ein Ziel zu bieten scheint. Sicher ist, daß, je weiter unser Wissen um das unbewußte Seelenleben voranschreitet, uns dieses um so weiter von der Vernunft entfernt zu sein scheint, obwohl wir auf sie für das Leben unter Menschen doch so angewiesen sind.

Vielleicht ändert die Hybris ihre Bedeutung. Sie fände sich dann nicht mehr nur auf seiten des Subjekts, das ganz natürlicherweise zu ihr neigt. Sie würde vielmehr dann wirklich aufblühen, wenn die Einschränkung durch den anderen fehlte. In dieser Situation sähe man sich nur noch der eigenen Hybris gegenüber, was einer Entfremdung gleichkommt, durch die unsere Verrücktheit dann Konsistenz und Realität erhält. Unser Innenleben, durch die Abwesenheit des anderen fast aller Grenzen entledigt, säße dann auf Dauer in einer Falle, gefangen allerdings nicht so sehr durch die Realität des Objekts als durch unsere Reflexion über dieses »in praesentia« desselben. Vielleicht kamen deshalb zwei Söhne Melanie Kleins – ein legitimer und ein illegitimer: Bion und Winnicott –

zu ihren Funden: der erste zu seiner Modellvorstellung von Behälter und Inhalt, der zweite zu der des »Haltens« (*holding*). Insgesamt mußte wohl Melanie Kleins beunruhigendes Reich der Nacht wieder einen – nun theoretischen – Rahmen erhalten, damit wir uns auf ihren Wegen nicht verlieren: nicht in Freuds verlorenem Paradies, sondern in den Abgründen der Hölle, die sie uns so eindrücklich vermittelt hat, daß man fast zu dem Schluß kommen könnte, sie habe sich in ihnen aufgehalten und sei von dort zurückgekehrt.

VII. Warum Böses?

Man erinnere sich, daß Freud in *Die endliche und die unendliche Analyse* bei den Ursachen, die der Heilung im Wege stehen, zwei Ausdrucksformen des Todestriebs unterscheidet: Die erste, sogenannte »gebundene«, ist dem Überich zuzuordnen, kann mit dem Begriff des Schuldgefühls erfaßt werden und nährt das Bedürfnis nach Selbstbestrafung; die zweite, »frei« genannte, ist in gewisser Weise beweglich, diffus – und eben diese sei für verstocktestes Festhalten an der Krankheit verantwortlich. Diese Sichtweise ist diskutierbar, was ja auch bereits geschehen ist, und ich habe nicht vor, länger bei diesem Problem zu verweilen. Ich möchte lediglich die damit gebotene Gelegenheit beim Schopf ergreifen, zwei Formen der Beziehung zum Bösen (im Sinne von Krankheit) einander gegenüberzustellen, deren erste verständlich ist, während sich die zweite jeglichem Verständnis entzieht.

Mit der Frage des Bösen im moralischen Sinne sieht es genauso aus. Ein Teil seiner Ursachen ist analysierbar, verständlich, erklärbar. Ein anderer Teil bleibt dagegen undurchsichtig und scheint außerhalb jedes Kausalzusammenhangs zu stehen – und vielleicht liegt gerade dort seine wesentlichste Wurzel. Ich wäre geneigt, Angelus Silesius zu paraphrasieren und zu sagen: »Das Böse ist ohne Grund«.[1] Krankheit und Böses: Die Beziehung zwischen diesen beiden Begriffen erhält in der Psychoanalyse ihren ganzen Sinn, denn psychische Krankheit – das Seelenleid – kann in ihren rebellischsten Formen als eine Krankheit des Bösen interpretiert werden.[2]

Für die negative therapeutische Reaktion und den primären Masochismus kann man dies sicher so sehen. Welch' eigentümliche Wiederkehr der Dinge! Die Psychoanalyse entstand aus dem erfolgreichen Exorzismus der Hysterie, die lange Zeit als ein auf Beses-

---

[1] »La rose est sans pourquoi« (Angelus Silesius, zitiert von Heidegger u. a.) [Anm. d. Übs.: Green im frz. Text: »Le mal est sans pourquoi« (1990, S. 369)].

[2] Anm.d.Übs.: Green nutzt assoziativ die Homonymie der frz. Begriffe: *la maladie* (die Krankheit), *le mal* (das Böse), *le mal de l'âme* (das Seelenleid), *le malaise* (das Unbehagen), *le mal-être* etc.

senheit durch böse Geister beruhendes Leiden gegolten hatte. Der Teufel wurde aus dem Körper der Hysterikerin vertrieben; dadurch wurde offenbar, was dieser Körper zuvor verborgen hatte: die unbewußte Sexualphantasie. Man müßte nur den Ariadne-Faden der Hysterie aufrollen, und das Labyrinth der Neurosen würde seine geheime Architektur preisgeben – so jedenfalls konnte man hoffen. Mit fortschreitender Erfahrung mußte man sich eingestehen, daß der Ausgang des Labyrinths, den man doch einen Moment lang gesehen zu haben glaubte, alles andere als nah war. Es könnte sein, daß die gesamte Todestriebtheorie letztlich nur ein einziges Ziel hat: eine Erklärung für das Scheitern der Analyse zu liefern. Der primäre Masochismus wäre dann nur ein gelehrter Begriff, der die Verdammung der Seele wegen ihrer Ursünde in Worte zu fassen hätte, jene Verdammung nämlich, die einst der Hysterikerin gegolten hatte. Jetzt – mit dem Todestrieb – krankt die Seele nicht mehr am Geschlecht (oder am Geschlecht allein), sondern am Tod.

Gut – böse: von Freud zu Melanie Klein

Einer der revolutionärsten Aspekte der Freudschen Konzeption des Seelenlebens besteht darin, Lust-Unlust-Prinzip und Realitätsprinzip einander gegenüberzustellen. Denkt man über das Geburtsdatum des Lust-Unlust-Prinzips als grundlegender Referenz der psychischen Aktivität nach, kann man sich nur wundern, wie lange das abendländische Denken gebraucht hat, um zu dieser Evidenz zu gelangen. Aus dieser Feststellung ergeben sich eine Reihe von Folgerungen; uns interessiert an dieser Stelle diejenige, die mit dem Bösen zu tun hat. Vom Ordnungsprinzip Lust-Unlust her entwickelt Freud nämlich seine Konzeption des psychischen Apparats. Ein Unterschied, der bisher zu wenig beachtet wurde, findet sich zwischen der Ausarbeitung von 1915 in *Triebe und Triebschicksale* und der von 1925 in *Die Verneinung*.

In der ersteren wird die Außenwelt, die dem Ich gegenübersteht, als ursprünglich indifferent betrachtet. Genauer gesagt, geht Freud in *Triebe und Triebschicksale* von einem Stadium des primären (autoerotischen) Narzißmus aus, in dem das Ich durch die Triebe besetzt wird und sich in der Lage zeigt, sie selbst zu befriedigen. Die Beziehung zwischen Ich/Subjekt und Außenwelt ordnet dem ersteren die Lust zu, dem letzteren Indifferenz: »Die Außenwelt ist derzeit nicht mit Interesse (allgemein gesprochen) besetzt und für die Befriedigung gleichgültig« (GW X, S. 227). Hierzu sei nebenbei daran erinnert, daß Freud einige Jahre zuvor in *Formulierungen über die zwei Prinzipien des psychischen Geschehens* (1911) die Auffassung vertreten hatte, daß ein solches System auf den ersten Blick keinerlei Existenzfähigkeit habe und nur vorstellbar sei, indem man die mütterliche Pflege in das System mit einbeziehe. Mit anderen Worten: Die narzißtisch-autoerotische Organisation des Kleinkindes, die die Triebe befriedigen kann, beruht auf der Illusion, das Kind verteile selbst die ihm geltenden Wohltaten, die in Wirklichkeit natürlich von der Mutter kommen. Das Kind weiß es nicht, weil es die Handlungen der Mutter unter die Wirkungen der eigenen Allmacht einreiht und die Mutter für das Kind ja noch gar nicht als von ihm getrennt existiert. Im Text von 1915 nimmt Freud dieses Argument nicht wieder auf, man kann aber unterstellen, daß er es stillschweigend voraussetzt. In der Fortführung seiner Überlegungen in *Triebe und Triebschicksale* postuliert Freud, daß sich im Ich nun »unter der Herrschaft des Lustprinzips (...) eine weitere Entwicklung« vollzieht: »Es nimmt die dargebotenen Objekte, insofern sie Lustquellen sind, in sein Ich auf, introjiziert sich dieselben (nach dem Ausdrucke Ferenczis) und stößt anderseits von sich aus, was ihm im eigenen Innern Unlustanlaß wird« (GW X, S. 228). Der Haß tritt zusammen mit der Entdeckung des Objekts auf und ist mit diesem substantiell verbunden: Das Objekt wird im Haß entdeckt.[3] Die Be-

[3] Man muß hier Unlust und Haß unterscheiden. Der Haß ist der differenziertere Affekt und hat ein integriertes Ich zur Voraussetzung.

wußtwerdung darüber, daß das Objekt kein Teil des Ichs ist und diesem damit nicht zur vollen Verfügung steht, erzeugt ganz selbstverständlich Haß, denn über ein unabhängiges Objekt kann das Ich nicht frei verfügen. Man sieht hier, daß der Haß oder – anders gesagt – der mit dem bösen Objekt verbundene Affekt für Freud sekundär und eher spät auftritt, denn er wird erst für die Zeit nach der Ich-Objekt-Differenzierung in Betracht gezogen.

Zehn Jahre später in *Die Verneinung* ist sich das Kind *von Anfang an* des Bösen bewußt, denn das Gute ist inkorporiert und das Böse »exkorporiert«.[4] Man erinnere sich an den von Freud postulierten Zusammenhang zwischen Außenwelt, Fremdem, Gehaßtem und Bösem. Anders ausgedrückt, lautet die letztere Hypothese, daß *die Unterscheidung in gut und böse der Trennung von Ich und Objekt zeitlich vorausgeht.* Es bliebe dann sicher noch zu postulieren, das Gegensatzpaar gut-böse entspreche dem des Guten und des Bösen im umfassenderen Sinne; bei diesem Versuch stoßen wir wieder auf die Fragen, die Freud in *Das ökonomische Problem des Masochismus* bereits angeschnitten und in *Das Unbehagen in der Kultur* weiterverfolgt hatte. An der Indifferenz gegenüber der Außenwelt, die für die narzißtische und autoerotische Organisation der Frühzeit charakteristisch ist, kann unter der Bedingung festgehalten werden, die Innenwelt auf das »purifizierte Lust-Ich« einzuschränken. Wenn die mütterliche Pflege als Teil der narzißtisch-autoerotischen Organisation zu behandeln ist, dann füge ich nun noch hinzu, daß die Mutter gleichfalls notwendig ist, damit sich die Exkorporation in Projektion verwandeln kann oder damit die Produkte verwerfender Ausstoßung von einem Objekt aufgenommen werden können, um dann Sinn bekommen zu können. Der Bezug zwischen gut und böse, Gutem und Bösem hängt mit der Internalisierung der Aggression zusammen, es ist aber offensichtlich, daß hierzu der Übergang vom Teil-

[4] Ich habe den Vorschlag gemacht, den der Inkorporation entgegengesetzten Vorgang als »Exkorporation« zu bezeichnen, um damit ein Gegensatzpaar analog dem von Introjektion und Projektion zu schaffen.

objekt zum ganzen Objekt erforderlich ist. Das erstere kann rein böse sein, aber nur das letztere kann hassenswert sein.

Es wurde vielfach die Frage gestellt, was Freud wohl dazu veranlaßt haben möge, die 1915 postulierte Indifferenz gegenüber der Außenwelt durch eine von Anfang an böse und gehaßte äußere Welt zu ersetzen. Der Grund für diese Verschiebung liegt meiner Auffassung nach in Freuds Option zugunsten des Todestriebs. Hat er nicht gerade in einem Text, in dem er die Beziehungen zwischen Verneinung und Todestrieb untersucht, auch den Ursprungsmythos des Subjekts modifiziert? Nun werden das Böse und der Tod von Anfang an ausgestoßen, d. h. ausgespien und erbrochen. 1915 wurde noch das böse *Objekt* nach außen verlagert. 1925 ist das, was böse ist und also ausgestoßen werden muß, noch kein Objekt; es handelt sich um etwas, das noch keinen Namen hat und ihn *nach* der Ausstoßung vielleicht erhält. Alles, was vom Ich im Akt der frühen Inkorporation, die das »purifizierte Lust-Ich« (Eros in Menschengestalt) entstehen läßt, nicht gebunden wird, gerät als früheste Ent-Bindung in den Einflußbereich des Todestriebs. Der Todestrieb ent-bindet, und was unter dem Einfluß seines Wirkens ent-bunden wurde, ist keine Gefahr mehr für das, was sich später an Verbindungen entwickeln wird. Wir werden sehen, wie dieser Vorstellung durch andere Aussagen widersprochen werden wird. Eine solche Verschiebung kann Ergebnis kleinianischer Interpretation des Freudschen Denkens sein, denn es ist ja allgemein bekannt, wie sehr sich Melanie Klein in der direkten Nachfolge der Freudschen Konzeptionen sah. Der ursprüngliche Gegensatz zwischen Ich/innen/gut und fremd/außen/böse verwandelt sich in einen Gegensatz zwischen (guten) Lebenstrieben und (bösen) Todestrieben auf der einen Seite, denen auf der anderen – in vollkommen komplementärer Weise – gutes Objekt und böses Objekt entsprechen. Bion gab dem Prozeß der Ent-Bindung in seiner Theorie des Denkens später einen Platz von kapitaler Bedeutung. Nach seiner Theorie wird das Nichtassimilierbare abgeführt (die Beta-Elemente, die aus rohen Sinneseindrücken entstehen), und zwar über den Weg der projektiven

Identifizierung ausgestoßen. Bei Melanie Klein und in geringerem Maße auch bei Bion bleibt man aber an die depressive Position fixiert – nicht nur im Sinne einer wichtigen Etappe, sondern so, als handele es sich hierbei um ein Ziel. Freuds Entwicklungslinie vom Lustprinzip zum Realitätsprinzip wird durch eine andere ersetzt: von der schizoid-paranoiden zur depressiven Position. Ist die Parallele gerechtfertigt? Ich glaube ja. Postuliert Freud nicht, daß die Einsetzung des Realitätsprinzips zur Voraussetzung hat, daß die Objekte, die zuvor Befriedigung verschafft haben, verloren sein müssen? Dies bedeutet, daß das Kind die Vorstellung akzeptieren muß, daß die Objekte nicht Teil seiner selbst sind und andere Funktionen haben, als lediglich Befriedigung zu vermitteln. Zu sagen, sie seien verloren, impliziert darüber hinaus, daß sie, so man sie einmal wiedergefunden hat, aufs Neue und vielleicht für immer verschwinden können, d. h. durch den Haß zerstört werden können, den man ihnen entgegenbringt. In der kleinianischen Optik entspricht dies zumindest zum Teil der depressiven Position: Das Objekt ist dabei, zu einem Ganzen zu werden, existiert also auf für sich allein und nicht nur als Partialobjekt; das Kind fürchtet, es zu verlieren, wirft sich das Böse vor, das es dem Objekt angeblich bereits angetan hat oder wozu es vielleicht noch zu tun versucht sein könnte et cetera. Man ist hier am Verknüpfungspunkt zwischen dem Bösen im Sinne des Verfolgers – jener Person, die mir Böses will – und dem Bösen im Sinne des Sünders – jener Person in mir, der anderen schaden will. Aber ist das wirklich ein Beleg dafür, daß der Zugang zum Realitätsprinzip erreicht wurde? Die depressive Phase ist für Mädchen und Jungen identisch. Was wird aus dem Geschlechtsunterschied? Wird er nebensächlich? Auch das Problem des Generationsunterschieds wird überhaupt nicht erwähnt. Zwar gibt es zwischen den beiden Theorien nicht in jedem Punkt Entsprechungen, aber zahlreiche Überschneidungen werfen doch ein Licht auf die Beziehungen zwischen beiden.

Setzen wir gleichwohl die Untersuchung der Unterschiede fort. Bei Freud impliziert das ursprüngliche Modell der Verneinung eine spätere Verschiebung. Von einem solchen Schema ausgehend, läßt sich unschwer der gesamte Ödipuskomplex antizipieren. Man setze an die Stelle des »purifizierten Lust-Ichs«, das das gute Objekt inkorporiert, das Objekt des inzestuösen Begehrens und an die Stelle des bösen, gehaßten Fremden das Hindernis bei der Realisierung dieses Begehrens, das Todeswünsche gegen ihn aufkommen läßt. Die Fortsetzung ist bekannt: Das Überich wird zum Erbe des Ödipuskomplexes. Alles bei Freud ist dahingehend konstruiert – nicht unbedingt willkürlich, es erschließt sich aber *a posteriori* –, daß Harmonien entstehen, die unterschiedliche Zeiten der Geschichte in Bezug zueinander bringen und Resonanzen zwischen den verschiedenen Konzepten erzeugen können. Der unvermeidliche Bezug auf eine Vorstellung von Entwicklung und Progression fehlt zwar nie, aber er macht sich doch nicht vom Bemühen um Kohärenz frei, das Spätere durch das Frühere erklären zu wollen. Und zwar erhellt das Frühere das Spätere, weil das Frühere im Keim bereits das enthält, *was später aufblühen wird*. Die Modellvorstellung, die in *Die Verneinung* zu den Frühstadien der psychischen Strukturierung entwickelt wird, erscheint *nachträglich*, d. h. erst nach der Vervollständigung der Theorie des Ödipuskomplexes. In der Tat erhält der Ödipuskomplex seine vertiefte Ausarbeitung erst in *Das Ich und das Es* (1923) und den weitführenden drei Texten aus den Jahren 1924 und 1925 über *Einige psychische Folgen des anatomischen Geschlechtsunterschieds*, über *Die infantile Genitalorganisation* und in *Der Untergang des Ödipuskomplexes*. *Die Verneinung* (1925) ist also eine Fortsetzung dieser Strömung.

Bei Melanie Klein gibt es nichts, was dem vergleichbar wäre. Während Freuds Überich unbezweifelbar ödipalen Ursprungs ist – was die Existenz präödipaler Schuldgefühle nicht ausschließt – und seine Grundlegung in den verbotenen Wünschen nach Inzest und Vatermord findet, ist man bei Melanie Klein mit der Trauer der depressiven Position am Entwicklungsziel der infantilen Sexualität angelangt. Für sie ist dies offenbar die höchste Reifungsstufe, die man erreichen kann, was zu der Bemerkung Anlaß gegeben hat, die kleinianische Analyse vermittele Schuldgefühle. Für Freud liegt das Ziel der psychosexuellen Entwicklung nicht nur in der Genitalität, sondern in der Überwindung der Kastrationsangst. Melanie Klein beweint ihre Toten, während Freud an die Fortsetzung der Generationenfolge denkt. Summarisch betrachtet, bleibt erstere an eine Weltsicht gebunden, die man in die Nähe des unglücklichen Bewußtseins rücken könnte, während Freud die Transformation der Kastrationsangst in Triebverzicht und Hinwendung zur Sublimation herbeiwünscht. Dieser Unterschied der Perspektiven zwischen Freud und Melanie Klein steht im Zentrum ihrer Debatte. Freud hat zwar gegen Ende seines Lebens sein Denken stark auf den Todestrieb hin ausgerichtet, dabei aber trotzdem nie aufgehört, ein gewisses Vertrauen in die Auswirkungen der Lebenstriebe (oder Liebestriebe) zu setzen, die über die Sexualfunktion zum Ausdruck kommen. Und selbst wenn man zu der Auffassung gelangte, das Gleichgewicht der beiden Großmächte sei zugunsten der Todestriebe verschoben, blieben Sexualität und Lust doch mächtige Trümpfe zur Beschwörung des Bösen – trotz der im Sadismus möglichen Kollusion von Sexualität und Destruktivität. Was bei Melanie Klein ins Auge springt, ist nicht so sehr der Akzent, den sie auf die Destruktivität legt, sondern die Abwertung des Sexuellen. Sicher, die Lebenstriebe nehmen in ihrem Denken einen nicht zu vernachlässigenden Platz ein, aber ihre Konzeption der Liebe bleibt stark idealisiert und jedenfalls desexualisiert. Genau aus diesem Grund besetzen depressive Position und nicht beendbare Trauer das Terrain. Und das ist auch der Grund dafür, daß die Kastrationsproblematik (mit ihrem starken semantischen und symbolischen Gehalt) im Thema der sadistischen Aggressivität gleichsam ertränkt wird, unter die sie als ein Beispiel unter anderen subsumiert wird.

Das Realitätsprinzip hat nur Sinn, wenn es in den Ödipuskomplex als das symbolische Strukturprinzip menschlicher Ordnung einmündet. In *Die Verneinung* unterstreicht Freud, die Realität müsse anerkannt werden, selbst wenn sie unangenehm sei. Ich füge hinzu: selbst wenn sie angenehm ist. Dichotomische Aufteilungen in Begriffe wie Gutes und Böses oder gut und böse sind zur Charakterisierung seelischer Abläufe unzureichend. Eben dies versucht das Realitätsprinzip zu transzendieren, das in eine Anerkennung anderer Gegebenheiten als gerade der Notwendigkeit der Trauer mündet: in die der unumgänglichen Gegebenheiten der ödipalen Situation.

Vom Negativ der Perversion zur negativen therapeutischen Reaktion

Die eigentümliche Wiederkehr der Dinge ist dennoch nicht bloß ewige Wiederkehr des Gleichen: Das Böse, das man der Hysterie in den ersten Konzepten der Psychoanalyse ausgetrieben hatte, tauchte schließlich im Begriff des primären Masochismus wieder auf. Der Dämon der Hysterie war nichts anderes als die Perversion, jenes Positiv, dessen Negativform die Neurose ist. Die Hysterikerin hatte den Teufel im Leib. Sie war also entsprechend der Reputation, die sie ohnehin schon gehabt hatte, unmoralisch.[5] Es war ratsam, die Zweiersituation mit ihr zu meiden, barg sie doch das Risiko, sich Anklagen wegen versuchter Vergewaltigung ausgesetzt zu sehen. Es war eine vollständige Sackgasse: Gab man ihrer Verführung nach, war man ein perverser Vergewaltiger, widerstand man ihr aber, war man auch nicht besser! Freuds Beitrag bestand bekanntlich darin, diese »armen Frauen« freizusprechen, indem alles auf das Unbewußte geschoben wurde. Sie taten es ja nicht absichtlich! Damit aber nicht genug, Freud drehte im weiteren Verlauf dann alles auf den Kopf mit der Behauptung, das Kind sei polymorph-pervers. Damit wurde der Kindheit die Unschuld bestritten! Weil es sich hierbei aber um eine allen gemeinsame Grund- und Ausgangsbe-

[5] Ich beschränke mich auf die weibliche Hysterie, den Gegenstand der ersten psychoanalytischen Studien.

dingung handelt, eine Quelle aller späteren Perversionen, die lediglich nicht überwundene Fixierungen darstellen, wird die Perversion vom Bösen abgekoppelt. Es ist nicht schlimm, pervers zu sein: Eine Fixierung ist kein sündhafter Fehler, und niemand ist aus freien Stücken pervers.

Die gesamte Anfangszeit des Freudschen Werkes steht unter dem Zeichen eines Wunsches nach sexueller Befreiung. Damit ist nicht so sehr eine Befreiung im Sinne Wilhelm Reichs gemeint, d. h. eine der Sitten und der Sozialstruktur – was ja nur eines der vielen Mißverständnisse war, deren Urheber sich auf Freudsche Gedanken beriefen –, sondern eine Befreiung des Denkens: Befreiung durch Wissenschaft, Neutralität, Objektivität, Unparteilichkeit und die Fähigkeit, jedwedes menschliche Verhalten, jedwedes ausgelebte oder auch nur phantasierte Verlangen in aller Ruhe zu betrachten und zu untersuchen. Die Hoffnung, die hinter dieser Haltung lag, war zweifelsohne (ganz im Sinne der *Aufklärung*) der Gedanke, die Deutung der Symptome müsse zu ihrer Auflösung führen und dem Subjekt ermöglichen, seine blockierte psychische Entwicklung wieder aufzunehmen, wenn man Sinn und Genese der Perversionen (und damit auch ihres Negativs, der Neurosen) nur wirklich verstanden hätte.

Wir kennen die Enttäuschungen, die Freud in seinen therapeutischen Ambitionen Schritt um Schritt erfuhr. Nicht nur narzißtische und Aktual-Neurosen (die beide keinen Bezug zum Bösen haben) mußten als von der analytischen Kur unerreichbar erklärt werden, sondern auch die Perversionen. Nach Freud ist die Perversion nämlich direktes Resultat einer Fixierung und kennt somit weder Verdrängung, Wiederkehr des Verdrängten noch Konflikt. Das Ich ist in Syntonie mit dem perversen Vergnügen und kämpft infolgedessen auch nicht gegen die Befriedigungen, die sich aus ihm ergeben. Ich erinnere mich, gelesen zu haben – ohne daß ich die Quelle jetzt nennen könnte –, Freud habe gedacht, man könne einen Perversen nicht davon überzeugen, daß der normale Sexualakt nicht weniger Lust vermittele als die, die seine Perversion ihm verschaffe. Es gab für

Freud aber keine besondere Ausweitung des Perversionsbegriffs zum Bösen hin. Der Perverse war an seine Perversion nicht stärker fixiert als der Delirante an seine Wahninhalte oder der Briefmarkensammler an seine Sammelleidenschaft. Wollte sich Freud »jenseits von gut und böse« stellen? Bemerkenswert ist jedenfalls, daß sich lange Zeit nach ihm unser Blick auf die Perversionen doch sehr verändert hat. Ich spreche dabei nicht einmal von jenen heutigen Vorstellungen, die die Perversion gern in Verbindung zur Psychose bringen, wobei die Perversion als Abwehr gegen die Psychose betrachtet wird, und auch nicht an jene, die die Existenzberechtigung des Perversionskonzepts überhaupt bestritten haben, sondern ganz im Gegenteil an die von Robert Stoller vorgetragene Auffassung, nach der die Perversion mit dem Haß und dem Verlangen, Schaden zuzufügen, in enger Verbindung stehe. Haben die Psychoanalytiker ihre Gelassenheit verloren und machen nun gemeinsame Sache mit den Zensoren der öffentlichen Moral, oder haben sie wirklich einen Aspekt der Perversion entdeckt, den Freud verdunkelt hatte? Ich glaube in der Tat, daß die Beobachtungen Stollers in Richtung einer Reinterpretation der klinischen Fakten im Lichte der letzten Fassung der Triebtheorie gehen: Die Perversion ist nicht länger lediglich eine Erscheinungsform von Sexualität, sondern wird nur verständlich, wenn man auch das darin enthaltene Wirken des Todestriebs mit berücksichtigt.[6] Gewiß, das war seit langem anerkannt, denn seit 1905 wurde so der Sadismus aufgefaßt. Wurde damit nun vorgeschlagen, jede sexuelle Perversion als mehr oder weniger stark, explizit oder implizit von Sadismus mitgeprägt zu betrachten? Eine solche Position zu vertreten, wäre sicher nicht vollkommen unmöglich, ich glaube aber, das Problem ist noch um einiges komplizierter.

Ich möchte hier auf die Bezüge zwischen Perversion und Todestrieb (also nicht die zum Sadismus) nicht weiter eingehen. Im übrigen ist der Gedanke auch nicht neu. In der psychoanalytischen Lite-

[6] Stoller glaubt nicht an den Todestrieb. Man müßte deshalb besser sagen: der Aggression.

ratur hat er zwar wenig Widerhall gefunden, im literarischen Denken wurde ihm aber starke Aufmerksamkeit zuteil. Man denke nur an Georges Bataille. In der Tat sollte man den primären Masochismus näher untersuchen, mit dem Freuds Werk abschließt, denn in ihm finden sich wohl die engsten Verbindungen zwischen Sexualität und Todestrieb. Der primäre Masochismus ist eines der obskursten Konzepte Freuds. Mit der Vorstellung von einem Todestrieb, der *ursprünglich nach innen gerichtet* und dessen *sekundär nach außen projizierter* Anteil die Aggressivität sei, haben wir es mit einer Spekulation zu tun, der es zwar an Überzeugungskraft nicht fehlt, die aber doch unbeweisbar bleibt und weder denen Recht gibt, die Todestrieb und Aggressivität zusammenwerfen, noch denen, die auf Seiten Freuds stehen. Es sollte nicht unerwähnt bleiben, daß man in Frankreich gerade bei Pierre Marty und seinen Mitarbeitern die überzeugtesten Anhänger des Todestriebs findet, also bei jenen, die innersomatische progressive Desorganisationsprozesse beobachten und eben gerade nicht die Effekte externalisierter Aggressivität. Man versteht jetzt, daß Freuds in *Das ökonomische Problem des Masochismus* dargelegte Konzeption komplizierter ist als die Modellvorstellung in *Die Verneinung*.[7] Es muß nämlich gesehen werden, daß es trotz Ausbildung des purifizierten Lust-Ichs nicht gelungen ist, *alles* Böse nach außen zu projizieren. Denkbar ist, daß sich der psychische Apparat mit einer teilweisen Abfuhr der Aggressivität begnügen muß, die aber hinreichend ist, um die Bindung der Libido im purifizierten Lust-Ich zu ermöglichen. In jedem Fall kommt es aufgrund der libidinösen Miterregung zur Umwandlung von Schmerz in Lust. Freud hat sich mit diesen Fragen eingehend auseinandergesetzt. In *Das Unbehagen in der Kultur* vertritt er die Auffassung, die Aggressivität werde unschädlich gemacht, weil sie »introjiziert«, »verinnerlicht« werde, also an ihren

[7] Der Umstand, daß der Text über den Masochismus aus dem Jahre 1924 ein Jahr früher geschrieben wurde als der über die Verneinung, ändert daran nichts. Es kommt bei Freud häufiger vor, daß er eine Idee vorträgt und diese dann in den kurz danach folgenden Arbeiten nicht in jeder Hinsicht konsequent berücksichtigt.

Ausgangspunkt zurückgeschickt. Sekundär wird sie dann vom Überich in Dienst genommen. Wie soll man diese Introjizierung der Aggressivität verstehen, die doch angeblich zuvor exkorporiert oder nach außen projiziert worden ist? Der Sinn der Freudschen Auffassung liegt zweifellos in der These, diese Introjektion gehe mit einer Bindung oder Legierung einher, in der die Aggressivität durch erotische Libido neutralisiert wird. Außerdem erhöht ja der Verzicht auf Aggression (unter dem Druck einer äußeren Autorität) die innere Aggressivität beträchtlich! Jedenfalls scheint es mir sehr wichtig, den Sadismus des Überichs klar vom Masochismus des Ichs zu unterscheiden, wobei letzterer sehr viel undurchsichtiger ist als der erstere.

Michel de M'Uzan berichtet in einer Arbeit über einen Fall von perversem Masochismus, dessen Lektüre unter die Haut geht, von dem tiefen Wunsch dieses Patienten nach *Erniedrigung seiner Persönlichkeit*.[8] De M'Uzan stellt sehr gut heraus, daß die Suche nach Leid hier nicht der Angstvermeidung dient; die Angst ist in gewisser Weise verworfen: An ihrer Stelle herrscht der Schmerz als direkter Verursacher von Lust. In diesem Zusammenhang sei daran erinnert, daß Freud ab 1915 die Auffassung vertritt, die wirklichen Urformen des Hasses entstammten nicht dem Sexualleben, sondern dem Kampf des Ichs um Selbsterhaltung und Behauptung (GW X, S. 228-232).

Der primäre Masochismus, dessen Abkömmlinge so schwer aufzuheben oder auch nur umzuformen sind, ist nicht nur ein Hinweis für das Ausmaß der Fixierung, sondern auch für die Unempfänglichkeit des Subjekts für das, was das Objekt ihm bieten könnte. Jeder Analytiker spürt die perverse Unterströmung, die dem unerschütterlichen Festhalten an einer negativen therapeutischen Reaktion zugrundeliegt, aber er kommt auch nicht an dem Gedanken vorbei, daß sich diese Hartnäckigkeit mit der Bezugnahme auf die Perversion nicht vollständig erklären läßt. In der negativen therapeutischen

[8] M. de M'Uzan: *De l'art à la mort*. Gallimard, Paris 1977 [dort im Kapitel »Les esclaves de la quantité«].

Reaktion manifestiert sich etwas, das man als paradoxe Bindung betrachten könnte: Sie dient einerseits dazu, die Übertragungsneurose aufrechtzuerhalten und sich ihrer Auflösung entgegenzustemmen, hält die Übertragungsbeziehung andererseits aber nur in *der* Form aufrecht, daß das Band zum Analytiker zurückgewiesen wird. Sie scheint eine isolierte Figur zu sein, ein geschlossenes System, das zu unendlicher Wiederholung verdammt ist, woran deutlich wird, daß sie auf einer narzißtischen Organisation beruht. Eine solche Art, die Beziehung zum Objekt zu leben, beeinträchtigt unvermeidlich auch den Bezug zur Realität. Oft ist es schwer, zwischen dem Masochismus der negativen therapeutischen Reaktion und einer chronischen Depression zu unterscheiden, die vor dem Hintergrund schizoider Objektbeziehungen mit einer progressiven Verarmung der Beziehungen zur Außenwelt einhergeht. In manchen Fällen ist man versucht, noch weiter zu gehen und zu denken, hinter einer derartigen Selbstzerstörung und zunehmenden Einengung des Realitätsbezugs müsse sich eine psychotische Struktur verbergen.

Man sieht also, daß der primäre Masochismus durchaus Bezug zu primärem Narzißmus haben und mit Rückzug aus der Realität einhergehen kann, und denkt an Bions Bemerkungen zum Haß des Psychotikers auf die (innere *und* äußere) Realität.

Hieran wird deutlich, inwiefern das Böse doch nicht ganz das Gleiche ist. Nicht nur ist im Gewande der Perversion der Dämon der Sexualität mitbeteiligt, sondern mit dem Urmasochismus auch »der Geist, der stets verneint« und die Sünde des Hochmuts. Wir haben vierzig Jahre theoretischer Anstrengung Freuds überflogen und dabei nachgezeichnet, wie das Negative immer mehr abdriftete: von der Neurose als Negativ der Perversion hin zum primären Masochismus als Ursache der negativen therapeutischen Reaktion.

Man wird neurotisch, weil man zur Perversion nicht *comme il faut* »nein« sagen konnte. Man bleibt es trotz Analyse, weil man zum Verzicht auf das Übertragungsobjekt nicht *comme il faut* »ja« sagen konnte.

Sexualität: Norm und Anormalität

In der Mehrzahl tendieren die modernen Sichtweisen der Perversion (Ilse und Robert Barande, Georges Lanteri-Laura) dazu, den willkürlichen, sozialen Charakter der Sexualnormen hervorzuheben – und damit auch die Willkür, der Perversion Anormalität zuzuschreiben. Joyce McDougall hat »für eine gewisse Anormalität« plädiert.[9] Der Titel enthält eine Einschränkung und erkennt damit implizit eine Grenze an.

Es steht ganz außer Zweifel, daß wir bestimmte sexuelle Verhaltensweisen wie etwa die Homosexualität nicht mehr als Perversionen betrachten. Auch ist verständlich, daß man sogenannte »perverse« Verhaltensweisen akzeptiert, wenn sie Erwachsene mit komplementären Neigungen aus freien Stücken in Beziehung zueinander setzen. Jedoch sollte auch von einer Ethik, die nicht auf soziale Vorurteile gegründet sein will, sexuelle Gewalttätigkeit nicht toleriert werden, die durch einen oder mehrere Partner einem oder mehreren anderen auferlegt wird und durch die diese mit Gewalt oder unter Drohungen dazu gezwungen werden, zur sexuellen Befriedigung des anderen zu dienen. Der Extremfall in dieser Hinsicht ist natürlich der sexuelle Mißbrauch von Kindern. Wir treffen hier wieder auf jenes tausendfach begrabene oder aus seiner Asche immer wieder auferstehende alte Wissen der Psychoanalyse um das sexuelle Trauma, die Verführung des Kindes. Es ist schön und gut, wie zuletzt Laplanche,[10] zu versichern, Freud habe gegen Ende seines Lebens mit den Bemerkungen zu den Pflegehandlungen der Mutter als der ersten Verführerin des Kindes wieder an die Verführungstheorie angeknüpft, oder – wie Piera Aulagnier – die Violenz von Deutungen, die durch die Mutter ausgesprochen werden, herauszustreichen oder schließlich noch eine ursprüngliche Gewalt ins Feld zu führen (Bergerets *violence fonda-*

[9] Siehe dazu ihr Buch *Plaidoyer pour une certaine anormalité*. Gallimard, Paris 1978, deutsch: *Plädoyer für eine gewisse Anormalität*. Frankfurt/M. (Suhrkamp) 1992.

[10] Jean Laplanche: *Nouveaux fondements pour la psychanalyse*. P.U.F., Paris 1987.

mentale): Den spezifischen, einzigartigen und abweichenden Charakter des sexuellen Traumas im eigentlichen Sinne wird man damit nicht annähernd erfassen, und ebensowenig wird man dessen Gewicht und Bedeutung im Rahmen einer umfassenderen Konzeption des kumulativen Traumas relativieren können (Masud Khan). Ferenczis Sprachverwirrung zwischen dem Erwachsenen und dem Kind belegt die Unvermeidbarkeit von Verführung. Die Beiträge dieses Autors haben unsere Sichtweise auf die Bedeutung und die (hauptsächlich narzißtische) Natur des Traumas erheblich erweitert. Das Spezifische des sexuellen Traumas besteht aber nach wie vor darin, daß Lustbefriedigung durch Gewalt ausgelöst wird. Nicht die hier mitschwingende Gewalt allein macht den Vorgang zur Anomalie, denn ein gewisser Grad an Violenz ist ja auch an höchst gemeinsamer Lust beteiligt; das Trauma ergibt sich vielmehr daraus, daß diese Lust verfrüht auf das Subjekt trifft und dessen Möglichkeiten übersteigt, sie ins Ich zu integrieren.

Freud wahrte gegenüber diesem Thema, das er bis in *Der Mann Moses und die monotheistische Religion* hinein nie aus den Augen verlor, stets die kühle Objektivität des Wissenschaftlers. Ich glaube aber nicht, daß er jemals den Gedanken aufgegeben hat, daß derartige Ereignisse aufgrund der Natur der Sexualfunktion (d. h. ihrer Frühblüte) eine besondere Bedeutung haben. Er hat auch die Folgewirkungen nie heruntergespielt: weder in moralischer Hinsicht noch im Hinblick auf mögliche Fixierungen (positive Wirkung des Traumas, die zur Wiederholung drängt) oder die gegen es aufgebotene Abwehr (negative Wirkung des Traumas, die darauf zielt, der Wiederkehr des Traumas ins Bewußtsein auch um den Preis einer Verarmung des Ichs entgegenzuwirken). Es gibt also eine Sexual-Ethik, die auch durch eine Aufhebung von Verboten auf sozialer Ebene niemals ausgeschaltet werden wird. Die Szene, in der der Erwachsene verführt, ist noch nicht einmal der extremste Fall. Will man dieser Gewalt auf den Grund gehen, muß der Bezug zur ödipalen Situation gesehen werden, d. h. der Bezug zum Inzest. Nun weiß man ja, daß der Inzest zwischen Vater und Tochter viel verbreiteter ist als der zwischen Mutter und Sohn und daß ersterer wohl weniger Schäden hinterläßt. Kann man aber im Falle des Inzests zwischen Mutter und Kind überhaupt von Gewalt sprechen, wo doch ein derartiger Akt dem Sohn oder der Tochter kaum aufgezwungen wird und von ihnen sogar ersehnt oder provoziert wird? Meiner Auffassung nach muß man hier trotz Zustimmung des Partners von Gewalt sprechen, und dies selbst dann noch, wenn die Initiative scheinbar vom jüngeren Teil des Paares ausgeht, denn die aktive oder passive Verführungsaktivität der Mutter hat bereits insofern entfremdend gewirkt, als sie das Verlangen des Kindes vollständig befriedigt und für ein anderes Objekt des Begehrens keinen Platz mehr gelassen hat. Als Frage sei angemerkt, warum der Inzest nicht zu den Perversionen gerechnet wird.

Zusammenfassend halte ich fest, daß die Sexualität nur dann gemeinsame Sache mit dem Bösen macht, wenn ihre erotische Komponente unter der Herrschaft der narzißtischen steht, d. h. wenn der Haß, dessen Quelle in der Selbsterhaltung des Ichs liegt, die Erotik fast vollständig monopolisiert. In *Das ökonomische Problem des Masochismus* betrachtet Freud den Bemächtigungstrieb und – worauf im allgemeinen wenig eingegangen wird – den *Willen zur Macht* als Synonyme des Destruktionstriebs.

Der Masochismus kann als Zeichen »invertierten« Machtwillens gedeutet werden, wobei hinzuzufügen wäre, daß dieser im Gegensatz zum allgemeinen Willen zur Macht sein Ziel in jedem Fall erreicht. Der invertierte Machtwille kennt keine Niederlage, denn was für die anderen Ursache von Niedergeschlagenheit, enttäuschter Hoffnung oder ein Zeichen der Mißgunst des Schicksals ist, wird ihm zu allerhöchster Apotheose: Je tiefer der Fall, desto größer der Sieg. Bei dem Spiel »wer verliert, hat gewonnen« ist es leicht, unbesiegbar zu sein, und dies um so mehr, als der gewöhnliche Machtwille entweder Unterwerfung oder aber Zustimmung des Objekts erfordert, womit ja ein gewisses Abhängigkeitsverhältnis hergestellt ist. Die Wendung ins Masochistische ist nur auf sich selbst angewiesen und befreit damit von jeglicher Ungewißheit. Es ist nicht immer sicher, daß das Schlechteste auch eintritt? Doch, es ist sicher, wenn meine Lust es so will.

Schuldgefühl und Liebe zum Bösen

Einen Gutteil meiner Überlegungen habe ich dem Zusammenhang des Bösen mit der Perversion und dem primären Masochismus gewidmet. Bei der Betrachtung des primären Masochismus habe ich die Frage aufgeworfen, welche Verbindungen zur Depression bestehen. Spricht man vom Bösen, stößt man unweigerlich auch auf das *unbewußte* Schuldgefühl. Indem Freud Neurose und Perversion verknüpfte, brachte er die Neurose gleichzeitig in eine Nähe zum Schuldgefühl, wobei letzteres ja nur durch den unbewußten impliziten Bezug zur Perversion erklärbar ist. Mit der negativen therapeutischen Reaktion erhält die Schuldproblematik eine neue Wendung. Das Schuldgefühl tritt in der Übertragung in engster Verknüpfung mit dem primären Masochismus auf und bleibt gleichwohl in gewisser Weise unerklärlich, zumal das Ausmaß des Schuldgefühls in keiner angemessenen Relation zu dem Anlaß steht, auf den es sich vorgeblich bezieht. Der Masochismus des Ichs übertrifft den Sadismus des Überichs bei weitem. Darin liegt vielleicht die wahre Problematik des Bösen. Die Perversion als Geist des Bösen verweist auf eine Reihe repressiver sozialer Instanzen, deren sichtbarste die Religion ist. Es wurde verschiedentlich bemerkt, die orientalischen Religionen hätten gegenüber der Sexualität nicht die gleichen verurteilenden Einstellungen wie diejenige, die im Okzident weit verbreitet ist. Das Alte Testament scheint die Sexualität kaum abzulehnen und ist damit einverstanden, daß in ihr auch unabhängig von jeder Fortpflanzungsabsicht eine Quelle der Freude liegt. Eine entsprechende Verurteilung erfolgte vor allem durch die christliche Moral, zuerst durch die Stimme des

Heiligen Augustinus. Es fällt also nicht schwer, das Konzept des Bösen mittels einer historischen, geographischen, soziologischen, ideologiekritischen etc. Analyse zu »erklären«. Betrachtet man dagegen das Schuldgefühl, das in der melancholischen Depression zum Ausdruck kommt, vermag keinerlei Erklärung und schon gar nicht die Bezugnahme auf irgendeine repressive Macht das Phänomen erhellen. Das Böse ist hier ein Apriori. Mit diesem Begriff kommt Kant ins Spiel. Als Freud in diesem Zusammenhang auf die Schwankungen des Überichs hinwies, die bei der Melancholie zu beobachten sind, widerlegte er das Urteil des Philosophen, nach dem unser Moralbewußtsein ebenso unbeweglich sei wie der Sternenhimmel über unseren Köpfen. Dazu ist nun anzumerken, daß die Melancholie eine narzißtische Neurose ist, ihr Bezug zur Perversion äußerst schwach und die Selbstanklagen des Melancholikers nur selten sexuelle Verfehlungen zum Inhalt haben. In gleichem Sinne treffen wir in der negativen therapeutischen Reaktion als Grund unaufhebbarer Schuldgefühle nicht mehr auf sexuelle Konflikte, sondern auf eine viel existentiellere Schuld: »Ich habe kein Existenzrecht«.

Bevor wir die These von der Unerklärlichkeit des Bösen weiter verfolgen, ist eine weitere Gegebenheit in die Betrachtung mit einzubeziehen: die Destruktivität. Sie spielt zweifellos eine entscheidende Rolle; man kann sie aber nur richtig bewerten, wenn man sie vom Sadismus klar unterscheidet. Die hier in Rede stehende Destruktivität ist die des leidenschaftslosen Mords. Das kaltblütige Verbrechen besteht für den Kriminellen darin, seine Opfer – seine Objekte also – zu töten, *ohne sie zu berühren*, als ginge es darum, sie auch noch der masochistischen Lust zu berauben, die sie aus ihren Verletzungen eventuell ziehen könnten. Die Vernichtung durch Nichtung besteht im unvermittelten – oft unbewußten – Abzug der Besetzung von jemandem, mit dem man gestern noch in Liebe und/oder Haß verbunden war und der nun von heute auf morgen zum Fremden wird, als habe man ihn nie gekannt. Diese Form der Destruktivität ist viel furchtbarer als die, die sich in Form von unauslöschlichem, unüberwindbarem Haß manifestiert, der nach gnadenloser Rache schreit und den auch die Zeit nicht zu stillen oder abzumildern vermag. Aus der Leidenschaft, die bei dieser letzteren Form im Spiel ist, ist unschwer zu erahnen, daß sie eng mit erotischer Libido verknüpft ist.

Das kalte, grausame Monster der Destruktivität steht mit den traditionellsten Figuren des Bösen auf gleicher Stufe. Das Böse ist für den Schmerz des anderen unempfänglich: Darin besteht geradezu das Böse. Das Gute gründet sich auf Sympathie und »Mit-Leid«, das darauf drängt, dem Leidenden Erleichterung zukommen zu lassen, während das Böse nicht unbedingt immer etwas ist, das dieses Leid noch vergrößern will. Es ist vielmehr noch schlimmer: Das Böse zieht es vor, Leid einfach zu ignorieren.

Darin zeigen sich die narzißtischen Wurzeln des Bösen. Der Melancholiker lebt in einem Paradox: Einerseits stirbt er tausend Tode in extremster moralischer Qual und absolut unaufhebbarer Schuld, die immer wieder aus Kleinigkeiten abgeleitet wird, die dem Gesprächspartner, der angestrengt deren Harmlosigkeit aufzeigen will, die Sprache verschlagen. Andererseits zeigt dieser der Verdammung überantwortete Sünder einen eigentümlichen Mangel an Sensibilität, ist ganz auf sich selbst zentriert und interessiert sich nur für die eigene Person und die ihr drohenden Gefahren. Das Gefühl des Mißverhältnisses zwischen den Sachverhalten, die sich der Melancholiker vorwirft, und dem Leid, das er sich zu seiner Bestrafung zuzufügen scheint, ist nur mit dem Mißverhältnis zwischen den Beschwerden vergleichbar, die gegen einen Dritten vorgebracht werden, und dem Bösen, das man ihn zur Buße hierfür erdulden läßt. So gesehen, erklären diese Selbstvorwürfe des Melancholikers seine Melancholie nicht besser als jene Vorwürfe des Henkers an die Adresse seines Opfers das Böse erklären, das der Henker ihm zufügt.

Folgende Definition des bösartigen Menschen hat mich einmal sehr beeindruckt: Er ist nicht unbedingt jemand, der Böses *tut*, aber jemand, der das Böse *liebt*. Alle tun Böses, aber nur manche lieben es. Aber was heißt das – das Böse lieben? Aus dem Leiden anderer

Lust ziehen? Zweifellos ist das der am weitesten verbreitete Fall. Es gibt aber auch eine sehr viel radikalere, unpersönlichere Liebe zum Bösen.[11] Das Böse lieben heißt, es gerne aufzuspüren, zu bezeichnen und zu lokalisieren, um den richtigen Anlaß zu finden, es mit dem Gedanken vernichten zu können, daß nach Besiegung und Vernichtung des Bösen das Glück und das unfehlbar Gute ihre unumschränkte Herrschaft entfalten würden. Bei dieser Betrachtungsweise schwindet jegliches Schuldgefühl, denn die destruktivsten Aufgaben werden zu Reinigungsaktionen. Ohne Gewissensbisse das Böse zu lieben wird auf der Grundlage der Gewißheit möglich, dem Guten zum definitiven Triumph zu verhelfen.

Literarische Parenthese

Die Litereratur ist eine unerschöpfliche Quelle der Anregung unseres Denkens. Auf der Suche nach Illustrationen des Bösen muß ich mich nicht sonderlich anzustrengen. Ich werde mich dazu einem allseits bekannten Werk zuwenden. Shakespeare hat drei Figuren geschaffen, die vom Dämon des Bösen bestimmt sind: Richard der Dritte, Jago und Edmund. Für ersteren interessierte sich Freud im Kapitel über »Die Ausnahmen«, in dem er dessen berühmten Monolog – noch als Herzog von Gloster – analysiert.[12] Jago und Edmund haben Freuds Aufmerksamkeit nicht weiter auf sich gezogen, obwohl er *Othello* einige beiläufige Bemerkungen gewidmet hat (das Taschentuch als Fetisch) und *König Lear* Gegenstand einer seiner schönsten Studien war (*Das Motiv der Kästchenwahl*). Die nähere Betrachtung der drei Charaktere offenbart ein gemeinsames Merkmal: Sie sind Brüder (im erweiterten Sinne), die um etwas betrogen worden sind. Für Richard trifft dies nicht nur wegen seiner Mißbildung zu, sondern

[11] Siehe hierzu das Heft 33 (Frühjahr 1986) der *Nouvelle Revue de Psychanalyse* mit dem Titel »Die Liebe zum Haß«.
[12] Siehe hierzu den Text *Einige Charaktertypen aus der psychoanalytischen Arbeit* (S. Freud, GW X).

auch, weil ihm seine Position als Nachgeborener jede Aussicht nimmt, jemals den Thron besteigen zu können – woraus die Notwendigkeit des mehrfachen Brudermords folgt. Jago hat keinen Bruder, aber man kann Cassio als Waffenbruder betrachten, der von Othello vorgezogen und in den Leutnants-Rang erhoben wird, obwohl Jago der ältere ist – deshalb die Intrige, die damit enden muß, daß Cassio und Desdemona in Ungnade fallen, Othello in den Ruin. Edmund schließlich ist der illegitime Sohn des Gloster und kann nicht in den Genuß der Privilegien gelangen, die an die legitime Abstammung geknüpft sind und deshalb Edgar zufallen.

Man sieht also, daß Shakespeares Bösewichte alle drei einen Bruderkomplex[13] aufweisen, der sie zum Brudermord treibt – wie Claudius seinen Bruder, König Hamlet, tötet, oder wie Kain laut biblischer Überlieferung Abel, der von Gott vorgezogen worden war. Die Untersuchung des Bruderkomplexes erweist sich als eigentümlich fruchtbar. Erhebt sich Luzifer nicht deshalb gegen Gott, weil er nicht mehr der Lieblingsengel des Ewigen ist?[14]

Man könnte dem weiteren Werdegang dieser Überlegungen in Freuds Werk nachgehen. 1922 insistiert er in *Über einige neurotische Mechanismen bei Eifersucht, Paranoia und Homosexualität* auf der Bedeutung, die der Verdrängung des Hasses auf einen jüngeren Bruder bei der Homosexualität zukomme. Der Haß auf den Nächsten – den Bruder im weiteren Sinne – wird nicht so stark verdrängt wie der auf eine Elternfigur, von der man ja immer abhängig ist. Man braucht deren Liebe und Schutz, und sie ist darin nicht ersetzbar. Der Bruderhaß, der das Böse bis zum Äußersten treibt, kommt oft auf, weil das Objekt des Hasses von einem Elternteil mutmaßlich stärker geliebt wird – im Fall Satans eben von Gottvater. Die »Erklärung« des Hasses findet sich dann anscheinend in dem Schmerz, der durch den Liebesverlust entsteht. Dazu ist allerdings festzuhalten, daß das

---

[13] Siehe dazu Bernard Brusset: »Le lien fraternel et la psychanalyse«. In: *Psychanalyse à l'Université*, 45, 1987.

[14] Siehe dazu unter anderem *Paradise lost* von Milton.

Mißverhältnis zwischen dem »Trauma« und den daraus resultierenden Folgen in den zitierten Fällen gewaltig ist.

Die tragischste und zweifellos auch am schwersten zugängliche Gestalt des Bösen ist Macbeth. Man sollte wohl besser »sind *die* Macbeth« sagen und das Königspaar so in einer Person zusammenfassen. Macbeth's Blutdurst ist ohne Erklärung. Er tötet, um König zu werden, weil er an die Vorhersage der Hexen glaubt, die ihm ankündigen, er *werde* König sein. In seiner Ungeduld setzt er die Mordserie fort, läßt Banquo und dessen Sohn töten, der die Herrschaft übernehmen müßte, da Macbeth kinderlos ist. Er geht noch weiter im Morden. Von den vier großen Tragödien Shakespeares (*Hamlet*, *Macbeth*, *Othello*, *Lear*) ist die angewandte Psychoanalyse von *Macbeth* bei weitem die schwierigste: Dieses Drama liefert am wenigsten Hinweise auf unbewußte Triebkräfte, ist dasjenige, das von der Kritik einhellig als die Tragödie des Bösen apostrophiert wird, erweist sich aber, wie ich hinzufügen würde, mit seiner tragischen Dichte und Tiefe als das widerstandsfähigste gegen jegliches psychologische Eindringen. Natürlich kann man, wie Freud es ja bereits getan hat, das Sterilitätsproblem ausmachen, aber mit dem Aspekt, Lady Macbeth als einen Menschen zu sehen, »der am Erfolge scheitert«,wird die Macht des Bösen über Macbeth's Geist nur sehr partiell beleuchtet. Macbeth steht drei anderen Figuren gegenüber, deren »Motive« mit einiger Mühe verständlich sind. Wenn ein tragischer Autor wie Shakespeare einen Charakter auf die Bühne bringt, der sich an einer Intrige beteiligt, muß das Ganze ein Minimum an Wahrscheinlichkeit haben, um glaubhaft zu sein und die Rationalisierungswünsche der Zuschauer zu befriedigen. Nähere Betrachtung zeigt aber, daß wahr gerade das Unwahrscheinliche ist; es ist das, zu dessen Anerkennung als unerklärlich uns die Evidenz in bestimmten Fällen zwingt. Warum? Weil die Psychoanalyse keine Psychologie und die Triebtheorie unsere Mythologie ist und weil die Mythen *zuweilen* der Weg sind, Wahrheiten auszusprechen, die auf andere Weise nicht gesagt werden können.

Dieser Streifzug durch das Shakespeare'sche Theater gibt uns Gelegenheit, erneut eine Beobachtung zu machen, die die Erfahrung immer wieder belegt. Die Schwärze gewisser Seelen oder deren Hang zum Bösen erregt die Vorstellungskraft ungemein. »Gute Literatur macht man nicht mit guten Gefühlen«, sagte Gide. So ist es wohl, aber warum macht man gute Literatur mit schlechten Gefühlen? Es ist wohl überflüssig, weitere Beispiele anzuführen, um belegen zu wollen, daß der literarische Erfolg sehr viel lieber das Laster als die Tugend bekränzt. Man muß sich dazu gar nicht zu den Gipfeln der Werke unserer Zivilisation aufschwingen. Wenn wir uns damit begnügen, einen Blick auf die gängig konsumierte Kunst werfen, deren Produktion durch die Medien immer mehr ausgeweitet wurde (Polizei- oder Spionage-Literatur, Fernsehserien, Filme etc.), stellen wir fest, daß wir einen eindrucksvollen Konsum an aggressiver und sexueller Gewalt, Morden und Massakern haben, die Gegenwart, Vergangenheit und Zukunft (Sciencefiction) zum Rahmen haben, Asphalt- oder natürlichen Dschungel, Innenräume oder äußere Dekors, wobei wir nicht müde werden, die bis auf geringe Varianten ewig gleiche Intrige immer wieder anzusehen. Erstaunen soll uns das nicht, denn diese Volkskunst transportiere ja nur unmögliche oder verbotene Befriedigungen in vollkommen unschädlicher oder gar der Prophylaxe dienender Form. Dem kann man zustimmen. Es bleibt aber die Feststellung, daß der massive Umfang dieser Produktion unsere Bedürfnisse in dieser Richtung verrät. Bereits klassisch ist es ja, zu witzeln, das Paradies müsse ziemlich langweilig, die Hölle demgegenüber viel kurzweiliger sein. Sicher ist jedenfalls, daß die Hölle viel glaubwürdiger als das Paradies ist und stärker dazu anregt, sich Formen des Leidens auszudenken, deren Vielfalt unerschöpflich ist, denn man braucht schließlich die Gegebenheiten unserer realen Welt nur um ein Weniges zu übertreiben, um sich eine Vorstellung von der Atmosphäre der Gehenna zu machen, während man auf Erden vergeblich nach einem Ort Ausschau hält, der als Vorhof des Gartens Eden durchgehen könnte.

Wir stellen also fest, daß das Böse ein intellektuelles und affektives Reizmittel ist, die kreative Vorstellungskraft jener stimuliert, deren Aufgabe im Produzieren liegt, und die Spannungen jener reduziert, die die Muße haben, zu konsumieren. Dies betrifft nicht nur mittelmäßige Werke; für das alte Griechenland, das die Tragödie hervorbrachte, läßt sich die gleiche Feststellung treffen. Es sei auch daran erinnert, daß Plato solche Schauspiele aus seiner Stadt verbannen wollte, die wir als sublim betrachten, denen er aber unterstellte, sie verderbten die Seele der Bürger seiner Idealrepublik. Aber ist es denn sicher, daß das Spiel in all seinen Formen eine – wie Winnicott meinte – Quelle der Kreativität ist, eine Entfaltungsmöglichkeit des Menschen? Der Sport – man kann das Thema ja nicht auslassen – hat jenen noblen Geist und die Loyalität verloren, in denen sich Gegner gegenüberstanden, die sich ritterlich schätzten und respektierten. Um zu gewinnen, muß man seinen Gegner heute hassen – wir kennen das Lied. Vielleicht herrscht hier letztlich auch nur einfach weniger Hypokrisie als in der Vergangenheit. Wenn sich aber das Publikum von Fußball-Matchs zu einer Entfesselung mörderischer Gewalt gegen die Anhänger des Gegners hinreißen läßt, wo ist dann die wohltätige Katharsis, der *symbolische* Wert des Kampfes, dieses friedlichen Substituts für das Gegeneinander von zwei Armeen? Und vor allem: Wie läßt sich das erklären?

Vom Bösen als Phantasiereiz, den man noch dem Sadismus zuordnen könnte, sind wir zum Bösen in Form blinder, paranoider Gewalt übergegangen.

Von der Transgression zur Triebentmischung

Wir treffen immer wieder auf die gleiche Struktur, das gleiche Schema: Zunächst ist da das Böse, das durch ein Verbot definiert wird und den Wunsch, sich durch Übertretung dieses Verbots Lustgewinn zu verschaffen, wobei die Transgression entweder in einer Handlung

(Perversion) oder in der Phantasie (Fiktion) erfolgen kann, also in Formen, in denen Verhalten und angestrebte Lust analysierbar sind. Von dort gleiten wir aber zu einem anderen Aspekt des Bösen: die reine, vollständige und als solche unanalysierbare Zerstörung. Wir bestätigen also immer wieder die Freudsche Hypothese von Mischung und Entmischung der Triebe. Mit erotischer Libido gemischt, kann die destruktive Libido zu einer Palette von Ausdrucksformen führen, die in nachvollziehbarer Weise zu Lust und Triebbefriedigung führen. In entmischter Form wird die destruktive Libido im wahrsten Sinne des Wortes un-sinnig.

Damit kehren wir wieder zu der früher vorgeschlagenen Unterscheidung von *Verrücktheit* und *Psychose* zurück. Während erstere – wie aggressiv sie auch sein mag – die Mischung mit erotischer Libido impliziert, überläßt letztere der Destruktivität das ganze Feld, wobei die Destruktivität entweder den erotischen Anteil sehr weitgehend beherrscht oder aber vollständig entmischt auftritt. Dies paßt auch gut zu unserer Hypothese zur »entobjektalisierenden Funktion«, die wir dem Todestrieb zuschreiben.[15] Will man die Destruktivität gegenüber dem anderen sehr weit vorantreiben, muß man ihn als unverzichtbare Voraussetzung zu diesem Vorhaben zunächst entobjektalisieren, d. h. ihm seine Qualität als Mitmensch entziehen. Eine solche Situation ist nun mit der sadistischen Lust unvereinbar, die ja die Identifizierung mit dem masochistischen *Alter ego* zur Voraussetzung hat. Es ist oft gesagt und wiederholt worden: Im sadomasochistischen Paar gibt immer der Sadist als erster nach.

Der Apfel ist eine angenehme, aber recht gewöhnliche Frucht. Belegt man den Apfelbaum dagegen mit einem Verbot und läßt eine Schlange sich um dessen Äste winden, erscheint keine andere Nahrung exquisiter als eben diese. Die Anziehungskraft der verbotenen Frucht macht das Böse zum Gewürz, das den Geschmack der

[15] Siehe dazu Green, Ikonen, Laplanche, Rechardt, Segal, Widlöcher, Yorke: *La pulson de mort*. P.U.F., Paris 1986.

Frucht nur steigern kann. Die Volksweisheit erkennt diesen Zusammenhang an. Betrachtet man bestimmte grundlegende Verbote wie das Inzestverbot, verliert man sich in Mutmaßungen, wenn man die Frage nach Ursprung und Ursache eines solchen Verbots zu beantworten sucht. Wir werden uns hierzu an Freuds Bemerkung zu deren Wesen halten: Man verbietet nur das, was Gegenstand eines Verlangens sein kann. So betrachtet, bekommt dieser Aspekt des Bösen die Konnotation, zur Realisierung eigener Wünsche eine als unüberschreitbar definierte Grenze gleichwohl zu durchbrechen. Bleibt die Frage, warum das Verlangen, von dem hier die Rede ist, dem Bösen zugeordnet wurde. Dazu gibt es zwei Antworten: entweder weil die Befriedigung die Gesundheit dessen gefährden würde, der sich ihr hingäbe – zwar wurde dieses Argument oft mißbraucht (etwa: Masturbation macht dumm), beruht bisweilen aber auch auf einer realen Grundlage –, oder weil die betreffende Triebbefriedigung die soziale Ordnung bedrohen könnte. Es werden also natürliche und/oder kulturelle Gründe angeführt, die allerdings zu nuancieren sind: Was bis zu einem gewissen Ausmaß unschädlich ist, könnte jenseits einer bestimmten Grenze schädlich werden. In anderen Fällen ist das Böse nicht verhandelbar, ein Kompromiß ist nicht möglich – und man ist entweder auf der einen oder der anderen Seite der Schranke. Eine Gegenüberstellung der natürlichen und der kulturellen Begründungen zeigt, daß erstere nur von einer genauen Kenntnis der Medizin abhängen und also auf Wissenschaft abheben, während letztere nicht die gleiche Gewißheit für sich in Anspruch nehmen können und von Epoche zu Epoche und Region zu Region variieren. Die natürliche Kausalität dient hier also als Modell. Die kulturelle Kausalität bemüht sich, sich auf die natürliche zu berufen, um ihren Werturteilen einen Unterbau zu geben, der nicht der Diskussion ausgesetzt werden muß. »Das ist verboten«, sagt einer der Eltern. »Warum?« fragt das Kind. »Weil es schlecht für die Gesundheit ist«. In einem Interview empfahl René Diatkine den Eltern, in ihren Antworten gegenüber den Kindern Rationalisierungen ihrer

Verbote wegzulassen und als einzige Begründung für ihre Entscheidungen zu sagen: »Weil mir das nicht gefällt«. Wie auch immer, bringt man das Verbot in einen Bezug zum Bösen, erhöht man durch das Hindernis, das der Realisierung entgegengesetzt wird, dadurch zweifelsohne das Verlangen; der Vorgang hat aber auch noch eine andere Funktion. Implizit ist sie in allen von mir dargestellten Modellvorstellungen von Freud wie Melanie Klein enthalten: Die Dichotomisierung in gut und böse begründet eine *Ordnung* und verleiht der menschlichen Existenz darüber einen Sinn. Zu fragen, ob sich dieser Sinn aus der Ordnung der Dinge selbst ergibt – d. h. aus der göttlichen Schöpfung und insofern aus etwas Absolutem – oder aus Entscheidungen der Menschen – d. h. aus einer gewissen Willkür, die infolgedessen nur relativen Wert hat –, ist eine Beschäftigung, die erst dann ins Spiel kommt, wenn ein derartiges Ordnungsprinzip für die menschliche Realität längst akzeptiert ist. Beiläufig sei erwähnt, daß im englischen Rechtssystem die Entscheidungsfähigkeit zwischen gut und böse das Kriterium dafür ist, ob strafrechtliche Verantwortlichkeit für ein Delikt vorliegt oder nicht, während das viel theoretischer angelegte französische Gesetz ursprünglich von »Demenz« sprach, zur Begründung von Nicht-Verantwortlichkeit also einen viel ungenaueren Begriff heranzog, wenn man bedenkt, daß er sich auf die Bedeutung bezieht, die Mediziner und Juristen ihm im Jahre 1838 beimaßen!

Aus eben dieser Unterscheidung geht aber nun tatsächlich die Ordnung der Bedeutungen im sozialen Leben hervor. Um auf die Normenproblematik zurückzukommen, sei daran erinnert, daß es natürlich ein leichtes ist, auf die unablässige historische und geographische Variabilität der Normen hinzuweisen; invariant dabei ist allerdings die Tatsache, *daß* auf eine Norm Bezug genommen wird.

Das Böse ist demnach Stimulans für Kreativität, Erregungsquelle für Lustphantasien, Ursache einer Schärfung des Verlangens und Ordnungsprinzip. Das ist zur Erklärung seiner Notwendigkeit, Kraft und Permanenz wohl ausreichend – aber diese Logik ist zu intellektualisierend. Die dem Bösen eigene Logik erschließt sich im Gegenteil nämlich erst, wenn man entdeckt, daß der vorgenannte Gesichtspunkt nur die oberflächlichsten Schichten des Gegenteils des Guten erfaßt. Die Bösartigkeit des Bösen, die den Fluch auf das Haupt derer zurückfallen läßt, die sich des Bösen schuldig machen, folgt nicht mehr dem Lustprinzip, sondern zielt auf Linderung einer Spannung, die nach Abfuhr sucht; sie bringt auch kein Verlangen irgendwelcher Art hervor, sondern erreicht ihr Ziel in der Gleichgültigkeit und Fühllosigkeit einer Psyche, die zu phantasieren aufgehört hat und sich statt dessen in entfesselter Aktion gefangen sieht; diese Aktion vollzieht sich entweder mit erbarmungsloser mechanischer Methodik oder in einem Chaos, das nur im Gegenfeuer einer anderen Gewalt zum Stillstand kommen kann. Sie wird auch nicht mehr im Namen eines Ordnungsprinzips ausgeübt, denn ein solches Prinzip zielt ja auf die Regelung konflikthafter Beziehungen, während die hier ausagierten Ausschreitungen auf die Vernichtung dessen aus sind, was als nicht zugehörig betrachtet wird, oder auf die totale, definitive und absolute Unterwerfung dessen, was sich noch entgegenstellt.

Die Phänomene, von denen ich hier spreche, sind eher auf soziale Gegebenheiten denn auf Individuen anwendbar und beruhen auch weniger auf einer Untersuchung der individuellen Pathologie als vielmehr dem Studium der Gesellschaften. Überhaupt ist es ein Fehler, sich bei der Betrachtung der Pathologie zu enge Grenzen aufzuerlegen. Denn die sozialen Gruppen oder Gesellschaften, auf die ich anspiele, sind krank. Vom Bösen zur Krankheit: Unablässig ist man vom einen auf das andere verwiesen.

Das sichtbare Böse

Um über das Böse sprechen zu können, sind die Psychoanalytiker in der Tat schlecht plaziert. Die Perversen suchen ihre Hilfe nicht – die, die es trotzdem tun, möchten nicht von ihrer Perversion »geheilt«

werden, sondern von etwas anderem –, und sie verfügen auch nicht wirklich über Erfahrung mit jenen, die das Böse lieben. Auf ihrer Couch landen allein diejenigen, die von der Vorstellung verfolgt werden, sie könnten ungewollt versuchen, es doch zu tun – die Zwanghaften also. Hinzu kommen die vielen Depressiven, die von ihrem strengen Überich gequält werden. Was aber Delinquente, Kriminelle und Unholde aller Art anbetrifft, kann man trotz einiger klassischer Studien und der – zahlenmäßig allerdings sehr geringen – Erfahrung von Analytikern im Gefängnisbereich wirklich nicht behaupten, deren Problematik liege der Psychoanalyse besonders am Herzen.

Wenn wir bei der Untersuchung des Bösen nur zum Masochismus in all seinen Formen etwas sagen können, muß wohl zugegeben werden, daß wir zum eigentlichen Thema nicht allzu viel im Sack haben. Das direkte Angehen der Problematik des Bösen – nicht über das Überich, sondern der dominierenden Aktion des Es – ist dadurch nicht zu ersetzen, aber man kann sich auch gut auf den Standpunkt stellen, daß ein Mensch, der die analytische Situation mit ihrem Rahmen, ihren Regeln und den Anforderungen in Richtung Selbsterforschung akzeptiert, kein gutes Untersuchungsmaterial zum Verständnis des Bösen mehr liefern kann. Befrage ich meine eigene Erfahrung, so muß ich sagen, daß nur äußerst selten ein Gegenübertragungsaffekt in mir aufkam, der darauf hinwies, daß der Analysand »wirklich« böse sein könnte, obwohl ich im Hinblick auf manche Personen, die nicht Patienten bei mir sind, durchaus gelegentlich zu einem solchen Urteil komme. Reicht es also aus, in Analyse zu sein, um einer derartigen Unterstellung zu entgehen? Ich glaube, daß zwar die Nähe Sympathie nach sich zieht, man aber doch eher denken sollte, daß die Akzeptierung der Infragestellung seiner selbst, die die Analyse impliziert, an sich schon ausschließt, einen solchen Menschen noch mit dem Merkmal des Bösen belegen zu können.

Und doch bin ich nach wie vor überzeugt, daß das Böse existiert und nicht nur Abwehr, fassadäre Haltung oder Tarnung einer Psychose ist. Das Böse muß man dort aufgreifen, wo es sein Unwesen treibt: in der Außenwelt. Zwar trifft es zu, daß das von dort zu uns zurückhallende Echo deformiert ist, ich glaube aber doch, daß das, was uns von dort berichtet wird, hinreichend glaubhaft ist, um uns zum Nachdenken zu bringen.

Ich schrecke nicht vor der Aussage zurück, daß die Psychoanalyse den Niederschlägen des Bösen in unseren zeitgenössischen Gesellschaften vollkommen hilflos gegenübersteht. Mangels klinischen Materials möchte ich von einer Erfahrung berichten, die ich im Zusammenhang mit der Abfassung des hier vorliegenden Textes machte. Auf einer Reise kaufte ich *Le Nouvel Observateur*[16] (der Woche vom 12.-18. August 1988). Den Inhalt gebe ich, so kurz wie möglich zusammengefaßt, hier wieder:

Das Titelbild zeigt einen Mann mit kahlgeschorenem Kopf, der brüllend die Faust ins Objektiv hält. Titel:
Die Gewalt der Skinheads erobert Frankreich.
Die Jugendlichen, die Ihnen Angst machen.

Seite 3: Karikaturen von Wolinksi, darunter eine mit dem eingeblendeten Text: »*Jugendliche, die töten*«.

Seite 4: »Easy Hopper«. Ein Beitrag über Dennis Hopper, Autor von »Colours«, über die bewaffneten Banden von Los Angeles (siehe unten).

Seite 6: Letzter Teil von drei Beiträgen über Jimmy Swaggart, den falschen Messias von Amerika. Ein Artikel über Schandtaten, Habsucht und Prozesse amerikanischer Prediger, die sich untereinander mit der Anklage bekriegen, sich sexuellen Praktiken unter dem Einfluß Satans hinzugeben.

Seite 25: Chronique von Jacques Juillard zum Thema Kinder, die unter der Folter oder infolge von Mißhandlung gestorben sind.

Seite 29: Artikel über die Tschechoslowakei. Die tschechische Gesellschaft macht Bekanntschaft mit »*Drogen, Aids und Schwarmarkt*«.

[16] Französisches Wochenmagazin für Politik und Kultur.

Seite 30: Artikel über Birma. Untertitel: Er *hatte gesagt*: »*Man müßte zehntausend umbringen, und das Problem wäre ein für allemal erledigt*«. 1500 *Tote waren nötig, um General Scin Lwin zum Rücktritt zu zwingen*.

Seite 32-33: Artikel über den Libanon (ohne Kommentar): »... *Die Händler des Verbrechens kommerzialisieren den Krieg* ...«

Seite 36: Artikel über die PLO. Im Text nicht direkt etwas über Gewalt, aber die freie Assoziation ist bleiern ...

Seite 48-51: »*Die Jugendlichen, die Ihnen Angst machen*«. Unmöglich zusammenzufassen. Muß vollständig gelesen werden, um das Ausmaß des Ungeheuerlichen erfassen zu können.

Seite 52-54: USA: Die neuen Wilden. Beispielhaft und erschreckend.

Seite 55: Interview mit Prof. Walgrave. »*Weitet sich das Phänomen aus*?« Antwort: »*Daran kann kein Zweifel sein*«.

Seite 61: Artikel über Soyinka, trotz Nobelpreis Inhaftierung aus politischen Gründen.

Seite 63-64: Artikel über Marat, einen »*Mann des Blutes, der im Blut starb, die außerordentliche Gestalt des modernen Märtyrers*« (eingeblendeter Zwischentitel).

Seite 78-79: Kleinanzeigen: Gewisse Weise bieten ihre Dienste an, andere laden zur Perversion ein (Schreie, Züchtigung, Sühne). Wie harmlos all dies im Vergleich zum Vorangegangenen!

Ich halte *Le Nouvel Observateur* nicht für ein Periodikum, das den Erscheinungsformen von Gewalt irgendwie zugeneigt wäre, und ich glaube nicht, daß die zitierte Ausgabe außergewöhnlich viel Horrorthemen enthielt (einige Tage später begannen die Massaker in Burundi). Anstatt zu allgemeine Urteile abzugeben, habe ich mich lieber für die Zusammenfassung der Fakten entschieden. Ich wollte aufzeigen, daß wir, ohne uns dessen bewußt zu sein oder darauf zu achten, nicht nur von Gewalt umgeben sind – eine banale Feststellung! –, sondern vom Bösen. Soziologische oder politologische Rationalisierungen können Erklärungen anbieten. Untersucht man sie allerdings näher, sind sie nicht haltbar. Wieder einmal stehen die Wirkungen in krassem Mißverhältnis zu den Ursachen. Vielleicht weil es unerträglich ist, das Fehlen überzeugender Kausalität hierzu hinzunehmen, möchte ich zum Schluß auf die einzige Hypothese zurückkommen, an der meiner Auffassung nach festgehalten werden kann: Das Böse wird nach außen projiziert, damit es das Subjekt nicht von innen her tötet. In diesem Punkt unterscheiden sich Melanie Klein und Freud nicht. Das Böse ergäbe sich demnach aus dem Wunsch, nicht zu sterben, wäre eine Beschwörung des Selbstmords. Der Journalismus ist in einem Artikel, der seriös sein will, sicher keine akzeptable Quelle. Es wird ein leichtes sein, meine vom eigenen Interesse geleitete Ausbeutung derartiger Ereignisse zu brandmarken, den oberflächlichen Charakter der Information, die Desinformation gar, das Fehlen tiefgehender Reflexion, den Würgegriff der Aktualität, die fehlende Distanz etc.!

Nun gut – gehen wir auf ein höheres Niveau!

Altes und Neues

Jeder, der der Frage nach der Natur des Bösen nachgeht, wird schnell feststellen, daß sie zu den ältesten Themen der Menschheit zählt; wir begegnen ihr von den ersten Spuren an, die zum Denken der Menschen in der Frühzeit überliefert sind: Keine Mythologie läßt die bösen Kräfte unerwähnt, die die Menschen verfolgen und ihre Versuche, Glück zu finden, zerstören; es gibt keinen Schöpfungsmythos, der den Mächten des Bösen in der Welt nicht ihren Platz einräumte, und keine Lehre von der Abstammung der Götter, die nicht auch ihre bösartigen Götter hätte. Das Böse ändert Form, Ausdrucksweise, Medium und Inhalte; seine Existenz besteht unerschütterlich fort.

Betrachten wir dazu nur einmal unsere westliche Welt, so fällt die unablässige, sich stetig weiterentwickelnde Bearbeitung der Problematik des Bösen anhand der Formen auf, die es annimmt, von der Zeit vor den alttestamentarischen Schriften bis zu unserer heutigen

Ethik und sowohl im theologischen wie philosophischen Schrifttum oder dem zur Moral. Die Psychoanalyse hat von ihrem Anbeginn an diese Fragestellung noch erweitert und erheblich kompliziert. Aber das Alter der Frage nach dem Bösen und die Entwicklung der diesbezüglichen Ideen reichen zur Rechtfertigung unseres Interesses nicht aus. Letzteres wird nämlich auch aus der jüngeren Geschichte gespeist. Unsere Epoche wird auch künftig dadurch charakterisiert bleiben, daß sie in Gestalt der Shoah die ausgeklügeltste und vollendetste Form des Bösen erlebt hat.

Dieses Ereignis, das in der Geschichte ohnegleichen ist, kann auf verschiedene Arten betrachtet werden. Ich werde mich auf zwei Bemerkungen begrenzen. Die Zeugnisse über die Shoah (Filme, Schriften, Berichte) zeichnen ein Bild des Bösen, das aus dem entsteht, was ich Entobjektalisierung genannt habe, eine Folgewirkung des Todestriebs. Der Sadismus springt hier weniger ins Auge als die Effizienz der Vernichtungsleistung, und die Grausamkeit tritt zurück hinter das Bemühen um Ordnung und Sauberkeit inmitten der Greuel. Das aussagekräftigste Bild eines Films über das Warschauer Ghetto ist für mich das der souveränen Gleichgültigkeit, mit der zwei Nazi-Offiziere – scheinbar ohne dies zur Kenntnis zu nehmen – eine Straße überqueren, die mit Leichen übersät ist. Der Sadist kommt nicht umhin, sich mit dem Masochismus seines Partners zu identifizieren (umgekehrt gilt das gleiche). In der eben erwähnten Szene liegt das Böse in der Gleichgültigkeit des Henkers beim Anblick seines Nächsten, der als absolut Fremder betrachtet und sogar außerhalb der menschlichen Gattung angesiedelt wird.

Meine zweite Bemerkung betrifft die Opfer. Ich denke dabei nicht an die, die umgekommen sind, sondern an die, denen das Schicksal ein Überleben ermöglicht hat. In ihren Berichten deutet alles darauf hin, daß sie immer noch nicht verstanden haben – und wir noch weniger.

Die Shoah endete mit dem Ende des letzten Weltkriegs. Im Wirken des Bösen stellte sie aber einen so entscheidenden Sprung dar, daß nichts in diesem Bereich jemals mehr so sein wird wie vorher. Selbst wenn die Erscheinungsformen des Bösen ein Aussehen annehmen werden, das von dem, was sich in jenen Jahren abspielte, weit entfernt ist, wird doch immer etwas bleiben, das in der einen oder anderen Form an die Zeiten des Holocaust erinnern wird. Am unerträglichsten ist dabei, daß die Opfer von gestern oder ihre Nachkommen sich, ohne sich dessen bewußt zu werden, auf der anderen Seite der Schranke wiederfinden könnten – ohne zu wissen, warum.

Warum?

Zu sagen, das Böse sei ohne Grund, befreit uns nicht davon, die Frage zu stellen: »Warum?« Ich sehe zwei mögliche Antworten. Die erste wäre Ergebnis einer Verleugnung: »Alles Böse ist im anderen; eliminiere ich also den anderen, der ja für das Böse verantwortlich ist, eliminiere ich zugleich auch das Böse«. Diese paranoide Verfolgerposition beruht auf einer Idealisierung seiner selbst und beschwichtigt die depressive Angst, sich auch selbst als böse erkennen zu müssen. Eine solche Projektion des Bösen, die in ihrem Extrem natürlich absurd erscheint, hat also ganz im Gegenteil ihre volle Berechtigung, betrachtet man ihren Wert als Abwehr gegen die Gefahr suizidärer Melancholie. Auf eine solche Position trifft man nicht nur bei den sozialen Phänomenen, bei denen es ja noch leicht ist, die totalitäre oder religiöse »xenophobische« Ideologie im weitesten Sinne zu erkennen (alles, was nicht ist oder denkt wie ich, ist gegen mich, und steht außerdem im Dienst des Auslands, also des Gegners), sondern auch bei bestimmten klinischen Strukturen, die sich gegen (psychisch und somatisch) schwer verletzende innere Verfolgungsängste nur zur Wehr setzen können, indem sie Mutter, Vater, Brüder oder Schwestern, Kinder, Ehemann, Frau, Liebhaber oder Geliebte, Arbeitgeber, Kollegen, Freunde und zu allem Überfluß natürlich auch noch den Analytiker für ihr gesamtes Unglück verantwortlich machen. Das

Böse ist also ein Faktor, der den narzißtischen Zusammenhalt sichert. Aber selbst in diesen Fällen wäre ich zu behaupten versucht, daß man es mit einer noch relativ mit Sinn versehenen Schicht zu tun hat, die dem Ich näher steht als der Destruktivität des Es.

Die zweite mögliche Antwort ist für mich noch radikaler. Sie versucht, noch direkter auf die Frage »Warum ist das Böse ohne Grund?« zu antworten. Die Antwort hierauf, die sich uns bisher entzogen hat, erschließt sich letztlich ganz einfach. Das Böse besteht ohne weiteren Grund, weil seine Daseinsberechtigung in der Behauptung besteht, alles Bestehende habe keinen Sinn, gehorche keinerlei Ordnungsprinzip, verfolge keinerlei Ziel; es komme vielmehr nur auf die Macht an, den Objekten des eigenen Appetits auch die eigenen Begehrlichkeiten aufzwingen zu können. Man beachte, daß ich in diesem Zusammenhang nicht von »Wünschen« spreche, weil mir der Begriff ungeeignet, weil viel zu »zivilisiert« erschiene. Das Böse hat keine Begründung, weil es keinen Grund gibt. Ohne daß wir es darauf abgesehen hätten, deckt sich unsere Definition fast vollständig mit der des Es, jenem Dämon des modernen Denkens, der doch von dem des Sokrates weit entfernt ist, obwohl sein Geist spürbar ist. Eine solche Betrachtung des Seelenlebens, fast eine Art *Realpolitik* der Seele, gibt vor, entmystifizieren zu wollen. In Wirklichkeit ist sie ebenso eine Mystifizierung wie der gesamte Nihilismus. Seine Falschheit liegt nicht daran, daß unzutreffende Behauptungen vorgetragen würden, sondern in der Unvollständigkeit des Bildes, das vom Seelenleben gezeichnet wird. Man sollte dem natürlich nicht die idyllische Sichtweise des Idealismus entgegenhalten, zumal die Idealisierung (seiner selbst) – wie wir gesehen haben – bestens als Rechtfertigung für die Verfolgung des anderen herangezogen kann. Hinter der Maske einer polemischen Konzeption des Menschen (man spricht heutzutage zur Qualifizierung bestimmter gesellschaftlicher Verhaltensweisen viel von Räuberei, in letzter Zeit auch im Hinblick auf Börsenspekulanten) erfaßt diese Sichtweise, »die nicht in Gefühlen macht« und sich für besonders klarsichtig hält, doch nur die Hälfte der Wahrheit. Ich brauche an dieser Stelle wohl kaum daran zu erinnern, daß auch von den schlimmsten Henkern gesagt wurde, sie seien gute Väter, gute Ehegatten, könnten Plato aus dem Stehgreif zitieren und Mozart auswendig spielen! Und das war ja auch so. Die Wahrheit liegt nicht in der Anerkennung des Konflikts zwischen dem Guten und dem Bösen – wie im seelischen Apparat zunächst zwischen gut und böse und dann zwischen gut und böse einerseits und dem Realen andererseits. Die Wahrheit liegt auch nicht in der Berufung auf die absolute Gewißheit, die sie darstelle, und der Verwerfung des ganzen Restes in den Bereich des Ungewissen oder gar Falschen, sondern im unaufhörlichen Konflikt zwischen Wahrem, Illusionärem, Falschem etc. Mit anderen Worten: Eine Konzeptualisierung des Bösen hat nur dann Aussicht, die Realität wiederzugeben, wenn sie sich in eine Theorie der Triebmischung und -entmischung einbinden läßt. Berichtigen möchte ich Freuds Auffassung mit der Behauptung, daß der Gegensatz zwischen Eros und den Destruktionstrieben sich nicht darauf beschränken läßt, dem ersteren die Bindung und letzteren die Ent-Bindung zuzuordnen. Ich glaube, daß stattdessen die Annahme zutreffender wäre, daß Eros mit Verknüpfung oder Wechsel von Bindung und Entbindung vereinbar ist, während die Destruktionstriebe auf bloße Ent-Bindung aus sind. Die Aussage, das Böse sei ohne Grund, heißt also, daß das Böse die vollständige Ent-Bindung ist, totaler Un-Sinn, reine Kraft. Auf dieses Ziel läuft auch jene Zerstörung von Sinn heraus, die da behauptet, das Gute sei ein *non-sens*.

Literatur

Balint, M. (1950): Changing therapeutical aims and techniques in Psychoanalysis. Int. J. Psycho-Anal., 31, S. 117-124.

– (1962): Contribution to the symposium on the theory of the parent-infant relationship. Int. J. Psycho-Anal., 43, S. 251.

– (1968): The Basic Fault, Tavistock Publications. – Dt.: Therapeutische Aspekte der Regression. Die Theorie der Grundstörung. Stuttgart (Klett) 1970.

Bergeret, J. (1970): Les états limites. Revue Fr. de Psychanal., 34, S. 601-633.

Bion, W. R. (1957): Differentiation of the psychotic from the non-psychotic personalities. In: Second Thoughts. London (Heinemann) 1967.

– (1959): Attacks on linking. In: Second Thoughts. London (Heinemann) 1967.

– (1962): Learning from Experience. London (Heinemann).

– (1963): Elements of Psychoanalysis. London (Heinemann).

– (1970): Attention and Interpretation. London (Tavistock).

– (1977): Emotional turbulence. (Unveröffentlichtes Manuskript, vorgelegt bei der Tagung »Borderline disorders« in Topeka, 1976.)

Blau, A. (1955): A unitary hypothesis of emotion: I. Anxiety, emotions of displeasure and affective disorders. Psychoanal. Q., 24, S. 75-103.

Bleger, J. (1966): Psychoanalysis and the psychoanalytic frame. Int. J. Psycho-Anal., 48, S. 511-519.

Bouvet, M. (1954): La cure type. In: Oeuvres psychanalytiques II, Paris (Payot) 1967.

– (1956): La clinique psychanalytique. La relation d'objet. In: Oeuvres psychanalytiques I. Paris (Payot) 1967.

– (1958): Technical variations and the concept of distance. Int. J. Psycho-Anal. 39, S. 211-221.

– (1960): Dépersonnalisation et relations d'objet. In: Oeuvres psychanalytiques I. Paris (Payot).

Brenner, C. (1974): On the nature and development of affects: a unified theory. Psychoanal. Q., 43, S. 532-556.

– (1975): Affects and psychic conflict. Psychoanal. Q., 44, S. 5-28.

Brierley, M. (1937): Affects in theory and practice. In: Trends in Psychoanalysis. London (Hogarth Press) 1951.

Castelnuovo-Tedesco, P. (1974a): Affects, sensory experience, and time: a clinical view (Unveröffentlichtes Manuskript, vorgelegt bei der Tagung zum Thema »Toward a theory of affects«, Zusammenfassung in: Castelnuovo-Tedesco 1974b)

– (1974b): [Bericht über die Tagung zum Thema] Toward a theory of affects. J. Am. psychoanal. Ass., 22, S. 612-625.

Chomsky, N. (1968): Language and Mind. New York (Harcourt, Brace). Dt.: Sprache und Geist. Frankfurt/M. (Suhrkamp) 1970.

David, C. (1966): Représentations, affect, fantasmes. (Vervielfältigtes Manuskript. Enseignement de l'Institut de Psychanalyse.)

– (1967a): Diskussion über J. Rouart, »Les notions d'investissement et contreinvestissement«. Rev. franç. Psychanal., 31, S. 223-230.

– (1967b): L'hétérogénéité de l'inconscient et les continuités psychiques. L'Inconscient, 4, S. 3-35.

– (1972): La perversion affective. In: La Sexualité Perverse. Paris (Payot).

Deutsch, H. (1942): Some forms of emotional disturbances and their relationship to schizophrenia. In: Neuroses and Character Types. New York (New York Universities Press) 1965.

Diatkine, R., Simon, J. (1972): La psychanalyse précoce. Paris (Presses Universitaires de France).

Donnet, J.-L. (1973): Le divan bien tempéré. Nouvelle Revue de Psychanalyse, 3, S. 23-49.

– , Green, A. (1973): L'enfant de ça. La psychose blanche. Paris (Ed. de Minuit).

Eissler, K. R. (1953): The effect of the structure of the ego on psychoanalytic technique. J. of Amer. Psycho-Anal. Ass. 1, S. 104-143.

– (1958): Remarks on some variations in psycho-analytical technique. Int. J. Psycho-Anal. 39, S. 222-229.

Engel, G. (1962): Anxiety and depression-withdrawal: the primary affects of unpleasure. Int. J. Psycho-Anal., 43, S. 89-97.

Fain, M. (1966): Régression et psychosomatique. Revue Fr. de Psychoanal. 30, S. 461.

Fairbairn, W. R. D. (1940): Schizoid factors in the personality. In: Psychoanalytic studies of the personality. London (Tavistock) 1952.

– (1952): Psychoanalytic studies of the personality. London (Tavistock).

Fenichel, O. (1941): Problems of psychoanalytic technique. New York, The Psychoanalytic Quarterly.

– (1941): The ego and the affects. In: Collected Papers. 2nd Series. New York (Norton) 1954.

– (1974 [1937]): A review of Freud's »Analysis terminable and interminable«. Int. Rev. Psycho-Anal. 1, S. 109-116.

Ferenczi, S. (1928): Die Elastizität der psychoanalytischen Technik. In: Bausteine zur Psychoanalyse Bd. 3. Bern (Huber) 1964.

– (1929): Das unwillkommene Kind und sein Todestrieb. In: Schriften zur Psychoanalyse, Bd. 2. Frankfurt/M. (Fischer) 1972.

– (1929a): Das unwillkommene Kind und sein Todestrieb. In: Bausteine zur Psychoanalyse Bd. 3. Bern (Huber) 1964.

– (1929b): Relaxationsprinzip und Neokatharsis. In: Bausteine zur Psychoanalyse Bd. 3. Bern (Huber) 1964.

– (1930): Relaxationsprinzip und Neokatharsis. In: Schriften zur Psychoanalyse, Bd. 2. Frankfurt/M. (Fischer) 1972.

– (1931): Kinderanalyse mit Erwachsenen. In: Schriften zur Psychoanalyse, Bd. 2, Frankfurt/M. (Fischer) 1972.

– (1931): Kinderanalysen mit Erwachsenen. In: Bausteine zur Psychoanalyse Bd. 3. Bern (Huber) 1964.

– (1933): Sprachverwirrung zwischen den Erwachsenen und dem Kind. In: Schriften zur Psychoanalyse, Bd. 2. Frankfurt/M. (Fischer) 1972.

– (1933): Sprachverwirrungen zwischen den Erwachsenen und dem Kind. In: Bausteine zur Psychoanalyse Bd. 3. Bern (Huber) 1964.

Flournoy, O. (1974): Entre trois et deux: sublimation ou expérience culturelle. Nouvelle Revue de Psychanalyse, 9, S. 73-92.

Freud, A. (1936): Das Ich und die Abwehrmechanismen. München (Kindler) 1971.

– (1954): The widening scope of indications for psycho-analysis. J. of the Amer. Psycho-Anal. Ass. 2, S. 607-620.

– (1969): Difficulties in the path of psychoanalysis, New York (Int. Univ. Press). Dt.: Schwierigkeiten der Psychoanalyse in Vergangenheit und Gegenwart. Frankfurt (S. Fischer) 1972.
– (1972): Comments on aggression. Int. J. Psycho-Anal., 53, S. 163-171.
– (1950): Aus den Anfängen der Psychoanalyse 1887-1902. Briefe an Wilhelm Fließ. Frankfurt/M. (Fischer) 1962. [Enthält auch den »Entwurf einer Psychologie«]
Freud, S. (1893): Quelques considérations pour une étude comparative des paralysies motrices organiques et hystériques. GW I.
– (1894): Die Abwehr-Neuropsychosen. GW I.
– (1895a): Studien über Hysterie (zus. mit J. Breuer). GW I.
– (1895b): Über die Berechtigung, von der Neurasthenie einen bestimmten Symptomenkomplex als »Angstneurose« abzutrennen. GW I.
– (1900): Die Traumdeutung. GW II/III.
– (1903): Die Freudsche psychoanalytische Methode. GW V, S. 3-10.
– (1904): Über Psychotherapie. GW V, S. 14-26.
– (1910a): Die zukünftigen Chancen der psychoanalytischen Therapie. GW VIII, S. 104-115.
– (1910b): Über »wilde« Psychoanalyse. GW VIII, S. 117-125.
– (1912a): Zur Dynamik der Übertragung. GW VIII, S. 364-374.
– (1912b): Ratschläge für den Arzt bei der psychoanalytischen Behandlung. GW VIII, S. 375-387.
– (1913): Zur Einleitung der Behandlung. GW VIII, S. 454-478.
– (1913): Das Interesse an der Psychoanalyse. GW VIII.
– (1914): Erinnern, Wiederholen und Durcharbeiten. GW X, S. 126-136.
– (1915): Bemerkungen über die Übertragungsliebe. GW X, S. 306-321.
– (1915a): Triebe und Triebschicksale. GW X.
– (1915b): Die Verdrängung. GW X.
– (1915c): Das Unbewußte. GW X.
– (1917a): Metapsychologische Ergänzung zur Traumlehre. GW X.
– (1917b): Trauer und Melancholie. GW X.
– (1917c): Vorlesungen zur Einführung in die Psychoanalyse. GW XI.
– (1918): Wege der psychoanalytischen Therapie. GW XII, S. 183-194.
– (1919): Das Unheimliche. GW XII.
– (1920): Jenseits des Lustprinzips. GW XIII.
– (1923): Das Ich und das Es. GW XIII.
– (1925): Die Verneinung. GW XIV.
– (1924a): Das ökonomische Problem des Masochismus. GW XIII.
– (1924b): Neurose und Psychose. GW XIII.
– (1924c): Der Realitätsverlust bei Neurose und Psychose. GW XIII.
– (1926): Hemmung, Symptom und Angst. GW XIV.
– (1927): Fetischismus. GW XIV.
– (1933): Neue Folge der Vorlesungen zur Einführung in die Psychoanalyse. GW XV.
– (1937): Konstruktionen in der Analyse. GW XVI.
– (1937a): Die endliche und die unendliche Analyse. GW XVI, S. 60-99.
– (1937b): Konstruktionen in der Analyse. GW XVI, S. 43-56.
– (1938-1940): Abriß der Psychoanalyse. GW XVII, S. 67-121.
– (1940): Abriß der Psychoanalyse. GW XVII.

Giovacchini, P. L. (1972a): Interpretation and definition of the analytical setting. In: Tactics and Technique in Psychoanalytic therapy. Hg: P. Giovacchini. New York (Science House).
– (1972b): The blank self. In: Tactics and Techniques in Psychoanalytic Therapy. Hg.: P. Giovacchini. New York (Science House).
– (1973): Character disorders. Int. J. Psycho-Anal., 34, S. 153-259.
Glover, E. (1939): The psychoanalysis of affects. Int. J. Psycho-Anal., 20, S. 299-307.
Green, A. (1962): L'inconscient freudien et la psychanalyse française contemporaine. Temps Modernes, 18, (195), S. 363-379.
– (1966): L'objet (a) de Jacques Lacan, sa logique et la théorie freudienne. Cahiers l'anal., 3, S. 15-37.
– (1967a): La diachronie dans le freudisme. Critique, 238, S. 359.
– (1967b): Le narcissisme primaire: structure ou état. L'inconscient I, S. 127-157, II, S. 89-116.
– (1969a). Le narcissisme moral. Revue Fr. de Psychanal., 33, S. 341-374.
– (1969b): La nosographie psychanalytique des psychoses. In: Problems of Psychosis. Hg.: C. Laurin u. P. Doucet, Excerpta Medica Foundation, Bd. I.
– (1970): Répétition, différence, réplication. Revue Fr. de Psychanal., 35, S. 939-960.
– (1970): L'affect. Rev. franç. Psychanal., 34, S. 883-1141.
– (1972): Note sur les processus tertiaires. Revue Fr. de Psychanal., 36, S. 407-411.
– (1972): De l'»Esquisse« à »L'interprétation des Rêves«. Nouv. Rev. Psychanal., 5, S. 155-180.
– (1973): Le discours vivant. La conception psychanalytique de l'affect. Paris (Presses Universitaires des France).
– (1974): Absent meaning and double representation (Le Double et l'Absent). Vorgetragen vor der British Psycho-Analytic Society am 5. 12. 1973. In: Scientific Bulletin, 74, 1974.
– (1975): The analyst, symbolization and absence in the analytic setting. Int. J. Psycho-Anal., 56, S. 1-22.
Geenacre, P. (1968): The psychoanalytic process, transference and acting out. Int. J. Psycho-Anal., 49, S. 211-218.
Greenson, R. R. (1967): The Technique and Practice of Psychoanalysis. London (Hogarth Press). Dt.: Technik und Praxis der Psychoanalyse. Stuttgart (Klett) 1973.
Gressot, M. (1960): L'idée de composante psychotique dans les cas limites accessibles à la psychothérapie. L'Encéphale, 49, S. 290.
Grunberger, B. (1971): Le narcissisme. Paris (Payot).
Hartmann, H. (1951): Technical implications of ego-psychology. Psycho-Anal. Quarterly, 20, S. 31-43. Dt.: Die Bedeutung der Ich-Psychologie für die Technik der Psychoanalyse. In: Ich-Psychologie. Stuttgart (Klett) 1972.
– (1964): Essays on Ego Psychology. London (Hogarth Presse). Dt.: Ich-Psychologie. Studien zur psychoanalytischen Theorie. Stuttgart (Klett) 1972.
Heimann, P. (1950): On counter-transference. Int. J. Psycho-Anal., 31, S. 81-84.
– (1974): Remarks to Masud Khan's. Secret as potential space (Personal communication).
Jacobson, E. (1953): The affects and their pleasure-unpleasure qualities in relation to the psychic discharge processes. In: R. M. Loewenstein (Hg.): Drives, Affects, Behavior, Bd. 1. New York (Int. Univ. Press).
– (1964): Das Selbst und die Welt der Objekte. Frankfurt/M. (Suhrkamp) 1973.

Joffe, W. G., Sandler, J. (1968): Comments on the psychoanalytic psychology of adaptation with special reference to the role of affects and the representational world. Int. J. Psycho-Anal., 49, S. 445-454. Dt.: Kommentare zur psychoanalytischen Anpassungspsychologie mit besonderem Bezug ... Psyche, 21 (1967), S. 728-744.

Jones, E. (1929): Fear, guilt and hate. Int. J. Psycho-Anal., 10, S. 383-397. Dt.: Angst, Schuldgefühl und Haβ. Int. Zeitschrift f. Psychoanalyse 1930, 16, S. 1-20.

Kaywin, L. (1960): An epigenetic approach to the psychoanalytic theory of instincts and affects. J. Am. Psychoanal. Ass., 8, S. 613-658.

Kernberg, O. (1970): Factors in the psychoanalytic treatment of narcissistic disorders. J. Amer. Psycho-Anal. Ass., 17, S. 51-85.

– (1971): Prognostic considerations regarding borderline personality organization. J. Amer. Psycho-Anal. Ass., 19, S. 595-635.

– (1972): Treatment of borderline patients. In: Tactics and Techniques in Psychoanalytic therapy. Hg.: P. Giovacchini, New York (Science House).

– (1974): Further contributions to the treatment of narcissistic personalities. Int. J. Psycho-Anal., 55, S. 215-240.

Khan, M. R. (1960): Clinical aspects of the schizoid personality: affects. In: Int. J. Psycho-Anal., 55, S. 215-240.

– (1962): Dream psychology of the evolution of the psychoanalytic situation. In: The Privacy of the Self. London (Hogarth Press) 1974.

– (1969): Vicissitudes of being, knowing and experiencing in the therapeutic situation. In: The Privacy of the Self. London (Hogarth Press) 1974.

– (1969): Vicissitudes of being, knowing and experiencing in the therapeutic situation. In: The Privacy of the Self. London (Hogarth Press).

– (1971a): Infantile neurosis as a false self organization. In: The Privacy of the Self. London (Hogarth Press).

– (1971): »To hear with eyes«. In: The Privacy of the Self. London (Hogarth Press) 1974.

– (1971b): To hear with eyes. In: The Privacy of the Self. London (Hogarth Press).

– (1971c): The Role of illusion in the analytic space and process. In: The Privacy of the Self. London (Hogarth Press).

– (1972a): Dread of surender to resourceless dependance in the analytic situation. In: The Privacy of the Self. London (Hogarth Press).

– (1972b): The Finding and becoming of self. In: The Privacy of the Self. London (Hogarth Press).

– (1972c): The Use and abuse of dreams in psychic experience. In: The Privacy of the Self. London (Hogarth Press).

– (1974): L'Espace du secret. Nouvelle Revue de Psychanalyse, 9, S. 45-56.

– (1974): The Privacy of the Self. London (Hogarth Press). Dt.: Selbsterfahrung in der Therapie. München (Kindler) 1977.

King, P. (1973): The therapist-patient relationship. The Journal of Analytical Psychology, 18, S. 1-8.

Klauber. J. (1972): On the Relationship of transference and interpretation in psychoanalytic therapy. Int. J. Psycho-Anal., 53, S. 385-391.

Klein, G. (1967): Peremptory ideation structure and force in motivation. In: R. Holt (Hg.): Motives and Thoughts. New York (Int. Univ. Press).

Klein, M. (1930): The Importance of symbol formation in the development of the ego. In: Contributions to Psychoanalysis, London (Hogarth Press) 1948.
– (1940): Mourning and its relation to manic depressive states. In: Contributions to Psychoanalysis, London (Hogarth Press) 1948.
– (1946): Notes on some schizoid medhanisms. In: Developments in Psycho-Analysis, London (Hogarth Press) 1952. – 1957: Envy and Gratitude. London (Tavistock).
– (1957): Envy and Gratitude. London (Tavistock).
Kohut, H. (1971): The Analysis of the Self. New York (Int. Univ. Press). Dt.: Narzißmus. Frankfurt (Suhrkamp) 1973.
Lacan, J. (1966):
– (1966): Écrits. Paris (Seuil). Dt.: Schriften 1 und 2. Olten (Walter) 1973 bzw. 1975.
– (1973): Télévision. Paris (Seuil).
Lagache, D. (1952): Le problème du transfert. Revue Fr. de Psychanalyse, 16, S. 5-122.
– (1958): Vues psychanalytiques sur les émotions. Psychol. franç. 3, S. 66-75.
Lampl-de Groot, J. (1967): On obstacles standing in the way of psychoanalytic cure. The Psycho-Anal. Study of the child, 22, S. 20-35.
Landauer, K. (1938): Affects, passions and temperament. Int. J. Psycho-Anal., 19, S. 388-415.
Laplanche, J., Pontalis, J.-B. (1967): Vocabulaire de la Psychanalyse. Paris (Presses Univ. de France). Dt.: Das Vokabular der Psychoanalyse. Frankfurt/M. (Suhrkamp) 1972.
Lazar, N. D. (1973): Nature and significance of changes in patients in a psychoanalytic clinic. Psychoanal. Q., 42, S. 579-600.
Lebovici, S., Soulé, M. (1970): La Connaissance de l'enfant par la psychanalyse. Paris (Presses Universitaires de France).
Lewin, B. (1946): Sleep, the mouth and the dream screen. In: Selected writings of B. Lewin. Hg.: J.-J. Arlow, New York (The Psychoanal. Quarterly) 1973.
– (1954): Sleep, narcissistic neurosis and the analytic situation. In: Selected writings of B. Lewin. Hg.: J.-J. Arlow, New York (The Psychoanal. Quarterly) 1973.
– (1955): Dream psychology and the analytic situation. In: Selected writings of B. Lewin. Hg.: J.-J. Arlow, New York (The Psychoanal. Quarterly) 1973.
– (1964): Reflections on affect. In: M. Schur (Hg.): Drive, Affects, Behavior, Bd. 1, New York (Int. Univ. Press).
– (1969): Mania and sleep. In: Selected writings of B. Lewin. Hg.: J.-J. Arlow, New York (The Psychoanal. Quarterly) 1973.
– (1973): Addenda to the theory of oral erotism. In: Selected writings of B. Lewin. Hg.: J.-J. Arlow, New York (The Psychoanal.Quarterly).
Limentani, A. (1972): The Assessment of analysability: a major hazard in selection for psycho-analysis. Int. J. Psycho-Anal., 53, S. 351-361.
Little, M. (1958): On Delusional transference. Int. J. Psycho-Anal., 34, S. 134-138.
– , Flarsheim, A. (1972): Early mothering care and borderline psychotic states. In: Tactics and Techniques in psychoanalytic psychotherapy. Hg.: P. Giovacchini, New York (Science House).
Loewenstein, R. M. (1956): Some Remarks on the role of speech in psychoanalytic technique. Int. J. Psycho-Anal., 37, S. 460-468.
– (1958): Remarks on some variations in psycho-analytic technique. Int. J. Psycho-Anal., 39, S. 240-242.

Löfgren, L. B. (1964): Excitation, anxiety, affect: some tentative reformulations. Int. J. Psycho-Anal., 45, S. 280-283.
– (1968): [Tagung zum Thema] Psychoanalytic theory of affects. J. Am. Psychoanal. Ass., 16, S. 638-650.
Mallet, J. (1969): Formation et devenir des affects. In: La Théorie Psychanalytique. Paris (Presses Univ. de France).
Marty, P., de M'Uzan (1963): La pensée opératoire. Revue Fr. de Psychanalyse, 27, S. 347-355.
– , David, C. (1963): L'investigation psychosomatique. Paris (Presses Universitaires de France).
de M'Uzan, M. (1968): Acting out »direct« et acting out »indirect«. Revue Fr. de Psychanal., 32, S. 995-1000.
McDougall, J. (1970): The psycho-soma and the psychoanalytic process. Int. Rev. Psycho-Anal., 1, S. 437-459.
– (1972): L'antianalysant en analyse. Revue Fr. de Psychanal., 36, S. 167.
Meltzer, D. (1967): The Psychoanalytical Process. London (Heinemann).
Milner, M. (1969): The Hands of the Living God. London (Hogarth Press).
Modell, A. H. (1969): Object Love and Reality. London (Hogarth Press).
– (1971): The origin of certain forms of pre-oedipal guilt and the implications for a psychoanalytic theory of affects. Int. J. Psycho-Anal., 52, S. 337-346.
Moore, B. E. (1968): Some generic and developmental considerations in regard to affects. (Unveröffentlichte Vorlage bei der Tagung »Psychoanalytic theory of affects«, Zusammenfassung bei Löfgren 1968.)
– (1974): Toward a theory of affects: the affects in search of an idea. (Unveröffentlichte Vorlage bei der Tagung »Toward a theory of affects«, Zusammenfassung bei Castelnuovo-Tedesco 1974b)
Morin, E., Piatelli-Palmarini, M. (1974): L'Unité de l'Homme. Paris (Seuil).
M'Uzan, M. de (1967a): Diskussion über J. Rouart, »Les notions d'investissement et contre-investissement«. Rev. franç. Psychanal., 31, S. 238-240.
– (1967b): Expérience de l'inconscient. L'Inconscient, 4, S. 35-54.
– (1970): Affect et processus d'affectation. Diskussion über A. Green, »L'affect«. Rev. franç. Psychanal., 34, S. 1197-1202.
Nacht, S. (1963): La présence du psychanalyste. Paris (Presses Universitaires de France).
– , Lebovici, S. (1956): Indications et contre-indications de la psychanalyse. In: La Psychanalyse d'aujourd'hui, Bd. I. Paris (Presses Universitaires de France).
– , Viderman, S. (1960): The pre-object universe in the transference situation. Int. i. Psycho-Anal., 41, S. 385-388.
Neyraut, M. (1974): Le Transfert. Paris (Presses Universitaires de France).
Novey, S. (1959): A clinical view of affect theory in psychoanalysis. Int. J. Psycho-Anal., 40, S. 94-104.
– (1961): Further considerations on affect theory in psychoanalysis. Int. J. Psycho-Anal., 42, S. 21-31.
Peto, A. (1967): On affect control. Psychoanal. Study Child, 22, S. 36-51.
Pontalis, J.-B. (1974): Dream as an object. Inter. Rev. Psycho-Anal., 1, S. 125-134.
Pulver, S. E. (1971): Can affects be unconscious? Int. J. Psycho-Anal., 52, S. 347-354.
Racker, H. (1968): Transference and counter-transference. New York (Int. Univ. Press).

Rangell, L. (1967): Psychoanalysis, affects and the »human core«: on the relationship of psychoanalysis to the behavioural sciences. Psychoanal. Q., 36, S. 172-202. Dt.: Die Affekte und der »Kern des Menschen« – Über die Beziehung der Psychoanalyse zu den Verhaltenswissenschaften. In: Rangell, L.: Gelassenheit und andere menschliche Möglichkeiten. Frankfurt (Suhrkamp) 1976.

– (1968): A further attempt to resolve the »problem of anxiety«. J. Am. Psychoanal. Ass., 16, S. 371-404. Dt.: Angst – Eine Vereinheitlichung der beiden Angsttheorien Freuds. In: Rangell, L.: Gelassenheit und andere menschliche Möglichkeiten. Frankfurt/M. (Suhrkamp) 1976.

– (1969): The Intrapsychic process and its analysis. Int. J. Psycho-Anal., 50, S. 65-77.

– (1974): Affects and the signal process. (Unveröffentlichte Vorlage bei der Tagung »Toward a theory of affects«, Zusammenfassung bei Castelnuovo-Tedesco 1974b).

Rapaport, D. (1942): Emotions and Memory, New York (Int. Univ. Press) 1950. Dt.: Gefühl und Erinnerung. Stuttgart (Klett) 1977.

– (1953): On the psychoanalytic theory of affects. Int. J. Psycho-Anal., 34, S. 177-198.

Rosenfeld, H. (1951): Notes on the psychopathology of confusional states in chronic Schizophrenia. In: Psychotic States. London (Hogarth Press) 1965.

– (1960): On drug addictions. In: Psychotic States. London (Hogarth Press) 1965.

– (1971a): Contribution to the psychopathology of psychotic states: the importance of projective identification in the ego structure and the object relations of the psychotic patient. In: Problems of Psychosis. Hg.: C. Laurin und P. Doucet. Amsterdam (Excerpta Media).

– (1971b): A Clinical approach to the psychoanalytic theory of the life and death instincts: an investigation to the aggressive aspects of narcissism. Int. J. Psycho-Anal., 52, S. 169-178.

– (1972): A Critical appreciation of James Strachey's paper on the nature of the therapeutic action of psycho-analysis. Int. J. Psycho-Anal., 53, S. 455-461.

Roth, D., Blatt, S. J. (1974): Spatial representations of transparency and suicide potential. Int. J. Psycho-Anal., 55, S. 287-293.

Rycroft, C. (1968): Imagination and Reality. London (Hogarth Press).

Sandler, J. (1972): The role of affects in psychoanalytic theory. In: Physiology, Emotions & Psychosomatic Illness (Ciba Foundation Symposium 8, New Series). Amsterdam, London, New York (Elsevier, Exc. Med.).

Sandler, J., Dare, C., Holder, A. (1973): The Patient and the Analyst. London (George Allen & Unwin). Dt.: Grundbegriffe der psychoanalytischen Therapie. Stuttgart (Klett) 1973.

Sauguet, H. (1969): Le Processus psychanalytique. Revue Fr. de Psychanal., 38, S. 913-927.

Saussure, F. de (1916): Cours de Linguistique Générale. Paris (Payot) 1960. Dt.: Grundfragen der allgemeinen Sprachwissenschaft. Berlin (De Gruyter) 1967.

Schafer, R. (1964): The clinical analysis of affects. J. Am. Psychoanal. Ass., 12, S. 175-299.

Schmale, A. H. (1964): A genetic view of affects with special reference to the genesis of helplessness and hopelessness. Psychoanal. Study Child, 19, S. 287-310.

Schur, M. (1960): Phylogenesis and ontogenesis of affect- and strucrure-formation and the phenomenon of repetition compulsion. Int. J. Psycho-Anal., 41, S. 275-287.

– (1968): Comments on unconscious affect and the signal function. (Unveröffentlichte Vorlage bei der Tagung über »Psychoanalytic theory of affects«. Zusammenfassung bei Löfgren 1968)

– (1969): Affects and cognition. Int. J. Psycho-Anal., 50, S. 647-653.

Searles, H. (1961): The Sources of anxiety in paranoid schizophrenia. In: Collected Papers on Schizophrenia and Related Subjects. London (Hogarth Press) 1965. Dt.: Der psychoanalytische Beitrag zur Schizophrenieforschung. München (Kindler) 1965. (1963): Transference psychosis in the psychotherapy of chronic schizophrenia. Int. J. Psycho-Anal., 44, S. 249-281.

Segal, H. (1957): Notes on symbol formation. Int. J. Psycho-Anal., 38.

– (1962): Symposium on the curative factors in psychoanalysis. Int. J. Psycho-Anal., 43, S. 212-217.

– (1972): A Delusional state as a defence against the re-emergence of a catastrophic change. Int. J. Psycho-Anal., 53, S. 393-401.

Spitz, R. A. (1956): Transference: the analytic setting and its prototype. Int. J. Psycho-Anal., 37, S. 380-385.

– (1961): Some early prototypes of Ego defenses. J. Amer. Psycho-Anal. Ass., 8, S . 159-166.

– (1965): The First Year of Life. A Psychoanalytic study of normal and deviant development of object relations. New York (Int. Univ. Press). Dt.: Vom Säugling zum Kleinkind. Stuttgart (Klett) 1967.

Stewart, W. (1967): Affects. Kap. 6 in: Psychoanalysis: The First Ten Years, 1888-1898. New York (Macmillan).

Stoller, R. (1973): Perversion. New York (Pantheon Books). Dt.: Perversion. Gießen (Psychosozial-Verlag) 1998.

Stone, L. (1954): The Widening scope of indications of psycho-analysis. J. Amer. Psycho-Anal. Ass., 2, S. 567-594.

– (1961): The Psychoanalytic Situation. New York (Int. Univ. Press). Dt.: Die psychoanalytische Situation. Frankfurt/M. (Fischer) 1973.

– (1971): Reflections on the psychoanalytic concept of agression. Psycho-Anal. Quarter., 40, S. 195-244.

Strachey, J. (1934): The nature and the therapeutic action of psychoanalysis. Int. Psycho-Anal., 15, S.127-159. Nachdruck 50 (1969), S. 275-292.

– : Editor's note to Analysis Terminable and Interminable (Freud 1937). Standard Edition, 23.

– (1966a): Editor's Introduction to S. Freud's »Project for a scientific psychology« [Freud 1950]. S.E. 1.

– (1966b): Appendix C to Freud's »Project for a scientific psychology«. S.E. 1.

Valenstein, A. F. (1962): Affects, emotional reliving, and insight in the psychoanalytic process (Beitrag zum Symposium »The Psychoanalytic Situation«). Int. J. Psycho-Anal., 43, S. 315-324.

Viderman, S. (1970): La construction de l'espace analytique. Paris (Denoël).

Weinshel, E. (1968): Some psychoanalytic considerations on moods. (Unveröffentlichte Vorlage zur Tagung »Psychoanalytic theory of affects«, Zusammenfassung bei Löfgren 1968)

Winnicott, D. W. (1945): Primitive emotional development. In: Winnicott 1975.

– (1949): Hate in the counter transference. Int. J. Psycho-Anal., 30.

– (1949): Hate in the countertransference. In: Winnicott 1975.

– (1954): Metapsychological and clinical aspects of regression within the psychoanalytical set-up. Int. J. Psycho-Anal., 36.

– (1958): The capacity to be alone. In: The maturational processes and the facilitatingenvironment. London (Hogarth Press). Dt.: Über die Fähigkeit, allein zu sein. Psyche 12, 1958/59, S. 344-352.

– (1960a): Ego Distorsion in terms of true and false self. In: The maturational processes and the facilitating environment. London (Hogarth Press) 1965.

– (1960b): Counter transference. In: The naturational processes and the facilitating environment. London (Hogarth Press) 1965.

– (1962): The aims of psychoanalytical treatment. In: The maturational processes and the facilitating environment. London (Hogarth Press) 1965.

– (1963a): Communicating and not communicating leading to a study of certain opposites. In: The Maturational Processes and the Facilitating Environment. London (Hogarth Press) 1965.

– (1963b): Dependance in infant care, in child care, and in the psychoanalytic setting. In: The maturational processes and the facilitating environment. London (Hogarth Press) 1965.

– (1965): The Maturational Processes and the Facilitating Environment. London (Hogarth Press). Dt.: Reifungsprozesse und fördernde Umwelt. München (Kindler) 1974.

– (1971): Playing and Reality. London (Tavistock). Dt.: Vom Spiel zur Kreativität. Stuttgart (Klett) 1973.

– (1974): Fear of breakdown. Int. Rev. Psycho-Anal., 1, S. 103-107.

– (1975): Through Paediatrics to Psycho-Analysis. London (Hogarth Press). Dt.: Von der Kinderheilkunde zur Psychoanalyse. München (Kindler) 1976.

Zetzel, E. (1956): Current concepts of transference. Int. J. Psycho-Anal., 37, S. 369-376.

Quellen und Übersetzer

Kapitel I. Übersetzer: Eike Wolff
Erstveröffentlichung als *Introduction: Le tournant des années folles* in *La folie privée* von André Green, Gallimard, Paris 1990, S. 9-33

Kapitel II. Übersetzer: Eike Wolff
Erstmals erschienen unter dem Titel *Passions et destins des passions* in der *Nouvelle Revue de Psychanalyse*, 1980 (21), dann in Englisch als Kapitel IX der Aufsatzsammlung *On private madness*, International Psychoanalytical Library, Hogarth Press, London 1987, zuletzt als Kapitel IV von *La folie privée*, op. cit.

Kapitel III. Übersetzer: Reinhard Kaiser
Erstveröffentlichung in Englisch im *Intern. Journal of Psychoanalysis*, 1977 (58), S. 129-156. Französische Fassung in A. Green: *Le discours vivant* (1973). Deutsche Erstveröffentlichung in PSYCHE, 1979 (8), S. 681-732 (Bericht für den 30. Internationalen Kongreß der IPV in Jerusalem 1977).

Kapitel IV. Übersetzerin: Emma Moersch
Erstveröffentlichung als Bericht für den 29. IPV-Kongreß, London 1975, in der *Nouvelle Revue Française de Psychanalyse*, 1974 (10), und der *Revue Française de Psychanalyse*, 1974 (6), und als Kapitel II von *La folie privée*, op. cit., in Englisch als Kapitel II von *On private madness*, op. cit.

Kapitel V. Übersetzer: Eike Wolff
Erstmals erschienen unter dem Titel *Le silence de l'analyste* in *Topique*, 1979 (23), dann als Kapitel IX von *La folie privée*, op. cit.

Kapitel VI. Übersetzer: Eike Wolff
Erstmals erschienen in *Mélanie Klein aujourd'hui*, hrsg. von J. Gammil, D. Anzieu et al., Césura Edition, Lyon 1985, S. 93-102

Kapitel VII. Übersetzer: Eike Wolff
Erstmals erschienen unter dem Titel *Pourquoi le mal?* in der *Nouvelle Revue de Psychanalyse*, 1988 (38), dann als Kapitel XI von *La folie privée*, op. cit.

Psychosozial-Verlag

Johannes Kipp, Hans-Peter Unger, Peter M. Wehmeier

Beziehung und Psychose

Leitfaden für den verstehenden Umgang mit schizophrenen, depressiven und manischen Patienten

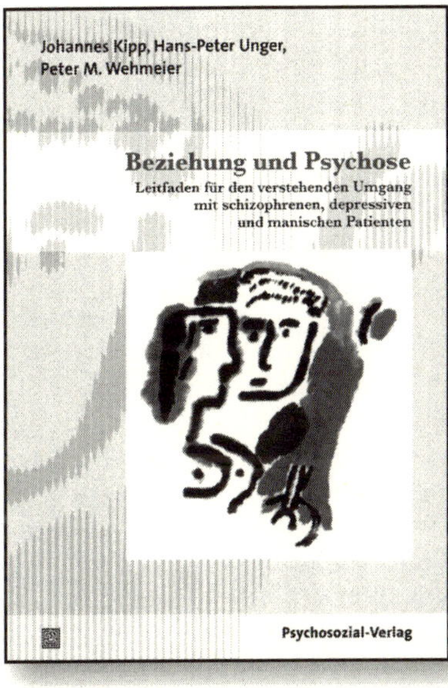

3. Auflage 2012 · 220 Seiten · Broschur
ISBN 978-3-8379-2243-1

»Ein Buch, das man insbesondere dem Berufsanfänger jedweder Berufsgruppe im psychiatrischen Krankenhaus dringend als Eingangslektüre empfehlen möchte.«
Prof. Dr. med. Tilman Steinert, Krankenhauspsychiatrie 1/98

In diesem aus der klinischen Praxis entstandenen Leitfaden wird umfassendes Wissen über Entstehung, Symptomatik, Diagnose und Therapie schizophrener, depressiver und manischer Erkrankungen komprimiert vermittelt. Ziel ist es, ein tief greifendes Verständnis für den Umgang mit psychisch Kranken zu ermöglichen und konkrete Hilfestellungen für die Entwicklung einer produktiven therapeutischen Beziehung zu geben. Neben der fachlichen Wissensvermittlung werden Gefühlsprozesse und Beziehungserfahrungen an vielen Beispielen beschrieben.

Walltorstr. 10 · 35390 Gießen · Tel. 0641-969978-18 · Fax 0641-969978-19
bestellung@psychosozial-verlag.de · www.psychosozial-verlag.de